U0929549

陈在嘉百个难忘病例

陈在嘉 著

科学出版社
北 京

内 容 简 介

本书收集了陈在嘉教授长期从事临床实践中典型、疑难的病例100例，分别从病情简介、查体、辅助检查、诊疗过程、病例讨论等方面进行了详细的介绍，阐述了处理病例过程中获得的启迪和经验，有助于心血管内科医师从中获益、积累经验、开阔思路，快速提高临床诊疗水平。

本书适于广大心内科医师学习参考。

图书在版编目(CIP)数据

陈在嘉百个难忘病例/陈在嘉著.—北京：科学出版社，2017.6
ISBN 978-7-03-052836-0

Ⅰ.①陈… Ⅱ.①陈… Ⅲ.①心脏血管疾病－疑难病－病案－分析
Ⅳ.①R54

中国版本图书馆CIP数据核字(2017)第092638号

责任编辑：路 弘／责任校对：张小霞
责任印制：赵 博／封面设计：龙 岩

科学出版社出版
北京东黄城根北街16号
邮政编码：100717
http://www.sciencep.com
天津市新科印刷有限公司 印刷
科学出版社发行 各地新华书店经销
*
2017年6月第 一 版 开本：720×1000 1/16
2018年1月第二次印刷 印张：17 3/4
字数：270 000

定价：75.00元

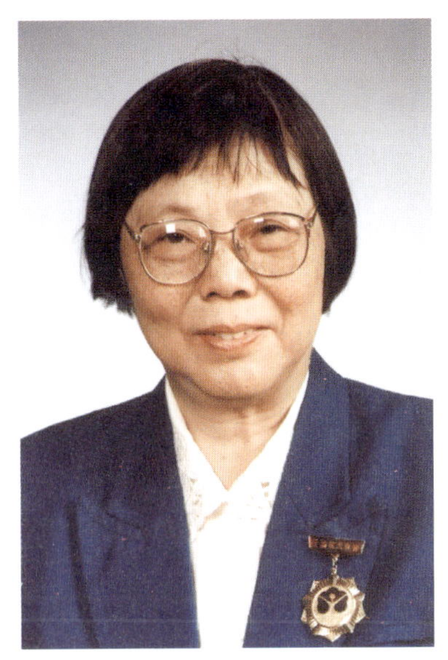

陈在嘉

我国著名心血管内科学家、中国医学科学院阜外医院研究员、主任医师、博士生导师，原冠心病研究室主任。曾任《中国循环杂志》主编、《中华心血管病杂志》副总编辑。

1952 年毕业于第四军医学院（现第三军医大学）。毕业后在北京协和医院任住院医师、总住院医师。1958 年调至中国医学科学院阜外医院，历任主治医师、副研究员、研究员。1959 年始致力于冠心病研究，其研究成果曾获北京市科技进步二等奖，卫生部科技进步二等奖、三等奖等多项奖励。发表论文 260 余篇。主编的专著《冠心病》曾获第六届国家图书奖提名奖和第十一届全国优秀科技图书一等奖。

2011 年获得中央保健委员会授予的“中央保健工作杰出专家”称号。培养了 17 位博士生和硕士生，1991 年被评为全国优秀教师。

2017 年 9 月北京协和医学院建校一百周年授予“北京协和医学院一级教授”称号。

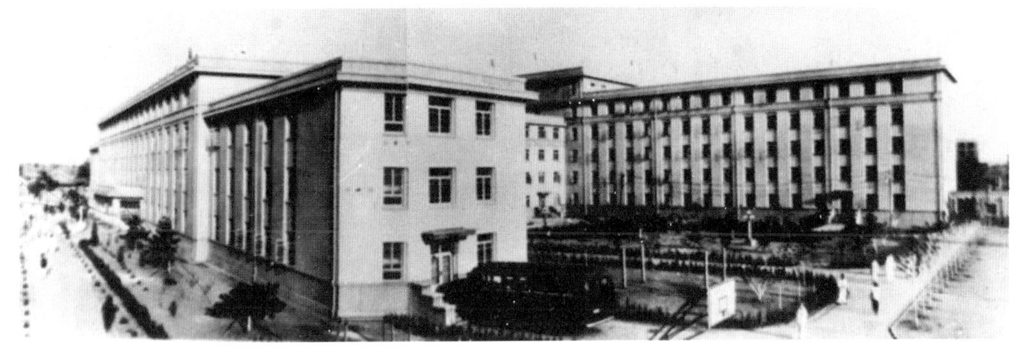

图 1　阜外医院王字楼

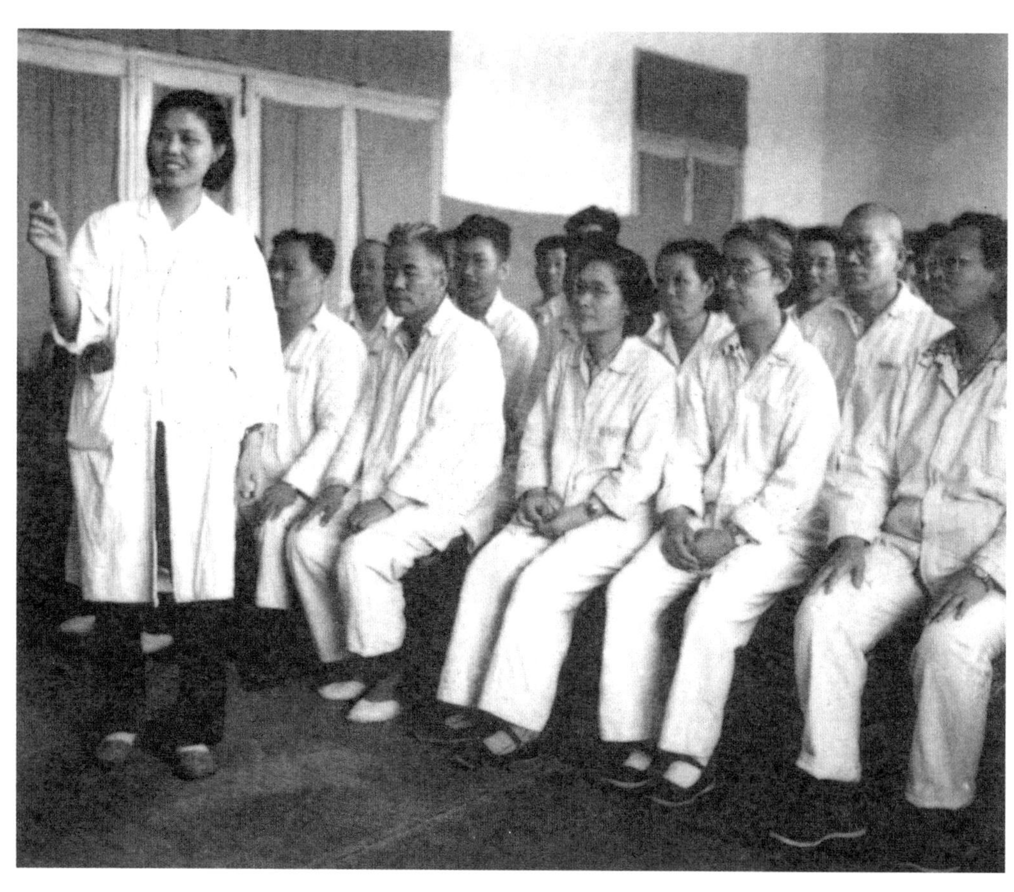

图 2　给病人讲解冠心病防治知识

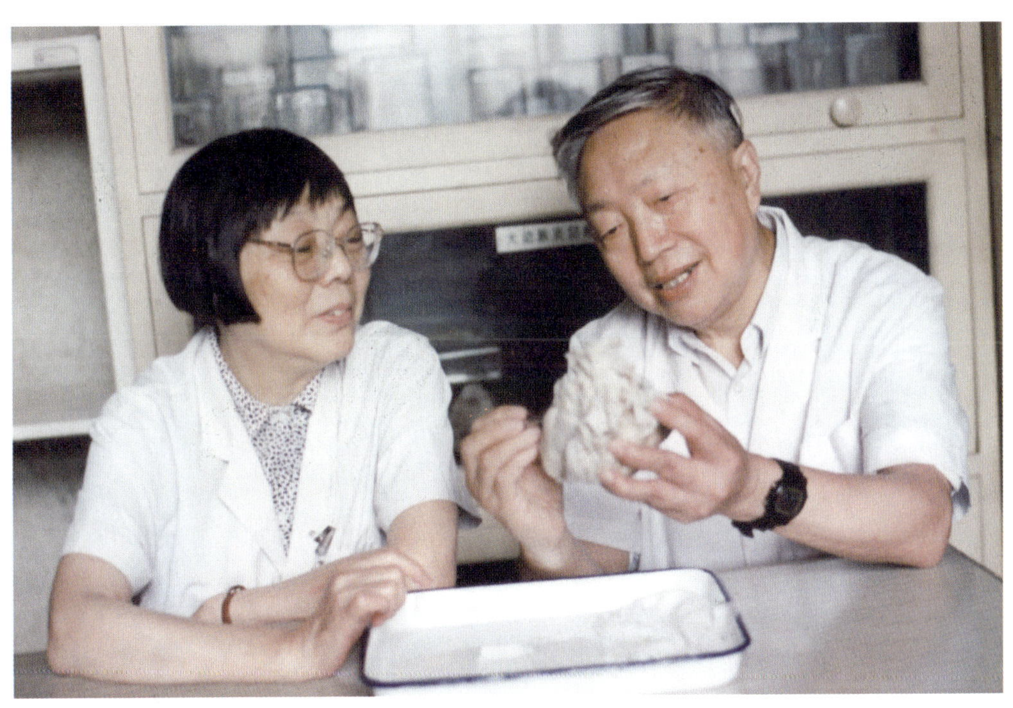

图 3　与吴遐一起研究心脏标本

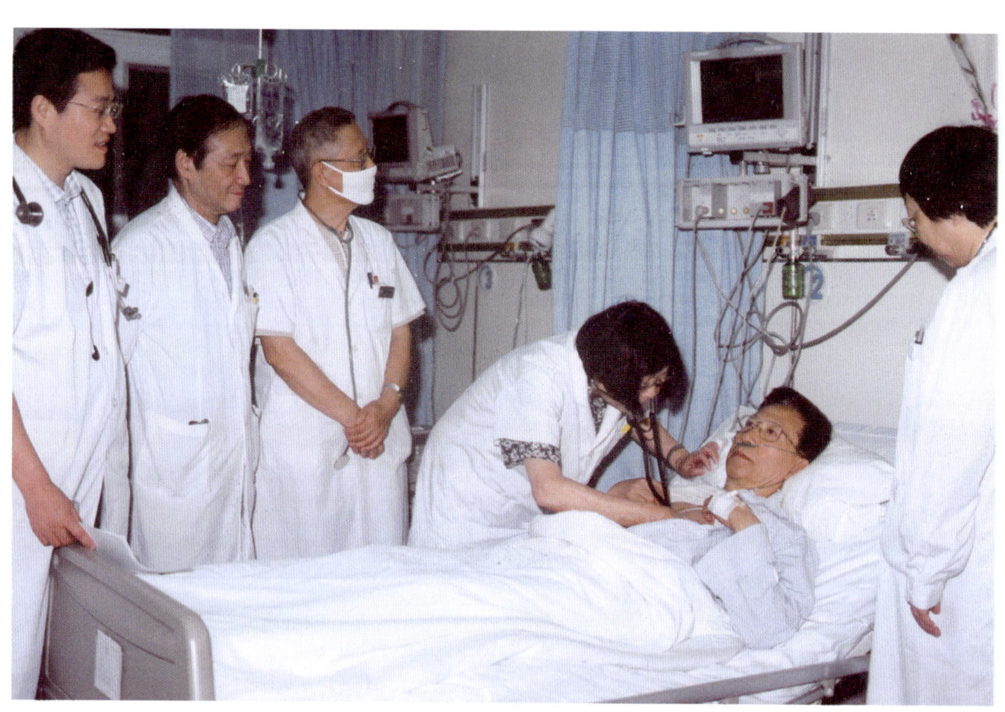

图 4　在 CCU 查房

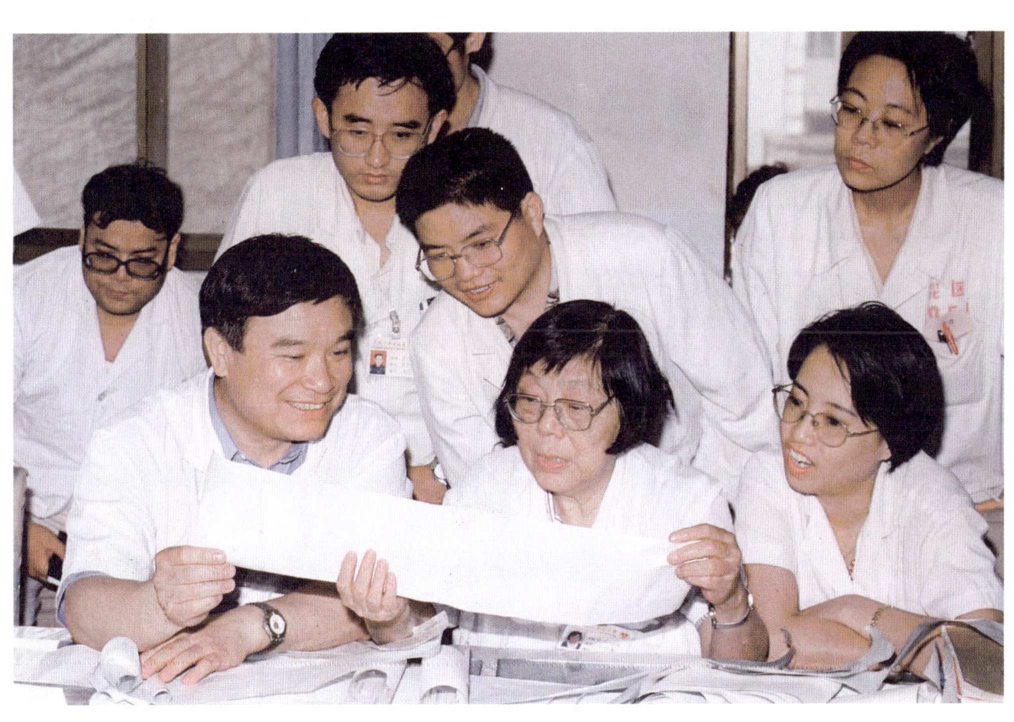

图 5　与陈纪林、陈珏等讨论心电图

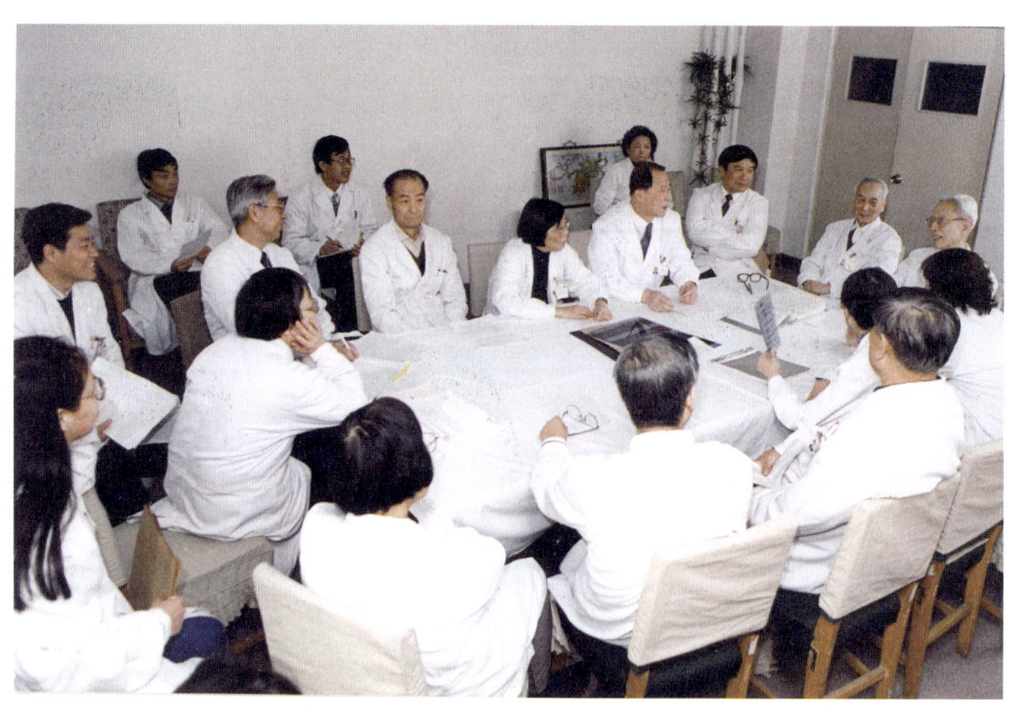

图 6　内科主任联合查房

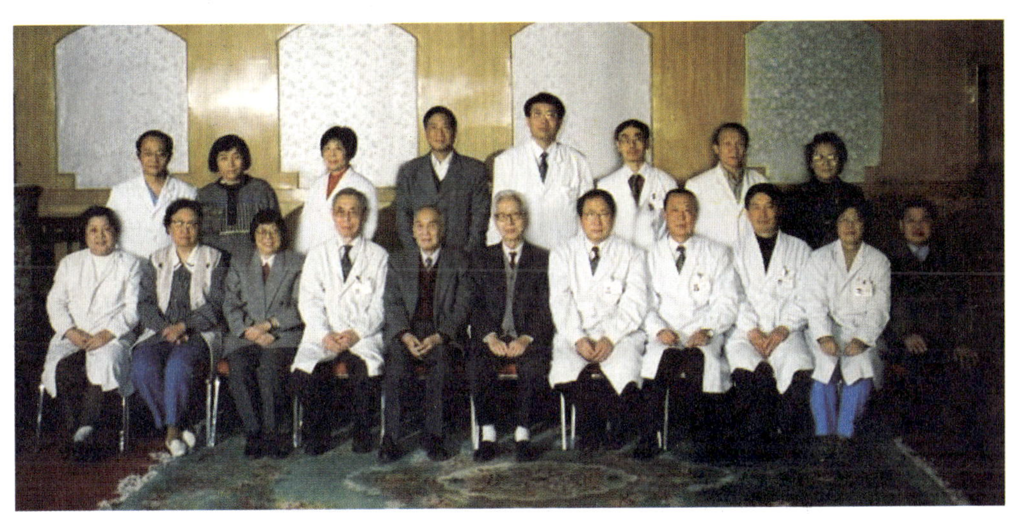

图 7　1996 年博士生导师合影

国家心血管病中心
中国医学科学院 阜外医院
国家心血管病中心
NATIONAL CENTER FOR CARDIOVASCULAR DISEASES, CHINA
中国医学科学院阜外医院
FUWAI HOSPITAL, CAMS & PUMC

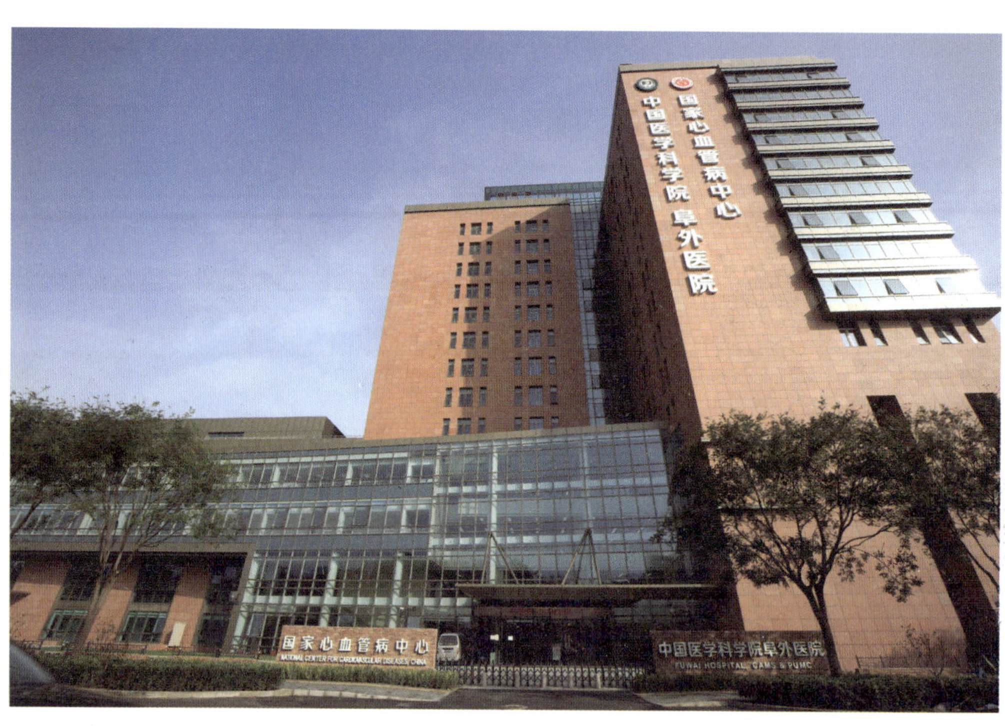

图 8　阜外医院新大楼

前言

我从医已有64年，最初几年在北京协和医院内科，1958年调入中国医学科学院阜外医院心内科工作，迄今已58载。在长期从事临床实践中，除认识疾病的普遍规律外，常遇到一些在诊治中有其特殊性的病例。从对这些患者的诊治中获得的启迪常铭记在心，积累了一些经验，有些是让我难忘的病例。早年缺乏先进的检查仪器，但疑难病例大多能争取到病理检查。我列举其中的病例百例，以与青年医师交流，以后的特殊病例则由中、青年医师去述说。对医师间的交流或许能有所裨益。

中国医学科学院阜外医院　陈在嘉

2017年5月

目　录

第1章

冠心病和动脉粥样硬化

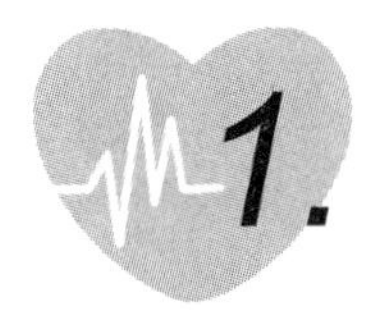

1. 年轻冠心病患者猝死

病例一

【病情简介】 男性患者，19 岁，大学生。于 1960 年在学校短距离急跑后晕倒，病史不详，据悉生于清贫家庭。送到本院急诊时心电图呈直线，开胸按压心脏，未能复苏。

【尸检】 除冠状动脉前降支有局限性严重狭窄病变，心肌有轻度纤维化外，身体其他部位未发现任何病变。仅单支冠状动脉（冠脉）有狭窄病变，平日尚能正常学习活动，剧烈运动后则会引起心肌严重缺血，推测是诱发了致命性心律失常而猝死。至于患者冠心病早发，未能获知有关危险因素。至少可除外纯合子家族性高胆固醇血症，因皮肤和肌腱部位未发现有黄色瘤。是否曾有何感染导致抗体抗原反应激活内膜下补体，损伤内膜而导致粥样硬化，则不得而知。这种猝死实在难于预测和预防。

病例二

【病情简介】 男性中学生，17 岁。在跑步后猝死。

【尸检】 冠脉本身无病变，但主动脉有严重粥样硬化，右冠状窦粥样斑块影响了右冠脉开口，剧烈运动时引起心肌严重缺血，可能是猝死的原因，此外尚无其他发现。

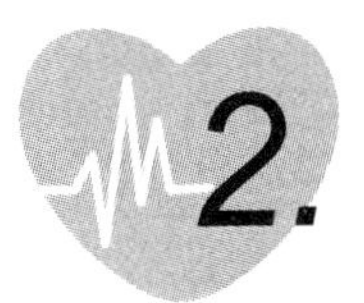

2. 早发多发动脉粥样硬化

【病情简介】 女性患者，翻译工作。1951年（20岁）发现血压不易测出。1953年（22岁）查体发现上肢无脉，上肢血压130/90mmHg，1956年（25岁）上肢血压上升至170/130mmHg。1957年（26岁）突然发生右侧半身不遂，语言障碍，北京协和医院诊断为“高血压，动脉硬化、无脉症、脑血管痉挛或血栓，右侧偏瘫”。1958年（27岁）又因左侧偏瘫住进该院，短期恢复。1963年（32岁）妊娠8个月时发生蛛网膜下腔出血，后行剖宫产。1963年6月来本院住院检查。家族中其父亲年老死于高血压、脑血管病，母亲73岁衰老而去世。患者无烟酒嗜好，无糖尿病病史，15～16岁时曾出现“皮肤结核结节”。

【查体】 心脏向左扩大，心律齐，心率74/min，无杂音，两上肢脉细，双颈动脉有杂音，腹部有血管性杂音，左侧更明显，左股动脉搏动弱于右侧，两侧上肢血压未测到，右下肢血压180/120mmHg，左下肢血压200/120mmHg。

【心电图】 左心室肥厚。

【实验室检查】 血常规正常，红细胞沉降率6mm/h，抗链“O”＜400，非蛋白氮22.3mmol/L，血胆固醇5.70～6.08mmol/L。尿常规：蛋白（±）～（＋），糖（－），少量白细胞。

【肾功能检查】 两侧肾功能均有障碍，左侧更重，但功能未完全丧失。

【主动脉造影】 升主动脉和主动脉弓均有轻度扩张，降主动脉至腹部开始变细，双侧颈动脉狭窄，双侧锁骨下动脉堵塞，双肾动脉狭窄，诊断为大动脉炎。建议分次行血管重建手术，首次做颈动脉，第二次做肾动脉，但家属予以拒绝。

随后在本院门诊复查，并在中医院中药针灸治疗。血压：一般左上肢 100/80mmHg，左下肢 146/100mmHg，右下肢 158/100mmHg 左右，情况尚平稳。1974 年 6 月（43 岁）突发头痛、呕吐、神志不清，确诊为蛛网膜下腔出血，经治疗情况好转，半个月后再次出血而导致死亡。

【病理检查】 尸检见：①主动脉严重粥样硬化累及各大分支，胸、腹主动脉内膜密布大量黄色蚕豆大小斑块。降主动脉广泛存在不规则小浅溃疡及管壁钙化，未见血栓。胸段、腹段各有一收缩钙化狭窄环及阶段性扩张。右无名动脉内膜下有粥样斑块，右颈动脉通畅。左右锁骨下动脉变硬，被灰色斑块堵塞。左颈动脉向上被新鲜血栓（长 3cm）堵塞。肠系膜上动脉管腔有新老血栓堵塞。肠系膜下动脉开口未找到。肾动脉开口因粥样斑块造成狭窄，尤以右肾动脉开口为甚，仅为大头针尖大小，右肾动脉被新血栓堵塞。左肾动脉通畅，双肾有小动脉硬化。髂总动脉内膜纤维性增厚，有粥样硬化斑块形成，管壁各层未见炎症反应。②脑基底动脉及脑底动脉环：内膜纤维性普遍增厚，有局限性纤维组织形成小斑块，脑底动脉环未见动脉瘤和先天畸形，但有一处管壁纤维间分布红、白细胞，将纤维分裂开，使管腔血块与管外周血块相连，可能为出血处。脑蛛网膜下腔大片出血，脑底积存大量血块，大脑、小脑未见实质性病变。③冠脉和心脏：左、右冠脉开口均见有粥样斑块和机化血栓，前降支中段有Ⅲ级狭窄病变，左心室心肌肥大，前壁及前间壁心肌有片状梗死瘢痕。

【讨论】 本例患者粥样硬化早发多发，主动脉有两个收缩环，临床曾诊断为“大动脉炎”。病理检查为主动脉粥样硬化，但缺乏诊断大动脉炎的主要组织形态依据。主动脉多处取材镜检，其内膜、中膜及外膜均未见明显炎症反应，外膜未见明显纤维性增厚，滋养血管未见内膜及血栓或明显周围炎症反应，主动脉中膜弹力纤维破坏，小灶纤维均在粥样斑块下，在无斑块处中膜无明显病变，因此说明中膜破坏系动脉粥样硬化引起。患者病史中除血胆固醇水平较高外，无吸烟、糖尿病等危险因素。高血压是继发于肾动脉粥样硬化，家族史无特殊之处，上肢测不到血压是由于病变处血栓堵塞，血栓溶解或机化再通的同时受肾动脉狭窄影响，上肢血压可以很高。最后死因为蛛网膜下腔出血，脑底动脉环未发现先天畸形和动脉瘤，故为动脉粥样硬化所致。此例患者动脉粥样硬化早发、多发，病因令人困惑，以后每论及动脉粥样硬化病因及发病机制时，此例患者常浮现于我的脑际。

3. 冠状动脉开口狭窄、猝死

【病情简介】 男性，36 岁，某部司长。患者曾步行上 10 层楼，感到心前区疼痛，数日后正在办公室与人谈话时突然心跳、呼吸停止，即送我院急诊，心电图已呈一条直线，抢救失败，1960 年 5 月 14 日死亡。

【病理检查】 心脏 490g，左心室切开心肌呈灰白色，为高度心肌缺血，据病理科吴遐医师称，这是见到过的最为严重的心肌缺血。心肌混浊肿胀，心肌内有脂肪浸润，尚未形成坏死。左、右冠状动脉开口处均有显著狭窄，其余部位未见明显病变和狭窄。

冠状动脉开口处镜下检查：内膜高度肥厚，其中有大量类脂质沉着的遗迹，周围有广泛玻璃样变的纤维组织和脂肪，但未见有钙质沉着。肌层内未见有显著病变，在肌层和肿胀内膜之间有少数淋巴细胞浸润，外膜周围有广泛脂肪组织，一直浸入心肌细胞束。主动脉有动脉粥样硬化病变，肝有脂肪性变。

【讨论】 分析病因：左、右冠状动脉开口处有狭窄病变，在此基础上产生血管痉挛。急性心肌严重缺血导致死亡，因时间短暂尚未形成心肌梗死。冠状动脉粥样硬化虽不广泛，但累及开口要害部位，造成严重后果。临床值得注意，冠状动脉造影时导管切忌超选择进入冠状动脉内，影响开口部位的观察和处理。

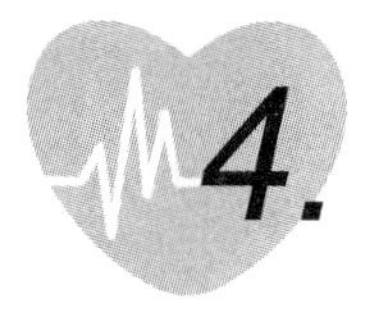

4. 家族性高胆固醇血症，主动脉粥样硬化，主动脉瓣上狭窄，腹主动脉狭窄

【病情简介】 男性，15 岁，学生。于 2000 年 11 月起出现发作性头晕，无晕厥，休息后可自行缓解。在当地医院检查发现心脏杂音，超声心动图示主动脉瓣轻度反流，未进行正规诊治。2002 年 1 月起发作性胸闷、气短，偶伴胸痛，夜间憋醒乏力，走路时双下肢酸痛。在吉林省某医院经食管内超声检查发现主动脉瓣上狭窄。食欲、大小便正常。于 2002 年 3 月 4 日转来我院。

患者 6 岁时发现血总胆固醇高达 16.6mmol/L，服用洛伐他汀。家族中祖父和父亲均有高胆固醇血症，血总胆固醇约为 8mmol/L，但无心脏病事件。母亲和母系无高脂血症，患者 4 年前出现血压 150/54mmHg，未用药物，无糖尿病等病史。

【查体】 发育正常，营养中等。全身皮肤有散在、形状不规则黄橙色瘤，表浅淋巴结不肿大。两侧颈部有响亮杂音，双肺清，心界在左锁骨中线上，心律齐，心率 54/min，胸骨左缘Ⅱ、Ⅲ肋间有 3 级吹风性收缩期杂音，$A_2 = P_2$，腹平软，肝脾未及，腹部正中可听到响亮血管杂音，两下肢不肿。双桡动脉、双股及双足背动脉搏动有力。四肢血压：左上肢 110/50mmHg，右上肢 120/60mmHg，左下肢 125/60mmHg，右下肢 120/60mmHg。血总胆固醇 9.5mmol/L，低密度脂蛋白-胆固醇 4.91mmol/L，谷丙转氨酶 15U/L，尿素氮 4.6mmol/L。心电图：左心室高电压。X 线胸片：肺纹理正常，肺动脉段平直，心脏不大，心胸比 0.50。冠状动脉造影：右冠状动脉近端有散在斑块，左冠状动脉开口变异，选择性造影未成功，非选择性造影示左主干及前降支近端有斑块。

左心室及主动脉造影见左心室壁运动正常，左心室射血分数(LVEF) 0.75，主动脉瓣上局限狭窄 60%～70%，升主动脉及弓部管壁有散在斑块，无明显狭窄。左心室至升主动脉连续测压为 194/3(14)mmHg→141/64(100)mmHg，收缩压差 53mmHg，腹主动脉自肾动脉开口水平起至远端有长段狭窄，管腔狭窄 50%～60%，脉压 15mmHg，腹主动脉分支、盆腔动脉和股动脉未见明显狭窄病变。超声心动图检查：左心房内径正常高限，其余房室内径大致正常，左心室壁轻度增厚，运动协调，主动脉瓣为三叶瓣，瓣缘轻度增厚启闭正常。肺动脉内径正常。超声多普勒检查：收缩期主动脉瓣上狭窄处前向血流速度加快，平均流速 2～4m/s，跨瓣膜压差 34mmHg，二尖瓣和主动脉瓣探及少量反流信号。^{99m}Tc MIBI 运动及静息心肌灌注显像未见明显心肌缺血。根据以上检查确诊为家族性高胆固醇血症，主动脉动粥样硬化，主动脉动瓣上狭窄，腹主动脉狭窄。

【诊疗过程】 住院后给予服阿托伐他汀 20mg，每日 1 次。外科会诊考虑手术可改善症状。2002 年 4 月 5 日在常规体外循环下行主动脉瓣上狭窄矫治术。术中观察到左心室肥厚，中度增大；升主动脉中端明显僵硬，切开后见主动脉广泛动脉粥样硬化病变，管壁明显增厚，累及主动脉窦管分界区，升主动脉最狭窄处管径约为 6mm，主动脉瓣未见异常，切开狭窄部，切除肥厚的主动脉壁，送病理检查，证明为严重粥样硬化、钙化病变，用人工血管片行修补成形术，术后恢复顺利。心脏杂音消失，血压 110/70mmHg。超声心动图复查：各房室内径大致正常，左心室舒张末径 46mm，LVEF 0.66，左心室轻度增厚，运动协调，各瓣膜回声正常，启闭良好，升主动脉内径通畅，血流速度正常。主动脉瓣有极少量反流。术后 1 周带阿托伐他汀 30mg/d 出院，嘱患者在当地根据血清胆固醇，观察血肌酸激酶，谷丙转氨酶情况，调整用药剂量，最大可至 80mg/d 或试用瑞舒伐他汀。

【讨论】 患者幼年即发现血胆固醇极高，皮肤上有黄色瘤，年仅 15 岁主动脉严重粥样硬化致主动脉瓣上狭窄及腹主动脉狭窄。对本例及其家系未进行基因调查，如有基因变异，基因治疗国外也仅在探索阶段。

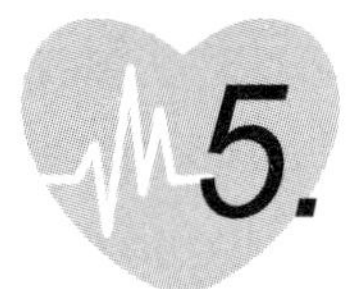

5. 年轻女性孤立性左冠状动脉主干严重动脉粥样硬化病变

【病情简介】 女性，32岁，工人。阵发性心前区疼痛已9个月，于1988年9月1日收入我院。该患者于1987年12月受寒，自觉怕冷，无肌肉酸痛、发热、感冒等症状，数日后搬约25kg重物时，觉心前区闷痛，有紧缩感伴有无力，疼痛不向他处放射，数秒钟后自行缓解。在蚌埠某医院按“胃痛”治疗无效。1988年1月初在白天休息时及夜间，尤其后半夜睡梦中也有类似发作，伴有大汗，无恶心、呕吐及呼吸困难，自述发作时脉律整齐，当月中曾有一次较严重发作。数月来一直有安静时和劳力时胸痛发作。既往体健，血压不高，未服避孕药，曾行卵巢囊肿切除术（单侧）。父母年事已高，血压稍高，具体数字不详，兄妹健康，否认有家族遗传病史。

【查体】 营养状态良好，无痛苦病容，皮肤无黄疸、发绀及黄色瘤，血压100/60mmHg，心脏不大，心律齐，心率72/min，无杂音。心音有力，双肺呼吸音清，肝脾不大，下肢不肿。血清总胆固醇114mg/dl，心电图检查（不发作时）V_5导联J点降低，余大致正常。

【超声心动图检查】 左心室内径正常高限，心尖稍圆隆，室间隔和后壁不厚，左心室各节段运动正常，各瓣膜形态未见异常，主动脉不宽，搏动幅度正常。

【核素心肌运动显像】 左心室心肌显像完整，大小正常，核素分布不均匀，心尖部及前、后、外侧壁明显稀疏，符合左心室前壁、后壁、外侧壁及心尖部心肌缺血。

【X线检查】 X线胸片示双肺纹理较粗，心脏不大，呈中间型，心胸比率为0.46。

【冠状动脉和左心室造影检查】 左心室造影显示心脏大小、形态及其收缩运动均正常，左心室射血分数 0.73，二尖瓣少量反流，可能与心律失常有关。冠状动脉造影当导管进入左冠状动脉开口，发现压力明显下降，立即将导管撤回至主动脉，口含硝酸甘油，患者无不适，再将导管进入左冠状动脉进行两个体位造影，左冠状动脉主干近段 1/3 处有一 90%以上狭窄病变，前降支和左回旋支未见狭窄病变，右冠状动脉正常。造影结束，患者无不适，血压 125/90mmHg，患者躺在平车上休息，约 15min 后患者突然感到咽痛、头晕，血压下降至 50～60mmHg。

【心电图】 Ⅱ导联 ST 段抬高。

【诊疗过程】 立即将患者再次做 X 线胸部检查显示心脏已明显扩张，心室搏动极微弱。立即抢救，经口含硝酸甘油、口滴液体硝苯地平、静脉滴注多巴胺、间羟胺，面罩加压吸氧，心率逐渐减慢，应用临时起搏器。反复发作心室颤动 3 次时，给予非同步电除颤，转为心室自主心律。自主呼吸停止，予气管插管加压给氧，体内主动脉球囊反搏等措施，自 13:10 至 17:45，经抢救无效死亡。

【讨论】 这例年轻女性患者，无动脉粥样硬化发病危险因素，孤立病变发生在左主干要害部位，在医疗实践中有数位如此女性患者，却很少见于男性患者，对此尚不知是何原因。治疗方面，当时只能做冠状动脉旁路移植术，尚无一站式手术室，患者等不及手术，而急性心肌缺血未能挽救。现在若遇到此类患者，造影后当即可于左主干狭窄处置入支架，特别是左主干近段病变未影响分支的情况下，效果更佳。

6. 心肌梗死误诊为心肌炎

【病情简介】 男性，37 岁，服务员。于 1960 年 1 月 20 日入院。入院 20d 前感到不适，伴有腹泻，5～6/d，呈黄色水样便，无腹痛及里急后重，无恶心、呕吐，持续2～3d。经服药腹泻止，药名不详。自此即开始咳嗽，咳少量白色泡沫痰，不觉发热，感觉胸痛，程度不重，4～5d 后出现气短，尤其是在咳嗽与上楼时较明显，不觉心悸，病程中精神一直很好，无发作性夜间呼吸困难，能平卧。入院前 1 周食欲减退，精神欠佳，睡眠、大小便仍正常。

【既往史】 既往否认高血压、糖尿病史，吸烟，但数量及年数不详。

【查体】 体温 36.1℃，呼吸 19/min，血压 114/94mmHg，能平卧，无发绀，咽部微红，左侧扁桃体略大，颈静脉轻度怒张。两肺有少许湿啰音，心脏听诊向左侧轻度扩大，心律齐，心率 144/min，心音低，有心房和心室奔马律，无杂音。肝在肋下刚可及，脾不大，两下肢轻度可凹性水肿。

【心电图】 窦性心动过速，QRS 增宽 0.12s，$ST_{I\,II\,III}$ 下降，T aVR 直立。

【X 线胸片】 心脏呈横位型，左、右心室增大，以左心为主，左心房增大，肺动脉段平直，双肺淤血现象。肘静脉压 23cm 血柱。

【诊疗过程】 入院后卧位休息，因心率快有心力衰竭征象，给予洋地黄毒苷，考虑心肌炎的可能性大。次日自觉症状稍好，第 3 日晨 6:40 时，在床上洗脸突然感到胸闷，脸色苍白，出冷汗，血压 60/40mmHg，心电图窦性心动过速，心率 100/min。予以吸氧，上午 6:50 时血压测不到，去甲肾上腺素静脉推注，7:05 时意识仍清楚，诉胸闷，心率 100/min，7:25 时心跳停止。

【病理检查】(家属只同意查心脏)　冠状动脉呈右优势型，左冠状动脉主干仅有轻度粥样硬化病变，前降支近端管腔狭窄约为 75%，中远段管腔狭窄约 99%，左回旋支全程动脉粥样硬化病变使管腔完全堵塞。右冠状动脉近端管腔约 95%狭窄，几个分支都有 95%狭窄。冠状动脉病变多数为纤维粥样斑块，未见有血栓。左心室下壁全层、室间隔后部和左心室前壁心内膜下心肌有急性梗死和修复期梗死。左心室侧壁心内膜下心肌有修复期梗死。病理诊断：冠心病急性和修复期心肌梗死。

【讨论】　此病理检查结果令我震惊。患者三支冠状动脉严重动脉粥样硬化狭窄堵塞病变，既往无心绞痛病史，急性心肌梗死发病过程不典型，水样腹泻后出现咳嗽、气短、心力衰竭症状，即已经发生急性心肌梗死。不像冠状动脉血栓堵塞所致者起病急骤，患者并未上医院就诊，即在尸检所见到广泛的修复期梗死，心电图 QRS 波增宽，有室内传导阻滞，未显示心肌梗死图形。最后突然胸闷、休克，由于再发急性心肌梗死而致死。本例男性仅 37 岁，在 20 世纪 60 年代急性心肌梗死属于很早发，除吸烟外无冠心病危险因素。患者在门诊测血压为 132/94mmHg，入院查体血压为 114/94mmHg，舒张压较高，可能过去患者就有血压高，但未检查过。血液检验尚未得出结果。后来患者的儿子年仅 36 岁时患急性下壁心肌梗死，1989 年 3 月 31 日来我院住院。既往已有高血压史 2 年，血清胆固醇 7.72mmo/L，皮肤及跟腱未见黄色瘤，不吸烟。冠状动脉造影 3 支病变。前降支近端 85%狭窄，左回旋支和右冠状动脉近端均有 90%狭窄进行经皮冠状动脉腔内球囊扩张术。父子先后都在相近年龄早发急性心肌梗死，家族性杂合子高胆固醇血症不能除外。

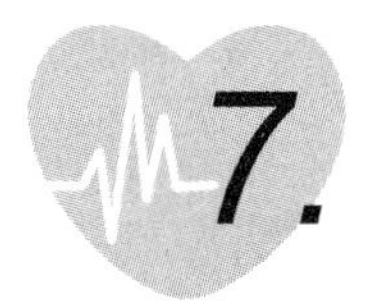

7. 冠心病变异型心绞痛首发为晕厥

【病情简介】 女性,46岁,会计。于2006年12月14日21:00时许觉疲倦,感心慌,上五楼回家,突然心慌晕厥,意识丧失,尿失禁,牙关紧闭,口吐白沫,家属即予心脏按压,约10min后急救车到达,心电图示心室颤动,手按压即转为窦性心律。同时气管插管,球囊辅助呼吸,收入当地医院。静脉滴注利多卡因维持,血压90/70mmHg,浅昏迷,瞳孔等大等圆,对光反射存在,心律齐,心率110/min。无杂音,四肢张力转高,血氧分压一直偏低,血钾4.0mmol/L,翌日零点至6:00时心电图监测反复室性心动过速,心室颤动约10次,心脏按压或电除颤恢复窦性心律,窦性心律时心电图情况不详,血压最高时为120/70mmHg,血肌酸激酶8000U(抽血时间不详),MB同工酶、肌钙蛋白未查。8:00时恢复意识,至午间生命体征平稳,拔除气管插管,停用呼吸机,但对答时仍有时不切题。该院呼吸科和神经科检查,排除这两系统疾病。服用药物不详,12月18日神志清楚、对答完全正常,晨7:30时小便后突觉心前区烧灼样疼痛,胸闷伴大汗,即查心电图ST段I、aVL、$V_{1\sim5}$明显抬高,含服硝酸甘油1片胸痛即缓解,抬高的ST段随之降至基线水平,共约10min,考虑为心绞痛予服用硫氮䓬酮、美托洛尔、胺碘酮,建议患者行冠状动脉造影,遂于2006年12月29日转来我院。

【既往史及家族史】 既往无高血压、心绞痛、心肌梗死、高脂血症、糖尿病史,不嗜烟酒,喜清淡饮食。月经初潮13岁,尚未绝经,顺产一女,未服过避孕药。父患高血压、脑出血,死于冠心病。母为可疑冠心病,兄妹健康。

【查体】 体温36℃,呼吸18/min。神志清楚,对答如流,发育营养正常,无发绀,头颈部无异常。两肺清晰,心浊音界不大,心律齐,心率

65/min，无杂音，心音正常，$A_2>P_2$，血压110/65mmHg，腹平软，肝脾不大，脊柱四肢无畸形，生理反射正常，病理反射未引出。

【实验室检查】 血总胆固醇3.85mmol/L，低密度脂蛋白胆固醇1.97mmol/L，高密度脂蛋白胆固醇0.88mmol/L，甘油三酯1.2mmol/L，葡萄糖5.68mmol/L，肌酐、心肌酶标志物均正常。

【X线检查】 X线胸片示两肺纹理大致正常，未见实变，主动脉结不宽，肺动脉平直，各房室不大，心胸比0.45。

【心电图】 窦性心律，无异常Q波，$ST_{Ⅲ}$稍低，$T_{Ⅲ}$双向，TaVF低平，QT间期0.48s。

【超声心动图】 各心房、室径不大，左心室舒张末径44mm，左心室射血分数0.64，心室壁舒缩幅度无异常。心脏磁共振检查正常。

【诊疗过程】 根据病史考虑为变异型心绞痛，入院予用硫氮草酮、阿司匹林、胺碘酮。2007年1月1日16:30时诉心悸，心率105/min，心电图监测示ST段弓背抬高，静脉推注硫氮草酮5mg，抬高ST段立即回落。24h动态心电图未发现心律失常及ST-T改变。

2007年1月5日行冠状动脉和左心室造影：右冠状动脉近端偏远处管状不规则90%狭窄病变，中段全程不规则80%狭窄，左冠状动脉前降支近端不规则80%狭窄延伸至中段近端，左旋支未见有意义病变，属双支病变，于右冠状动脉置入3.5mm×15mm和3.5mm×30mm Endeavor支架共2枚，前降支置入3.5mm×30mm Endeavor支架1枚，介入治疗成功。左心室造影：左心室腔不大，心室壁运动幅度正常，射血分数0.64。

给予服阿司匹林、氯吡格雷、硫氮草酮、硝苯地平、5-单硝酸异山梨酯、美托洛尔、门冬氨酸钾镁、氟伐他汀，无心绞痛及晕厥、心律失常发作，于2007年1月19日带药出院。

出院后坚持服用阿司匹林、氯吡格雷等药物，硫氮草酮、硝苯地平等药物服用是否按时不明，术后约1个月有时出现胸骨后发作疼痛，伴咽部异物感，持续3～30min，无乏力、出汗、黑矇、晕厥等现象，缓解原因不明确。精神、食欲尚可，睡眠不佳。2007年7月30日再次来院复查。查体同前，无特殊发现，心律齐，心率72/min，血压105/76mmHg，X线胸片、超声心动图检查同前。心电图：窦性心动过缓，无异常Q波和ST-

T改变。血糖和血脂均在正常范围。冠状动脉造影:右冠状动脉支架通畅。近端支架可见内膜增生,前降支支架通畅未见狭窄。出院带药同前次出院,嘱患者按时服药。

【讨论】 本例患者特别之处:①女性46岁,尚未绝经,未服避孕药,自身并无动脉粥样硬化常见的高血压、高血脂、糖尿病、吸烟等危险因素,父有冠心病。而患者前降支、右冠状动脉病变均较重。②原无心绞痛史,首发症状晕厥,为心室颤动,家属当即按压心脏,据称约10min急救车才到,经按压恢复窦性心律,其后又反复室性心动过速、心室颤动,经心脏按压或电转复为窦性心律。从发病起约11h时意识恢复,最初晕厥,家属按压还是起了作用,脑缺血时间尚在可恢复情况之内。③未见到恢复窦性心律后心电图报告或描述是否有急性心肌梗死改变,心肌标志物检查不全,只查肌酸激酶升高,未测MB同工酶和心肌肌钙蛋白,采血时间不详,曾多次心脏按压、电转复,也可使肌酸激酶升高。转到我院后检查未见心电图近期心肌梗死痕迹,直到发病4d后发作典型变异型心绞痛,冠心病诊断始明确。高侧广泛前壁ST-T抬高一过性改变,为前降支近端痉挛图形,此痉挛缺血性或再灌注心律失常常为室性,与冠状动脉造影前降支近端不规则偏心狭窄相对应,右冠状动脉管状90%狭窄,一般不易发生血管痉挛。患者介入术1个月后有时心绞痛发作,二级预防及扩张冠状动脉药嘱患者按时服用。现在冠状动脉造影时若见此情况,予冠状动脉内超声和血流储备分数检查可能有助诊断。

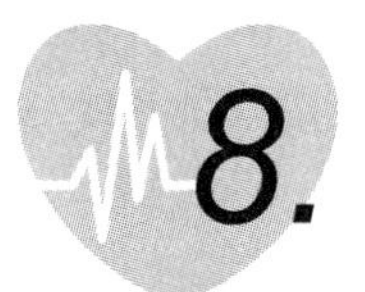

8. 卧位型心绞痛改变治则的首例

【病情简介】 男性患者,49 岁,司机。于 1980 年 11 月 10 日因持续性胸骨后疼痛 10h,加剧 4h 入院,既往有劳力型心绞痛史 10 年,高血压史已 30 年,最高血压达 200/130mmHg,维持在 160～170/100mmHg。

【既往史】 患者自 1979 年发生卧位型心绞痛,迄今已近 2 年。

【查体】 面色苍白,端坐位,痛苦表情,心浊音区向左扩大,心律齐,心率 82/min,第一心音低钝,心尖区有 1 级吹风性收缩期杂音,血压 140/90mmHg,两肺无啰音。肝在肋下 1cm,无压痛,下肢无水肿。根据心电图和血清心肌酶检查诊断为急性非 Q 波前壁心肌梗死,陈旧性下壁心肌梗死。

【诊疗过程】 经吸氧,注射强镇痛药、肝素等治疗,疼痛缓解,但只能端坐位。患者劳力型心绞痛已 10 年,持续端坐位已 2 年,身体稍后靠即诱发疼痛,痛苦万分,属严重卧位型心绞痛,按传统观念为洋地黄适应证,但患者一直服用地高辛,毫无效果。为探索不能平卧原因,采用 Swan Ganz 导管进行体位改变时血流动力学监测。让患者斜卧位(约 45°),开始时血压 140/90mmHg,心率 69/min,心排血量 5.48L/min,肺动脉压 25.5/12.2mmHg,无症状,保持此体位 80min,其间血压逐渐升高至 180/120mmHg,心率加快至 92/min,心排血量 7.34L/min,心绞痛出现后并继续加重,口含硝酸甘油 1.2mg,不能缓解,即坐起 15min 后疼痛消失。结果表明:卧位型心绞痛因回心血流量增多,心排血量高,心率、血压乘积逐渐增加,心肌耗氧增高引起,并非心脏收缩功能衰竭所致。故停用洋地黄制剂,而重用 β 受体阻滞药,阿替洛尔加量至 50mg,每日 2/d 以后,患者渐能采取斜卧位,为冠状动脉造影创造了条件。1981 年 3 月造影结果显示前降支近端重度狭窄,左旋支中度狭窄,右冠脉多处重度狭窄，中段完全闭塞，左心室造影心尖部基本无收缩，短轴收缩功能尚好。随后行冠脉血管重建术，应用大隐静脉自主动脉至前降支、左旋支，右冠脉病变远端行冠状动脉旁路移植术。术后能从事轻体力劳动，5 年内无心绞痛症状，以后上楼或步行 50m 有症状，但夜间能高枕而卧。1995 年发生急性 Q 波性前壁、下壁心肌梗死，恢复后在药物控制下能轻微活动，至 2003 年 1 月因呼吸道感染，诱发左侧心力衰竭，住院经抗感染、强心、利尿治疗迅即控制了病情进展。

【讨论】 20 世纪 60、70 年代所诊治的卧位型心绞痛患者预后都很差，多数在 1～2 年死亡，猝死为常见死因。从此例对卧位型心绞痛重新认识：①虽然发生在安静睡眠时，但系心肌耗氧量增加引起，故属劳力型心绞痛。②多为多支病变或累及左冠脉主干，卧位时心脏对回心血流量增加尚能增加心排血量，但冠脉储备能力很低，即引起心绞痛。后陈纪林教授继续深入研究，发现卧位型心绞痛主要有心脏舒张功能障碍，多合并长期高血压史。从病理生理学来认识心肌耗氧量增加引起的心肌缺血，因对代谢产物清除的影响较少，在心肌细胞胞液中滞留的质子和无机磷盐不多，以至代谢引起钙的增加未能被缓冲，增加胞液内钙，使缺血心肌僵强，缺乏顺应性，影响舒张功能。

自此例患者之后，对卧位型心绞痛改变了传统认识和应用洋地黄的治则，以重用 β 受体阻滞药为主，使症状取得明显好转，至少患者能取斜卧位，才能耐受冠脉造影，以明确冠脉病变情况。多须冠状动脉旁路血管重建手术，从而改善患者生活质量和延长寿命，预后明显获得了改观。

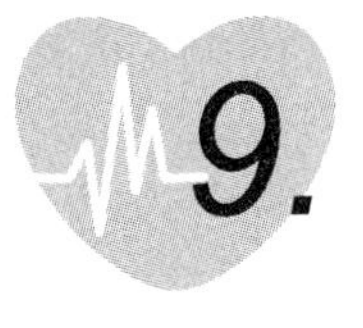

9. 急性心肌梗死病情不稳定，病理证实有4次组织学不同年龄的梗死病变

【病情简介】 家庭妇女，74 岁。反复胸骨后压迫性疼痛 2 周，于 1982 年 2 月 9 日入院。患者于 1982 年 1 月 26 日中午少量饮酒，吃年糕 0.5h 后心窝处难受，恶心，频繁呕吐，腹泻 1 次，继以胸骨后压迫疼痛，向两肩放射，伴大汗，持续 2～3h，2 周后除胸痛外，胃纳差，卧床不起。1982 年 2 年 9 日午后与家人生气，下午 16:00 时在大便过程中突然胸骨压迫样疼痛向两肩放射，持续 2h，疼痛程度较前一次为轻，伴有恶心、出汗，下午 18:30 时来院就诊。

【既往史】 既往有高血压史 30 余年，最高血压 240/130mmHg，一直服用降压药。20 年前曾左上肢瘫痪，半年后恢复。1978 年末因胸痛、憋气曾在本院门诊查心电图示左心室劳损和房性早搏。吸烟 20 年，3～4 支/d。

【查体】 本次来急诊时，血压 130/90mmHg，心率 85/min。心电图示：急性前壁梗死；$V_{1\sim5}$ 呈 QS 型，ST 段明显抬高；Ⅱ、Ⅲ、aVF 导联呈 Qrs 型，ST 段在等电位线上。下壁梗死推测可能为 1982 年 1 月 26 日出现症状时发病。

入院查体：发育正常，营养中等，神志清楚，平卧位。头颈部正常。两肺清晰，心脏不大，心率 100/min，无杂音，心尖区闻及第 4 心音。$A_2 > P_2$。血压 130/80mmHg。腹部软，肝脾未及，肢体活动正常两下肢不肿。

【实验室检查】 血肌红蛋白＞400ng/ml，谷草转氨酶 240U/L，肌酸激酶 36.2U/L，红细胞沉降率 38mm/h，血糖 5.8mmol/L，血胆固醇

5.67mmol/L。

【心电图】 急性前壁心肌梗死,下壁恢复期梗死。

【X线检查】 肺淤血,主动脉增宽,弓降部有广泛线状钙化,左心室增大,间质肺水肿。

【诊疗过程】 入院后心率较快,第4天(1982年2月12日)有短阵房性心动过速,予用毛花苷C,1982年2月16日在胸骨下段出现心包摩擦音,持续4d消失,1982年2月26日再次出现心包摩擦音。1982年3月4日心率84/min,心尖区听到第4心音,胸骨下段左缘有收缩中期喀喇音及短促收缩中期吹风样收缩期杂音,向心尖及左腋下传导。1982年3月5日心尖有3级吹风样收缩期杂音,胸骨左缘有心包摩擦音,自觉症状不明显。1982年3月15日胸骨左缘4～5肋间有3级全收缩期杂音。1982年3月17日上厕所回病房发生急性肺水肿,静脉滴注硝普钠后情况平稳。1982年3月19日凌晨2:30时发生心室颤动,经抢救无效而亡。

【病理检查】 主动脉根部有纤维钙化斑块,主动脉瓣正常。左冠状动脉主干有Ⅳ级纤维钙化斑块,前降支全程有纤维钙化斑块,管腔明显狭窄,左回旋支纤维钙化斑使管腔完全闭塞。右冠状动脉纤维钙化斑块,中段有机化血栓和新鲜血栓使管腔全堵。

【讨论】 心肌梗死病变分为4个不同组织学年龄结合临床症状:①最早下壁梗死病变,部分纤维化,符合(1982年1月26日)发病症状。②前壁,前间壁全层梗死心电图为QS波,ST段一直抬高,为1982年2月9日发病,梗死累及心外膜下心肌,影响脏层心包膜反复出现心包摩擦音,病理未发现心包积液等梗死后综合征征象。③右后乳头肌片状梗死,1982年3月4日至1982年3月17日胸骨左缘出现喀喇音及明显全收缩期杂音,如厕时出现肺水肿。④高侧壁有数小时梗死病变,与1982年3月19日凌晨2:30时发生心室颤动有关。患者在1个多月时间体征和症状不稳定,因陆续有不同部位梗死出现。心电图对乳头肌梗死是不能显示,最后很早期高侧壁梗死同时并有室性心动过速也显示不出来,当年尚缺乏心肌肌钙蛋白等较敏感检验指标。多支病变的患者心肌梗死病情不稳定,应关注是否有反复新梗死,心电图如无表现,应检测心肌肌钙蛋白。吴遐教授曾对于心肌梗死累及乳头肌进行过研究,结果是较常见的。

10. 左冠状动脉主干明显狭窄病变

【病情简介】 男性，37 岁，干部。于入院前一个半月跳绳 20 多下时首次出现胸骨后疼痛，无放射，持续约 1min，停止运动后缓解。1 周后又于跳绳 3～4 下时即出现上述胸痛，立即休息约 1min 症状消失。此后患者连续上 5 层楼或较剧烈运动时出现上述症状，一般持续 1～3min，休息后恢复，20 多天后就诊于当地医院做心电图平板运动试验，运动时Ⅰ、Ⅱ、Ⅲ、aVL、aVF、$V_{2\text{-}6}$ 的 ST 段下降 0.1～3.3mV，诊为冠心病，心绞痛，予用复方丹参静脉滴注，口服地奥心血康、肠溶阿司匹林、异山梨酯、地尔硫䓬等，此后无发作。1998 年 4 月 22 日转来我院行冠状动脉造影，自发病以来无休息时或夜间心绞痛发作。

【既往史及家族史】 既往无高血压，糖尿病史，无烟酒嗜好，近一年来应酬较多常在外就餐。无重大精神创伤史，父母兄弟均健康。

【查体】 发育正常，营养中等，皮肤无黄色瘤，头颈部正常，两肺清晰，心界不大，心律齐，心率 70/min，无杂音，$A_2 > P_2$，血压 130/90mmHg，腹平软，肝脾未及，两下肢不肿。

【实验室检查】 血生化检查在正常范围，血脂不高。安静时心电图 $V_{1\text{-}6}$ ST 段下降 0.1mV。

【超声心动图】 正常。

【X 线胸片】 肺无实变，主动脉略宽，肺动脉段平，心脏不大，心胸比率 0.43。

【冠状动脉造影】 右优势型，右冠状动脉第一转折处 30%～40%局限性狭窄；左冠状动脉主干中部 95%局限性狭窄；前降支近端充盈中度延缓，可见右冠状动脉形成细小侧支，左回旋支近端斑块，冠状动脉病变主要累及左主干。

【左心室造影】 心外形正常，左心室前侧壁运动轻度减弱，射血分数为0.67。

【诊疗过程】 1998年4月28年在全身麻醉低温体外循环下行冠状动脉旁路移植术，搭内乳动脉至前降支LIMA桥，取左桡动脉搭主动脉至左回旋支桥，手术顺利，1998年5月11日出院服用阿司匹林、β受体阻滞药及扩冠状动脉药物。2001年7月16日来院复查，无明显症状，血压90/60mmHg，肺清晰，心律齐，心率78/min。放射性核素运动负荷心肌灌注显像提示：左心室下后间壁基底段缺血性改变。心电图及血生化患者未查。

【讨论】 本例患者年轻，无明确动脉粥样硬化危险因素，而在左冠状动脉主干要害部位发生局限性严重狭窄病变，幸及时行冠状动脉造影及冠状动脉旁路移植手术，否则易发生大面积急性心肌梗死或猝死。为避免移植桥再狭窄，全采用动脉桥。当年他汀类药尚未普及，除阿司匹林、β受体阻滞药外，虽血脂不高，他汀类药物作为二级预防亦很重要。

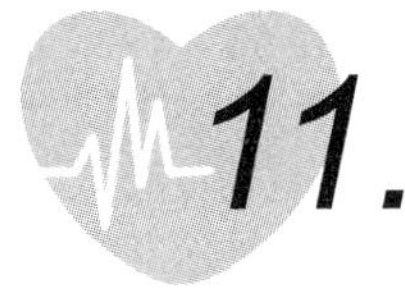

11. 冠状动脉痉挛痕迹——血管收缩环

【病情简介】 男性,67岁,退休教师。1978年1月18日因发冷、寒战、发热继以胸闷、气喘、不能平卧,咳嗽咳痰来我院急诊,心电图显示下壁、前壁、侧壁、高侧壁广泛急性心肌梗死,ST段抬高呈单向曲线。既往已发生3次心肌梗死,1969年急性下壁梗死,1977年2月、1977年3月又发生第二次、第三次急性心肌梗死,部位均为前壁,都合并有急性左心力衰竭。高血压10年,血压最高达210/170mmHg,一般维持在140/90mmHg,无吸烟和糖尿病史。

【查体】 端坐呼吸,口唇发绀,肢体发凉,心界向左扩大,心律失常,心率120/min,心音弱,心尖区可听到第4心音,无器质性杂音。血压120/80mmHg,肺部闻及细小湿啰音,下肢水肿。到病房后即发现频发室性早搏(R波落在T波上),每分钟约20次,即静脉滴器小壶内注入利多卡因3次,共200mg,入院仅18min,迅即出现室性心动过速、心室颤动、室性逸搏,抢救未成功。

【病理检查】 心重550g,以左心为主明显扩大。冠状动脉分布呈右优势型。左冠状动脉主干、前降支、左回旋支和右冠状动脉仅有轻微内膜增厚,无隆起粥样硬化斑块及管腔狭窄。在右冠状动脉纵切面,在中段查见内膜有隆起环状皱褶4～5个排列成收缩环,其他部位未见此种病变,冠状动脉各大分支粥样硬化病变均为Ⅰ级。右冠状动脉的远端有一机化血栓,该处管腔明显狭小,但未完全堵塞。左心室前壁、侧壁、间壁、高侧壁、下后壁均有较广泛的陈旧性透壁心肌梗死,左心室前壁有附壁血栓,左心室前壁、侧壁、下后壁有急性心肌梗死病变。心肌细胞肥大。肺慢性淤血,急性肺水肿。肾动脉硬化性肾硬化。

镜检：在右冠状动脉中段收缩环部位做连续切片，该部位内膜有较广泛的纤维增厚，中膜有不同程度的萎缩。在切片不同部位其内膜增厚程度不一致。弹力及染色可见内弹力膜有断裂或部分消失。部分中膜有坏死病变，蔓延至外膜。其邻近中膜平滑肌厚度为15～25μm，远离收缩环部位则中膜比较正常。

【讨论】 本例患者，4次发生急性心肌梗死，不到一年内发作3次心肌梗死，都合并有急性左侧心力衰竭。说明梗死范围较广，透壁较深，特别是最后一次。严重急性肺水肿，尸检心肌梗死范围与临床判断相符，但是冠状动脉粥样硬化程度极轻，管腔很通畅，未发现新鲜血栓，仅在右冠状动脉远端有一机化血栓。广泛透壁梗死多为冠状动脉急性闭塞，从本例具体情况，1969年第一次下壁梗死可能为右冠状动脉远端血栓所致，后3次急性心肌梗死推测为冠状动脉痉挛引起，最后一次梗死是在寒战、发热后发生，处于交感神经高度兴奋状态，儿茶酚胺激活交感神经α受体，刺激冠状动脉强烈收缩，死亡时尚未完全舒张，被甲醛固定，因而见到收缩环，考虑是反复血管痉挛的痕迹。根据梗死面积分析，不仅是右冠状动脉闭塞，其他冠状动脉也有痉挛，但程度不同，未见到如此收缩环改变。1980年Nabil等报道一例情况与本例相似（Circulation，1980，61：199）。

12. 急性心肌梗死多达10次

【病情简介】 女性患者，57 岁，干部。于 1990 年 9 月因急性左侧心力衰竭再入院，心电图呈现左束支阻滞，心房颤动，因无疼痛，血清 CK 及其 MB 同工酶未增高，心力衰竭严重，后血压降到零，室性心动过速，心跳呼吸停止，抢救失败，最后一次住院未能肯定 AMI 诊断。

【既往史】 于 1982 年 11 月因胸痛 3h 入院。多次因急性心肌梗死入院，出院在家很注意休养。

【查体】 斜卧位，皮肤有发绀，心脏向左明显扩大，心律齐，心率 100/min，心尖区有 2 级吹风样收缩性杂音和 S_4、$P_2>A_2$、P_2 亢进，血压 130/90mmHg，两肺底有湿啰音，肝在肋下 1cm，双下肢无水肿。心电图 $V_1 \sim V_4$ 呈 QS 型 V_5 呈 qr 型，$ST_{V_2} \sim _{V_4}$ 抬高 0.2～04mV，$T_{V_1} \sim _{V_6}$ 轻倒，Ⅱ、Ⅲ、aVF 呈 rS 型、aVR 呈 rs 型，符合前壁急性心肌梗死（AMI）。血清酶肌酸激酶（CK）及其 MB 同工酶均增高，并有左侧心力衰竭。追溯既往病史，1953 年发现高血压，最高 160/100mmHg。1975 年有时发作心绞痛。1981 年在太原某医院诊断 AMI，据称为前壁，从心电图示下壁也受累，此后血压正常，本次住院为第二次 AMI，血胆固醇 4.67mmol/L，住院过程中心力衰竭较顽固，ST 段一直未回降至等电位线，考虑室壁瘤形成，心尖收缩期杂音有时增强可达 4 级，提示明显乳头肌功能不全，放射性核素、左心室造影，左心室射血分数为 0.22，P_2 明显亢进，估计肺动脉高压，未发现肺栓塞证据。患者活动耐量极低，在床上稍活动即气喘，经强心、利尿、血管扩张药等治疗，住院将近半年，病情平稳后出院。以后仅在 1985 年 1 月、6 月、8 月、10 月就先后发生 4 次 AMI（即第 3 次至第 6 次），第 3 次 AMI 累及前壁及下壁导联 $ST_{V_2} \sim _{V_4}$ 抬高 0.4mV，$ST_{Ⅱ \sim Ⅲ}$、aVF 抬高 0.2mV，T 波倒置有演变过程，并有心房颤动，另3次都是前壁导联改变。

【X线检查】 X线胸片显示心胸比0.65，左心室扩大，肺纹理增多，升主动脉弓明显扩张。

【超声心动图】 左心室舒张末径74mm，符合前壁、下壁心肌梗死，室壁瘤形成，乳头肌功能不全，肺循环高压，血肌酐185.6mmol/L，氧分压57.6mmHg，二氧化碳分压32.6mmHg。1986年4月第7次AMI，伴发现糖尿病，血糖8.15～9.10mmol/L，尿糖(＋＋)，1987年7月第8次AMI，1989年3月第9次AMI，以上第3～9次AMI发病前均有2～3h持续胸痛，血清CK及其MB同工酶升高，心肌酶变化符合AMI过程，心电图ST-T有波动，因原有前壁、下壁陈旧性心肌梗死(OMI)，故不典型，每次AMI发作时左侧心力衰竭都加重，其中3次伴有肺部感染，除上述第2～9次发作AMI外，此外，还有3次因心绞痛或肺部感染住院无AMI证据。

【病理检查】 尸检结果：①冠脉：前降支为Ⅳ级病变，斑块有破裂，在距左主干叉2cm处有3.5cm长凝血块，几乎将管腔完全堵塞，在前房室沟中下1/3处前降支变细，肉眼看不见，显微镜下前降支内膜呈新月形增厚，突向管腔，使管腔变窄，纤维组织增多，并有大量针状裂隙，并可见一囊腔，可能为管壁破裂。左回旋支Ⅰ级病变，右冠脉Ⅱ级病变，但其开口部较左冠脉开口窄小。②心脏重600g，左心室显著扩张，其前壁、侧壁和下壁陈旧贯通性心肌梗死，前壁变薄，内膜有附壁血栓，左心室前下部近心尖处，室壁向外膨隆形成9cm×11cm大小的室壁瘤。其余前壁、侧壁和下壁残余心肌呈急性坏死，从尸检证实为第10次发作AMI。右心室部分心肌细胞肥大。③肺：广泛间质纤维组织增生，肺泡间隔纤维增生，肺泡内可见少量水肿液及大量含铁血黄素的心力衰竭细胞。肺血管部分内膜纤维性增厚，肌层亦增厚，少数纤维化闭塞管腔，肺循环高压，但未发现肺梗死。死亡原因：10次心肌梗死，左侧心力衰竭，心源性休克。

【讨论】 回顾此例患者是AMI发作次数最多的一例，限于当时的历史条件，第2次发作AMI第1次住本院时，尚未开展再灌注治疗。显示梗死范围很广泛，左心室射血分数仅为0.22，病情较复杂，有室壁瘤，乳头肌功能不全。当时尚不能检查梗死处存活心肌，估计当时仍存在不少顿抑或冬眠心肌。尸检结果提示冠脉主要罪犯病变在前降支，血栓自溶和有机化再通，斑块不稳定，多次血栓形成，残余心肌坏死，释放心肌酶。第 1 次，第 2 次发作 AMI 时若能进行溶栓或介入治疗，可能缩小梗死面积和维护左心功能，即使未行再灌注治疗，在心力衰竭平稳后如能有现在检查存活心肌的方法，梗死部位若有存活心肌并行冠脉造影，可能还有手术机会，可行血管重建和室壁瘤处理，预后可能会有所改观。患者多次斑块不稳定，导致 AMI，如应用抗血小板制剂，血管紧张素转化酶抑制药，他汀类药物或 β 受体阻滞药等二级预防，可能减少 AMI 的次数。回想近十多年来 AMI 的检查治疗已有了不少进展。

13. 症状不典型双室壁瘤的心肌梗死

【病情简介】 患者女性，46 岁，纺纱工。患者于 1958 年感到心跳、气短，X 线透视发现心脏扩大，有时血压稍高，数字不详。以后数年仍可参加各种体力劳动，不觉心跳、气短。1965 年因胸闷，并逐渐加剧入我院检查。1968 年 1 月 3 日上午 10:00 时无诱因突发呼吸、心跳停止，来急诊经抢救无效而亡。

【查体】 血压 130/80mmHg，心向左扩大，心律完全不齐，心率 76/min，心尖有 1 级吹风样收缩期杂音，双肺呼吸音清晰，肝脾不大，下肢不肿，心电图为高侧、前侧陈旧性心肌梗死，心房颤动。X 线平片示心脏左缘处有局限性突出致密影，侧位居中偏后，其内有多发包鞘状钙化，记波摄影左心室搏动未减弱，无反向搏动。X 线所见考虑为囊性肿物，在纵隔或心包，只行右心室造影未能明确诊断，限于当时检查条件，患者不愿手术探查而出院，出院后 1 年内复查 3 次，X 线检查无改变。

【病理检查】 尸检结果：心脏重量 500g，冠状动脉病变很轻，仅在前降支中段和右冠状动脉右中段有 2 级动脉粥样硬化病变，管腔狭窄不到 50%，病变处无出血及血栓。左心室侧壁及正后壁有陈旧性心肌梗死。左心室壁有两个室壁瘤，前侧壁（6cm×7cm）和正后壁（2.5cm×3cm），前者瘤壁有大片机化血栓及钙化，壁最厚处达 1.5cm。左心室前后两组乳头肌急性凝固性坏死，镜下见广泛心肌细胞断裂，如碎断面条状。并有急性肺水肿。

【讨论】 该患者有很多独特处，心电图及病理检查有明确透壁心肌梗死，准确急性发病时间追溯不清楚。心跳、气短，发现心脏扩大在

1958 年，当时未查心电图，推测为急性发病时间，患者年仅 46 岁，且为女性。冠状动脉病变很轻，管腔未堵塞，透壁性心肌梗死而有 2 处室壁瘤，瘤壁有机化血栓及包鞘样钙化，使瘤壁增厚，曾误疑为畸胎瘤。两侧乳头肌有急性病变，相关冠状动脉病理上未见急性堵塞，虽发现急性肺水肿，尚不致猝死，可能为心室颤动或心脏静止，亦可能与乳头肌急性病变有关。依据先后事件推测，可能为冠状动脉痉挛所致。

14. 急性下壁心肌梗死并发左心室右后乳头肌断裂

【病情简介】 男性,56 岁,干部。于 1978 年 12 月 19 日入院,因胸闷紧缩感 2h,吸亚硝酸异戊酯呕吐 3 次。既往有心绞痛史 9 年,程度不重。高血压史 15 年,血压最高 230/170mmHg,服用复降片、可乐宁等,血压维持在 170～180/100mmHg。否认糖尿病,吸烟多年,每日 20 支。

【查体】 血压 168/90mmHg,能平卧,心脏不大,心率 54/min,期前收缩 0～8/min,心尖有 1～2 级吹风性收缩期杂音,两肺有干啰音,肝未及,下肢不肿。心电图显示急性下壁心肌梗死,不能除外前壁心内膜下梗死。入院当晚呕吐后血压上升至 210/110mmHg,心率 126/min,呕吐平息后血压仍不降低,应用硝普钠血压降至 170/90mmHg,心率 103/min。随后出现心律失常、心房颤动、心房扑动或房性心动过速伴有二度房室传导阻滞,继以三度房室传导阻滞。血压降至 120～140/60～80mmHg。第 6 天晚躁动突然坐起,心率 50～60/min,心尖杂音同前,两肺有湿啰音,肌内注射哌替啶,利尿。X 线(床旁)示肺淤血,右肺门附近有大片云絮状阴影,两侧胸腔有少量积液,心腔呈主动脉型,心缘无局限性膨出,并有急性肺水肿。约 2h 后,呼吸极度困难,明显发绀,神志不清,血压下降至 70/60mmHg,加压吸氧,两肺干湿啰音,掩盖心音,血压逐渐降低,心率减慢,次晨死亡。死于重度左侧心力衰竭并休克。

【病理检查】 心脏重 370g,冠状动脉左主干,前降支、左回旋支和右冠状动脉都有 4 级粥样硬化病变,管腔明显狭窄,右冠状动脉近开口 4.5cm 处有 2.3cm 新血栓,管腔完全堵塞。左心室下壁正后壁,后间隔及侧壁有广泛贯通性急性梗死,早期肉芽修复,前侧有心内膜下急性梗死,后乳头肌完全断裂,近断端部位呈大片急性坏死,远离断端部位见大片彼此吻合的肉芽组织替代肌纤维，肌纤维间尚见散在小灶瘢痕。右心室后壁贯通性急性梗死，肉芽修复。右心房有大片梗死。左心室高侧壁有贯通性陈旧梗死瘢痕，前壁、侧壁和前乳头肌有散在小灶瘢痕。左心室肥厚扩张。两肺淤血、水肿，双下肺有轻度炎症，右胸腔积液 120ml。肝、脾、肾淤血。

主动脉内膜满布斑块，4 级，多数斑块并有溃疡及血栓形成，少数合并钙化，肾动脉明显狭窄堵塞，左肾明显缩小，仅及右肾 2/3，右髂动脉入口完全闭塞。

【讨论】 急性心肌梗死并有机械并发症中，乳头肌断裂较心室游离破裂或室间隔穿孔少见，后乳头肌断裂比前乳头肌者多见，常见于急性下壁、后壁梗死。因后乳头肌供血来自右冠状动脉或同时来自右冠状动脉和左回旋支，供应的血管比前乳头肌者小，且距主干较远，前乳头肌则由前降支和左回旋支两支动脉供血。乳头肌断裂即引起严重左侧心力衰竭。本例患者右冠状动脉新血栓完全堵塞管腔，引起大面积贯通性透壁梗死，后乳状肌有大片急性坏死，第 6 天夜突然躁动坐起，急性肺水肿，杂音变化不大，估计乳头肌已部分断裂，2h 后呼吸极度困难，发绀，神志不清，血压下降。两肺布满干湿啰音，掩盖心音，听不到杂音，估计乳头肌完全断裂，心率减慢，至死亡约 8h。乳头肌断裂是灾难性的，除非早期发现，行主动脉内球囊反搏和正性肌力药物稳定循环，进行人工二尖瓣置换术和冠状动脉旁路移植术，但手术风险和并发症也是高的。

15. 劝架受一拳击诱发急性心肌梗死游离壁破裂

【病情简介】 男性，49 岁，职业不详，由法医送检，缺临床资料，与吴遐教授协作研究，得知此病例。1975 年 4 月 1 日因劝架受一拳击，随即倒地，送往附近医院，次日死亡，送我院尸检(只查心脏)。

【病理检查】 心脏重 475g，心脏增大，左冠状动脉主干有极轻动脉硬化，前降支有 4 级病变，管腔未闭塞，左回旋支有 2 级病变，近中段有 5cm 血栓，血栓处粥样斑块破裂、出血，与血栓融合在一起，使管腔急性闭塞。右冠状动脉 2 级病变，远段有新血栓堵塞。左心室后侧壁有贯通性急性心肌梗死，广泛出血，有 4 个纵形破口，最长者约 2cm，破口附近切面破烂，室壁较薄，约 0.5cm，未见陈旧瘢痕。前壁心肌正常。

【讨论】 本例劝架被击一拳，随即倒地，推测当时交感神经兴奋，释放大量儿茶酚胺，激活血管收缩 α 受体，致使冠状动脉痉挛，即倒地。左回旋支为粥样软斑块，最不稳定，受痉挛挤压破裂出血、血栓形成。左回旋支原很通畅，急性完全堵塞，与贯通性透壁心肌梗死部位相对应，周围心肌收缩力正常，使梗死区更易于破裂。本例患者是在冠心病基础上受外击诱因导致心肌梗死，即使无冠心病者如拳击胸部也可引起心肌损伤或损伤冠状动脉引起血栓。但患者前壁未受损，更符合前一个推测。

16. 急性心肌梗死恢复期下腔静脉血栓形成导致胃肠道大出血

【病情简介】 男性患者,71 岁,干部。因持续性左胸疼痛伴出汗于 1986 年 5 月 16 日入院。患者于 1984 年白天或夜间均有心前区疼痛发作,持续 4～5min,含硝酸甘油可缓解,外院曾诊断为“冠心病”。入院前晚生气后诱发心前区疼痛,向左肩放射,出冷汗,面色苍白,持续 1h 缓解。来我院急诊心电图显示正后壁、下壁急性心肌梗死,三度房室传导阻滞,血压 70/40mmHg,心率 40/min,室性早搏,立即予用山莨菪碱、多巴胺、吗啡、利多卡因,血压上升至 100/50mmHg,收入院。

【既往史】 患者既往有高血压史约 20 年,现在血压 160～180/80～90mmHg,不常服药。1984 年曾患偏瘫,经治疗好转,血糖曾偏高未治疗,无胃肠道疾病,吸烟多年,20 支/日,1972 年戒烟。

【查体】 表情淡漠,能平卧,心浊音界在锁骨中线上,心律齐,心率 84/min,心尖有 2 级吹风样收缩期杂音,两肺下部有湿啰音,肝脾未及,下肢有轻度可凹性水肿。

【诊疗过程】 入院后病情不稳定,血压低,三度房室传导阻滞,非阵发性室性心动过速,左侧心力衰竭和肺部感染。经升压药、抗心律失常、利尿药、扩血管制剂、抗感染等治疗 1 周后情况趋于平稳。入院后 9d 开始便血,病情又恶化,初排柏油样大便,继以暗红色血便,每次量约 500ml,日排量 500～900ml,无腹痛,腹软无压痛,肠鸣音活跃。经用云南白药、酚磺乙胺、维生素 K 和大量输血,血便不止,血红蛋白从 115g/L 降至 54g/L,血压 86/56mmHg,心率 102/min,处于出血性休克,大量便血 6d 不止,1986 年 5 月 30 日患者深昏迷,8:00pm 发生急性肺水肿,11:30pm 心跳、呼吸停止。

【病理检查】 尸检：心脏重量450g，冠状动脉右优势型，左冠状动脉开口通畅，前降支近、远端呈不规则狭窄3级，回旋支及右冠状动脉管腔被淡黄色粥样物质堵塞，后降支有4级病变，左回旋支远端管腔中斑块破裂有新鲜血栓堵塞。左心室轻度扩大，左心房腔大于右心房腔，左心耳有巨大血栓附着，左心室侧壁、高侧壁、下壁、正后壁及室间隔后部心肌有贯通性急性坏死，夹有小灶陈旧性梗死，左心室前壁有散在性瘢痕。室间隔变薄，下端后面凹陷变薄，突向右心室像室壁瘤。肺水肿，急性肺炎及透明膜多个（休克肺）。主动脉内膜广泛动脉粥样硬化、钙化，少数斑块破溃，尤其是肠系膜动脉以下斑块多、溃疡、出血。下腔静脉腹腔段管腔中有条索状新发混合性血栓，长3cm，紧贴管壁，不易剥离，但已使管腔狭窄，尚未完全堵塞。胃肠道自食管下端起胃、空肠、回肠、结肠黏膜弥漫充血、渗血，尤以空肠、结肠为重，肠道大量血块及血性黏稠液体。未见有肿瘤、溃疡、坏死等病变，肠系膜动脉开口及分支通畅。

【讨论】 本例患者急性心肌梗死恢复期，情况趋于平稳中，由于下腔静脉血栓形成，影响了胃肠道静脉回流淤血，广泛渗血不能止住，出血性休克，使急性梗死的心肌恢复更是雪上加霜，肺部感染，休克肺，急性肺水肿而致死。

17. 不寻常的梗死后综合征

【病情简介】 患者男性，31岁，工人。1987年7月即于劳累后有胸骨后短暂疼痛，1987年8月17日下班后突然胸闷、胸骨后持续疼痛，程度较重，突然晕厥1h，在某医院住院，诊断为急性心肌梗死，下壁、侧壁、间隔，住院1个月余好转出院。当年11月23日午餐进食量较多，餐后胸骨剧痛，出汗，呕吐胃内容物，来我院急诊，心电图显示再次急性心肌梗死，下壁、后壁和右心室频发房性早搏，二度Ⅰ型房室传导阻滞，心率58/min，未闻杂音，血压110/70mmHg。

【既往史及家族史】 既往吸烟，第一次心肌梗死后戒烟，无高血压、糖尿病史，血总胆固醇4.63mmol/L（178mg/dl）。其父死于心肌梗死，母及兄弟健康。

【诊疗过程】 住院后血压偏低88/50mmHg，尿量少，应用多巴胺、706代血浆，两肺出现啰音，而停用后者。住院1周病情稳定，患者无任何不适。发病后4周，心脏明显扩大，心律齐，心率68/min，血压110/80mmHg，肺未闻及啰音，体温正常，X线心脏显示左、右心室均大，以左心为主，双肺轻度淤血，心胸比0.59。超声心动图显示左心室轻度增大，左心室后壁、右心室前壁、心外膜与心包间有液性暗区，最明显处约2.4cm，提示中大量心包积液，红细胞沉降率2mm/h，肘静脉压18.1cm血柱，白细胞4.8×10^9/L，结核菌素试验1∶10 000（＋）。放射性核素静态心肌灌注显像，左心室心尖、下壁放射性缺损，心脏不大。核素心室显像显示左心室心尖、下壁运动低下，左心室射血分数0.42，心包积液。患者自觉良好，体温一直正常。心包积液确切原因难以判定，但根据心包积液出现的时间和患者的状态，考虑梗死后综合征的可能性更大。予用吲哚美辛25mg 3/d和利尿药，心包积液量有所减少，5个月后超声心动图显示心外膜与心包之间的液性暗区由原来最多时 2.4cm 减至 1.2cm。1988 年 2 月 11 日出院以后在门诊随诊，无自觉症状，心率 75～90/min，下肢不肿，利尿药停用，1988—1989 年超声检查心包腔内液性暗区在 1cm，1990 年 11 月 24 日最后一次门诊，2 年后，心包腔内液性暗区 5mm，仅有少量积液。

【讨论】 这例患者心包积液确切原因很难判定，不发热，红细胞沉降率正常，不支持结核性心包炎、梗死后综合征，虽然结核菌素试验阳性，一直未行抗结核治疗，无发热，经 2 年观察无心包压缩现象，心包也无钙化，若为病毒性心包炎，又无急性发病过程；如为心力衰竭所致，心包有中至大量积液，无胸腔积液，患者情况好也不支持。经吲哚美辛和利尿药治疗，尿量不很多，一个多月后心包积液减少，追随至 2 年，患者一直无症状。心包积液仍有少量，故考虑最可能为梗死后综合征。梗死后综合征表现差异很大，有的患者心包积液 2～3 周很快消失，也曾见到反复发作的病例，本例心包积液持续达 2 年。此综合征本身预后是良好的。

18. 斑块出血、血肿导致猝死

【病情简介】 男性,43 岁,木工。1974 年 9 月 10 日上午 9 时患者突然抽搐,呼吸、心跳即停止,约 40min 后送来我院急诊,心电图已呈直线。追诉线索,1 个多月前在饭后突然感觉胸痛,持续约 10 余分钟,以后反复发作,无一定规律,无放射,有时胸闷,死亡前 4d 曾来我院门诊,心电图胸前导联 ST 段降低,当时查体:血压 140/90mmHg,双肺清晰,右第 2 肋间和左侧 2～3 肋间有 1～2 级吹风样收缩期杂音,动员患者做冠状动脉造影,考虑手术问题,患者要回家去商量,再来时已猝死。

【病理检查】 前降支近端有局限性纤维粥样斑块,有机化血栓,管腔半堵塞,该部位有新鲜出血,形成血肿,使狭窄的管腔更堵。左回旋支及右冠状动脉仅极轻的病变。左心室前壁有小灶性修复性心肌梗死,估计由于纤维化血栓所致。前壁有贯通性急性心肌梗死,由新出血或血肿所致。

【讨论】 患者冠状动脉粥样硬化病变很局限,由于斑块不稳定,血栓及血肿导致猝死。医生对不稳定性近期出现频发的心绞痛更应加以重视。

19. 冠状动脉无明显狭窄病变发生大面积急性心肌梗死

【病情简介】 男性，44 岁，干部。心前区不适，阵发性加重，于 2001 年 11 月 9 日傍晚转来我院。患者于 3 年前有时于活动时觉心前区不适，持续 3～5min 缓解。曾在我院门诊检查，未明确诊断，以后仍有时如此发作，含硝酸甘油可以缓解。入院当天晨间刷牙时突感心前区不适，向左肩及背部放射，阵发性加重，至当地医院检查心电图示高侧壁及广泛前壁急性心肌梗死，有室性早搏。该院静滴硝酸甘油、普罗帕酮、毛花苷 C、哌替啶等药，症状减轻转来我院。既往无高血压、糖尿病史，较肥胖，甘油三酯较高，吸烟 28 年，20 支/d，饮酒 10 年量不详，无外伤史，父健在，母患糖尿病。

【查体】 发育正常，较肥胖，能平卧，重病容，体温 36.2℃，呼吸 16/min，头颈部无异常。心界不大，心律齐，心率 116/min，心音正常，未闻及杂音及摩擦音，血压 128/78mmHg。腹软，肝脾未及，下肢不肿。

【实验室检查】 肌酸激酶（CK）1703U/L，CK-MB193U/L，心肌肌钙蛋白Ⅰ（＋），甘油三酯 1.8mmol/L，总胆固醇 4.8mmol/L。心电图Ⅰ、aVL、V_2～V_6 呈 QS 型，ST 段弓背抬高，T 波终末部分倒置。

【X 线检查】 胸片见两肺纹理明显增强，未见实变，主动脉增宽，心脏不大。

【超声心动图】 各房室内径在正常范围内，在室心尖部瘤样向下扩张，运动消失，左心室前壁呈节段性运动障碍，整体收缩功能减低，左心室舒张末径 49mm，LVEF0.35，左侧胸腔包囊性积液。

【诊疗过程】 入院时发病已超过 12h，症状已减轻，未用溶栓治疗，给予阿司匹林、噻氯匹定、肝素钙、阿替洛尔、异山梨酯等药，次日血压降低至 84/56mmHg，恶心，未吐，静脉滴注多巴胺及服用非诺贝特、呋塞米等，血压 90/60mmHg，心率减慢至 85/min，停用多巴胺。2 周后进行冠状动脉及左心室造影：左、右冠状动脉无明显狭窄病变，前降支近端有斑块；左心室扩大，前侧壁、心尖舒张期向外膨隆，收缩期运动消失，部分呈矛盾运动，肌小梁存在，前壁示节段性运动异常。住院 3 周能在床上旁运动，血压 95/60mmHg，心率 85/min，肺清晰。2001 年 12 月 3 日带药出院，带 β 受体阻滞药、抗血小板和调脂制剂、异山梨酯、地尔硫䓬、呋塞米等。

出院后患者未遵医嘱休息，数日后觉胸闷、心慌、气短，2001 年 12 月 7 日再次入院。能平卧，两肺出现湿啰音，心律齐，心率 73/min，双下肢不肿。血心肌酶及生化标志物正常。X 线床旁像，双肺重度淤血，心脏扩大，经强心、利尿，血压低 80/60mmHg，加用多巴胺静脉滴注，病情好转。但出现室性心律失常，频发期前收缩和短阵室性心动过速，应用胺碘酮控制。

2001 年 12 月 25 日放射核素静态心肌灌注代谢断层现象：左心室略偏大，前壁近心尖部、心尖部间隔呈心肌梗死变化，前者有少量存活心肌，后者无存活心肌。请心外科会诊认为不宜手术治疗。应用地高辛 0.125mg1 次/d、呋塞米、福辛普利、阿替洛尔、卡维地洛、胺碘酮、辛代他汀、阿司匹林等治疗，病情平稳。2002 年 3 月 7 日出院，一直在门诊治疗，无不适。2005 年 9 月偶觉心慌、气短。2006 年 11 月 1 日第 3 次入院复查，无不适症状，查体：卧位自如，呼吸正常，两肺清晰，心界不大，心律齐，心率 59/min，无杂音，血压 110/65mmHg。X 线胸片：肺纹理大致正常，心脏各房室不大，心胸比 0.46。心电图 I、aVL 已从 QS 型变成 QR 型，V_1 呈 QS 型，ST 段呈等电位线，T 波低平。24h 动态心电图：间歇性一度房室传导阻滞，偶见交界区期前收缩。超声心动图：左心室内径扩大，余房、室腔内径正常，左心室舒张末径 66mm，LVEF0.48，前壁节段性室壁运动异常，左心室收缩功能减低，心尖室壁瘤形成，附壁血栓不除外。复查冠状动脉造影；前降支近端有斑块，其余管腔未见病变。2006 年 11 月 8 日第 3 次出院后，一直在门诊治疗，服药大致同前。最近一次来门诊为 2011 年 2 月 3 日，超声心动图：左心室舒张末径为 64mm，LVEF0.37，未见心室有矛盾运动，心尖部血栓形成 34mm×

7mm。患者无自觉症状，心电图一直显示高侧壁加广泛前壁陈旧性心肌梗死。

【讨论】 患者冠状动脉粥样硬化程度虽然很轻，由于在前降支近端斑块不稳定，有心绞痛史，有时在活动后心前区出现不适症状，表面看来非自发性心绞痛，但有时可见到活动后交感神经兴奋引起的冠状动脉张力增高，引起心绞痛，其性质并非心肌耗氧量增高，而是心肌供氧量减少所致，应属于自发性心绞痛范畴。2001 年 11 月 9 日早晨刷牙时发病，正值昼夜交感神经活动高峰期，冠状动脉痉挛反复发作，持续时间较长，诱发前降支近端血栓形成，管腔急性完全堵塞，致使高侧壁、广泛前壁透壁性急性心肌梗死，造成左心室扩大，收缩功能减低。因冠状动脉在发病 2 周之后造影，血栓已自溶，如单纯冠状动脉痉挛，管腔时开时闭，则导致的急性心肌梗死透壁程度不会累及如此深厚。

20. 冠心病和周围动脉严重粥样硬化狭窄、伴有右腿恶性神经鞘瘤

【病情简介】 男性，59岁，中医师。患者于3年前无明显诱因突然感到胸闷、憋气，出汗，咳嗽，咳血色泡沫痰，但无明显胸痛，到当地医院就诊，考虑为冠心病、急性左侧心力衰竭，予用强心、利尿药好转，以上病症后又发作了4次，用上述治疗药物并加用扩冠状动脉药、抗血小板药和调脂药好转。于半年前开始出现前胸疼痛，呈压榨性，无放射，多发生于活动中，含硝酸甘油于数分钟内缓解。2007年4月27日在当地医院行冠状动脉造影：左冠状动脉主干未见明显狭窄，前降支第一间隔支发出以远，见有70%～80%狭窄，远端管腔欠规则，左回旋支发出第一钝缘支后管腔完全闭塞，右冠状动脉近中端明显变细，第二转折前管腔闭塞，左心室后支和后降支由侧支循环断续充盈。因胸痛频发，体力明显下降，于2007年10月24日入我院。

【既往史及家族史】 既往有高血压、糖尿病史、血脂高。13年前发现右下肢恶性神经鞘瘤，因反复复发手术6次。吸烟40年，20支/d。父母均死于脑出血，兄弟姐妹都健康。

【查体】 发育正常，营养中等，神志清楚，平卧位，无痛苦表情，头颈部检查无异常，心脏叩诊不大，心律齐，心率96/min，未闻及杂音，肝脾未及，两下肢不肿。生理反射正常，未引出病理反射，两侧桡动脉搏动正常，两足背动脉及股动脉搏动减弱。血压：右上肢98/59mmHg，右下肢98/59mmHg，右股外侧可见两条手术瘢痕，右股外侧可扪及一6cm×5cm大小、质硬肿块，有压痛，与股骨无粘连。

【实验室检查】 血常规：血红蛋白130g/L，红细胞3.99×10^{12}/L，

白细胞 10.70×10^9/L,中性粒细胞 56%,血小板 195×10^9/L,血浆总蛋白 77g/L,丙氨酸转氨酶 32U/L,天冬氨酸转氨酶 38U/L,尿酸 479μmol/L,肌酐约 107μmol/L,血总胆固醇 4.59mmol/L,高密度脂蛋白胆固醇 0.97mmol/L,低密度脂蛋白胆固醇 2.07mmol/L,甘油三酯 2.82mmol/L,脂蛋白(*a*)852.3mg/L。

【心电图】 Ⅲ导异常 Q 波,Ⅰ、Ⅱ、aVL、aVF、V_1～V_6ST 段压低,T 波双向。

【X 线检查】 胸片见两肺纹理增重,未见实变,主动脉弓降部纡曲,肺动脉平直,左心房、室扩大。

【超声心动图】 左心室运动功能减低,二尖瓣轻中度反流。

【静态放射核素心肌灌注显像】 左心室形态正常,下后壁心肌灌注减低。

【心肌代谢显像】 左心室下后壁有存活心肌。

【主动脉计算机断层摄影术(CT)检查】 主动脉全程动脉粥样硬化病变,可见多发斑块形成溃疡,除腹主动脉偏宽外,未见管腔扩张或狭窄;右锁骨下动脉迷走性发自降主动脉上端近侧壁,左锁骨下动脉开口部狭窄,双肾动脉及髂动脉管腔中重度狭窄。

【入院诊断】 ①冠心病,劳力+自发型心绞痛,陈旧性下后壁心肌梗死。②主动脉及多发性周围动脉粥样硬化。③右下肢恶性神经鞘瘤术后复发。④高尿酸血症。

【诊疗过程】 即予用阿替洛尔、异山梨酯、低分子肝素、阿托伐他汀、呋塞米、螺内酯、苯溴马隆等治疗。最初几天无心绞痛发作,第 6 天上午排便时出现较重心绞痛,心率加快为 95/min,血压上升至 134/60mmHg。心电图:Ⅰ、aVL、V_1～V_6 导 ST 段下降 0.15mv、T 波倒置。含硝酸甘油、静脉推注美托洛尔 3mg,疼痛持续 15min 缓解,血压和心电图恢复至疼痛前,阿替洛尔由 12.5mg,2/d,逐渐加至 37.5mg 2/d。仍有胸闷、憋气发作,上述 ST-T 改变,肺部出现湿啰音,加强利尿,有时刷牙亦引起心绞痛发作,予异山梨酯持续静脉滴注。患者心绞痛不稳定,心内外科联合讨论,根据院外冠状动脉造影结果:右冠状动脉和左回旋支完全闭塞,闭塞具体时间不详,前降支第一间隔支发出以远有 70%～80%狭窄,且提供右冠状动脉远端侧支循环,当前心绞痛发作与前降支供血不足相关，更适合外科冠状动脉旁路移植术(CABG)。如架 LIMA 桥，患者左锁骨下动脉开口狭窄应先予处理。另一方面，患者右下肢恶性肿瘤复发，有否转移？心脏手术能否引起血液循环播散？遂请肿瘤医院会诊，建议检查胸腹部脏器及腹股沟等处有无淋巴结转移，如未发现转移则先行心脏手术，术后再做右下肢肿瘤手术，继以放化疗。

腹部超声检查：肝、胆、脾、胰结构及血流未探及异常，腹股沟未查出异常肿大淋巴结；肺部 CT 检查未发现肿瘤转移。

2007 年 11 月 21 日行外周动脉造影及介入治疗，经左股动脉插管，造影部位为主动脉弓上动脉、腹主动脉、盆腔动脉、下肢动脉。发现右颈内动脉近端狭窄 40%，右颈外动脉开口狭窄 80%，左颈动脉未见狭窄，迷走性右锁骨下动脉中段 50%狭窄，左锁骨下动脉近端 80%狭窄，左、右肾动脉开口分别狭窄 75%和 40%，双髂动脉弥漫狭窄，右股动脉完全闭塞，左股动脉近端 80%狭窄，于左锁骨下动脉、左肾动脉、左右髂动脉置入支架。术中顺利。但当晚左足五趾均疼痛、皮肤苍白、温度较低，静脉滴注罂粟碱 90mg，次日症状明显减轻，数日后发现左踇趾尖轻度坏死。介入治疗后予拜阿司匹林和氯吡格雷抗血小板治疗。

心绞痛在大量药物控制下病情平稳。2007 年 12 月 4 日在全身麻醉体外循环下行 CABG，搭左内乳动脉-前降支 LIMA 桥，手术顺利，术后恢复好，8d 后出院，待身体稍恢复后将去治疗右下肢肿瘤。

【讨论】　本例患者病情较复杂，较急的情况是不稳定型心绞痛及恶性神经肿瘤复发，两者相比应先解决不稳定型心绞痛，严重发作可危及生命。神经鞘瘤虽为恶性，发病 13 年来多次复发但无转移。前降支是仅存未完全闭塞的冠状动脉，且提供右冠状动脉的侧支循环。冠状动脉旁路移植先解决左锁骨下动脉狭窄，同时其他周围动脉狭窄一并解决。搭好前降支 LIMA 桥之后，为右下肢恶性神经鞘瘤手术准备条件。实践证明本例复杂病情下考虑给予治疗的先后过程是正确的，并取得了预期的效果。

21. 慢性升主动脉夹层瘤，术前当日晨发生急性心肌梗死

【病情简介】 家庭主妇，52岁。前胸及背肩部酸痛已半年余，于1985年8月26日入本院外科。患者于1985年2月突觉胸背刺痛难忍，不能深呼吸和移动身体，历时2～3h，至当地医院，刺痛变为沉闷，两肩发沉发酸，重时不能仰卧，活动觉心慌、气短，按“胃病”治疗无效，请我院会诊，初步印象为升主动脉夹层瘤，遂转来我院。否认过去性病、结核、肝炎、高血压病和外伤史。患者20岁结婚、妊娠4次、顺产3次，尚未绝经，家族史无特殊。

【查体】 体温36.5℃，脉搏80/min，呼吸26/min，血压右上肢140/90mmHg，左上肢142/90mmHg，右下肢170/110mmHg，左下肢165/110mmHg。发育营养良好，自动体位，表情自如，头颈部无异常。胸廓无畸形，两肺清晰，心向左扩大，心律齐，胸骨右缘第2肋骨及左缘3、4肋间有2级吹风样收缩期杂音，心尖区有2级吹风样双期杂音，$A_2>P_2$，胸骨柄左右两侧及背部两肩胛间有血管性杂音，腹部平软，肝脾未触及，脊柱四肢无异常。

【心电图】 正常。

【X线检查】 胸片示肺间质纹理较重，主动脉型心脏，左心室中度增大，心胸比0.63，主动脉明显增宽。

【超声心动图检查】 主动脉根部明显增宽约6cm以上。主动脉后壁双层回声间隔约1cm，左心房、室腔不大，心室壁运动幅度正常。左心室后壁、心尖及右心室前壁均未见液性暗区。

【数字减影主动脉造影】 升主动脉明显增宽呈真假双腔充盈，顺序为先真腔后假腔先后显影，主动脉窦及左、右冠状动脉未见明显受累现

象。明确诊断为升主动脉夹层瘤慢性期，破口在无名动脉根部近心端，属 DeBaKeyⅡ型，有手术指征。

【诊疗过程】 准备就绪拟于 1985 年 10 月 9 日手术，但在当天晨 7:30时患者突然心慌，大汗，心率 60/min，血压降低 90/70mmHg，意识清醒，超声心动图无心包积液表现，X 线胸片无主动脉夹层向外破裂现象。心电图显示急性心肌梗死累及下后壁及右心室，伴有一度房室传导阻滞，转内科冠心病监护病房，血压降至 70/60mmHg，经静脉滴注多巴胺持续 5d，血压平稳后停用，在内科治疗 6 周后急性心肌梗死恢复稳定。

于 1985 年 11 月 19 日外科在体外循环下行升主动脉人工血管移植术，术中所见升主动脉夹层瘤近端自右冠状动脉开口部附近远端至无名动脉根部，粗约 6cm，表面不平，粘连，心包内积血约 250ml，心脏被压右移，心表面冠状动脉触诊无钙化硬结。升主动脉夹层瘤壁内为机化血栓约 200g，真腔直径约小于 3cm，中部有破口，夹层剥离至右冠状动脉开口以上 1.5cm 处，行升主动脉切除，植入人工血管。切下升主动脉病理检查为慢性动脉炎，夹层动脉瘤形成，术后 X 线胸片示升主动脉造影较术前缩小，心影未见缩小，心/胸比为 0.67，术后恢复顺利，1985 年 12 月 6 日出院。

【讨论】 本例升主动脉夹层既往高血压病史不确定，只在入院时查上肢血压 140～142/90mmHg，以后在急性心肌梗死发生前多数为 110～120/70～80mmHg，病理检查主动脉为慢性炎症，病因不明，患者血清胆固醇水平在 122～157mg/dl，以往无心绞痛病史，主动脉夹层瘤，常累及右冠状动脉，但本例夹层撕裂尚未累及左右冠状动脉开口，术中查心外冠状动脉段无钙化硬结，可能因精神紧张导致血管痉挛、斑块破裂、血栓形成诱发急性心肌梗死。因升主动脉夹层不宜行冠状动脉造影，有导致夹层破裂之虞。溶栓治疗及冠状动脉内置入支架再灌注治疗都不能采用。以前曾有一例陈旧性心肌梗死并发假性室壁瘤，正在手术日清晨术前发生假性室壁瘤破裂。假性室壁瘤虽有随时破裂之可能，在手术当日术前突然破裂可能为巧合，也可能是因手术前患者精神紧张诱发破裂，假性室壁瘤破裂难以抢救。

22. 经股动脉冠状动脉造影并诱发肺梗死和矛盾性脑梗死

【病情简介】 男性,59 岁,干部。阵发性心前区疼痛 10d,加重半天于 1996 年 11 月 18 日转入本院。患者于 10 日前 9:00 时生煤炉时感心前区疼痛,伴有出汗、乏力,含硝酸甘油持续 10min 缓解。隔 1 日后又在生煤炉时出现如上症状,含硝酸甘油缓解不明显。在当地医院检查心电图显示前壁及下壁导联 ST 段均明显下降 0.2mV,诊断为心绞痛。予异山梨酯 10mg,3/d,硝苯地平 10mg,3/d 和静脉滴注肝素 100mg/d 治疗,但仍有心前区疼痛发作,多在晨 6:00 时和晚 21:00 时。入院当天零点于睡梦中痛醒,心电图 $ST_{V_3\sim V_6}$ 抬高 1.5～1.8mV,予硝酸甘油含服效果不明显,静脉推注吗啡,静脉滴注硝酸甘油及肝素,约 1h 后抬高的 ST 段回落至等电线上。当日 11:20 时即转入我院。

【既往史及家族史】 既往 5 年前查体发现血压高 150/110mmHg,未治疗。血脂高具体情况不详。吸烟 43 年,20 支/d。嗜酒 30 年,100ml/d。无糖尿病史,家族中父患肺心病,一兄死于脑出血,其余无特殊。

【查体】 发育正常,营养好,精神差。头颈部未发现异常,双肺清晰。心界不大,心律齐,心率 70/min,心音较弱,无杂音。血压 160/85mmHg,腹平软,肝脾未及,双下肢无水肿。检查血清肌酸激酶和 MB 同工酶正常。

【心电图】 $ST_{V_3\sim V_6}$ 降低约 0.05mV。

【X 线检查】 胸片示左心室不大,左心室段稍延长,两肺纹理重。

【诊疗过程】 结合患者症状及院外心电图,冠心病诊断明确,变异型心绞痛和劳力型心绞痛,遂用阿司匹林 100mg,1/日;硝酸甘油静脉滴注，异山梨酯 20mg 1/6h；硝苯地平 10mg，1/6h；地尔硫草 15mg，1/6h；肝素1 000U/h，静脉滴注，次日改为 10 000U 皮下 1/12h；氨酰心安 6.25mg，1 次/d，经上述治疗心绞痛发作减少，住院第 6 天夜间睡梦中痛醒，STv_3～v_6 降低 0.4mV，ST_1 降低 0.1mV，含硝酸甘油 0.6mg 2 次未见效，含硝苯地平 5mg，疼痛逐渐缓解，共持续 20min。

入院第 10 日经右股动脉途径行左心室及冠状动脉造影显示：左心室大小正常，室壁无节段性运动障碍；冠状动脉呈右优势型，左冠状动脉前降支在第一对角支发出前有 90%狭窄病变，远端管腔良好，右冠状动脉全程有散在斑块，无狭窄，为单支病变。造影过程顺利，无不适。术后拔出造影导管，压迫股动脉 20min 后，加压包扎，卧床休息 24h，次日 15:30 时起床上卫生间坐在马桶上突瘫倒在一侧，抬上病床，神志不清，呼吸急促，血压 100/80mmHg，心率 140/min，左侧上下肢软瘫。双侧瞳孔等大等圆，对光反射迟钝，颈无抵抗，Kernig 征(－)，病理反射未引出。院外神经科会诊认为是右侧颈动脉系统颅内分支栓塞可能性大。建议用东菱克栓酶、右旋糖酐加川芎嗪静脉滴注。心电图有少量室性早搏，静脉推注利多卡因 50mg，地塞米松 3mg，25%甘露醇 250ml，16:30 时静脉滴注。呼吸急促，嘴唇和甲床发绀，末梢循环差，肢端凉。在面罩吸纯氧的情况下，动脉血氧分压为 45.7mmHg，心电图出现 $S_IQ_{III}T_{III}$ 图形，超声心动图示右心室腔扩大到 42.3mm，心尖四腔观右心室/左心室＞1，心室收缩时室间隔向左心室明显摆动且膨突，彩色多普勒可见三尖瓣少量反流，估测肺动脉压力 59mmHg 左右，所见符合急性肺动脉高压，肺梗死改变。注射罂粟碱，17:45 时发生心室颤动，非同步电转变，心内注射肾上腺素，异丙基肾上腺素，心脏按压一系列抢救措施，终未成功，至 18:30 时停止抢救。

【讨论】　本例患者为初发劳力型合并变异型心绞痛，在左冠状动脉前降支近端有 90%狭窄不稳定性病变，造影顺利，拔取导管压迫股动脉后，加压包扎，可能同时影响近旁的股静脉，加之下肢不能活动静卧 1 日，股静脉内血栓形成，起床上卫生间发生脑动脉栓塞及肺动脉栓塞，栓子可能都来自下肢静脉血栓，前者可能血栓栓子通过卵圆孔进入左心体循环，否则难以解释肺循环及体循环栓塞同时发生。近年来造影及介入治疗约有 90%都采取经桡动脉完成，可以避免下肢静脉血栓栓塞并发症，但是还有少数患者需经股动脉途径，必须注意如何防止下肢静脉血栓栓塞问题。

23. 酗酒后诱发急性心肌梗死

【病情简介】 男性，26岁，干部。1个月前中午喝酒，下午踢球时出现心前区闷痛，伴恶心，大汗和濒死感，无明显气短和呼吸困难。休息5min左右缓解，但5min后于静息状态又出现上述症状，约5min后自动缓解，当时未引起重视。半个月前晚餐大量饮酒后夜间入睡前突发心前区憋闷，胸痛，向双肩放射，伴大汗，乏力，濒死感，10min后减轻，约10min后上述症状又反复，但程度减轻，含服硝酸甘油2片，上当地医院就诊，心电图检查前壁ST段抬高，T波高尖，逐渐出现Q波，肌酸激酶2 549U/L，MB同工酶61U/L，诊断急性心肌梗死。当即予尿激酶150万U静脉滴入溶栓治疗，据称梗死相关冠状动脉再通，于2003年3月8日为进一步诊治转入我院。

【既往史】 有高血压史2年，最高160/110mmHg，无高脂血症及糖尿病史。吸烟已10年，20支/d，饮酒数年，非每日饮酒，最多一次喝90ml，喜吃油腻食物，其余无特殊。

【查体】 发育正常，营养良好，无病容，头颈部无异常。两肺清晰，心界不大，心律齐，心率60/min，无杂音，血压110/70mmHg，腹平软，肝脾未及，两侧下肢无水肿。

【心电图检查】 Ⅰ、aVL，V_2～V_5 呈QS型，TⅠ、aVL、V_2～V_5 深倒，符合高侧壁、前壁急性心肌梗死恢复期。

【超声心动图】 左心室舒张末径54mm，左心室射血分数0.54，其余各房室内径均在正常范围，左心室前壁心尖部运动异常。

【诊疗过程】 冠状动脉造影左冠状动脉前降支近中段在第一、二对角支发出后有一完全堵塞病变。在该处扩张术后置入支架1枚。其余冠状动脉无狭窄及梗阻病变。手术过程及术后顺利。2003年3月12

日出院带药，阿司匹林、氯吡格雷、卡托普利、阿替洛尔及调脂药，嘱戒烟、酒。少吃油腻食物，用调脂药，嘱注意观察血压，控制在达标水平。

【讨论】 本例年轻患者发生急性心肌梗死有多种致动脉粥样硬化危险因素，有动脉粥样硬化不稳定斑块的基础上，大量饮酒为急性心肌梗死即发诱因。饮酒常在数小时后发病，乙醇经过胃肠道吸收后在肝乙醇脱氢酶作用下，乙醇转变成乙醛，再经乙醛脱氢酶参与下转变成醋酸盐，进入柠檬酸循环，继续氧化分解为二氧化碳和水。乙醛是导致酒精中毒的主要中间代谢产物。乙醇和乙醛可以使 α 受体张力增高，交感神经兴奋，心率加快，血管收缩，使冠状动脉不稳定斑块受损形成血栓，而发生急性心肌梗死，乙醇和乙醛可以干扰细胞功能，涉及钙离子的转运和结合，线粒体的呼吸，心肌脂肪代谢，心肌蛋白合成及肌纤维 ATP 的活性。乙醇的代谢产物在心肌内慢性蓄积，可导致酒精性心肌病。

1974 年，笔者曾对急性心肌梗死患者发病诱因进行过调查。47.9%在急性发病前有诱因，在无心肌梗死前驱症状患者中，75.8%在发病前有诱因，包括体力活动过重过多，工作、旅行或家务劳累，情绪激动及精神紧张或创伤，高脂肪餐或进食过饱，其他如数小时内频繁吸烟，天气变化，喝冰镇饮料或空调室内温度过低，一氧化碳中毒，手术创伤等。未发现大量饮酒诱发急性心肌梗死发病者，当时酒类凭购物本有限供应，不可能多量饮酒，改革开放后，物质丰富，酒供应充分。近年来发现大量饮酒诱发急性心肌梗死的患者屡见不鲜，最近本院总结近年急性心肌梗死发病诱因，大量饮酒占急性期诱因 6%。高浓度乙醇的烈性酒类对心脏的损害值得引起我们重视。

24. 冠状动脉三大支均有新鲜血栓堵塞，导致急性心肌梗死，猝死

【病情简介】 男性，56岁，干部。心肌梗死后反复心力衰竭5年余，近半年加重于1971年5月26日由黑龙江省医院转本院。患者在1965年10月某日突然发作剑突下疼痛，出冷汗，上医院检查诊断为急性心肌梗死，后壁，具体治疗不详。1个月后壁心肌梗死扩展到前壁。1966年1月出现咯血、心慌、气短，不能平卧，下肢水肿，诊为心力衰竭，曾用毒毛花苷K，2个月后情况好转出院。

1968年底因学习劳累又出现心跳、气短、不能平卧、下肢水肿再次住院，诊断为心房颤动，又用毒毛花苷K，住院1年情况平稳后出院，出院后未再用强心苷，1970年11月生气后出现胸闷痛、出汗、心慌、气短、不能平卧又住进该院，服用地高辛历时半年不见好转遂来我院。

【既往史】 1963年发现血压140～150/110mmHg，无糖尿病史，烟酒嗜好不详。

【查体】 发育正常，营养中等，慢性病容半坐位，颈静充盈。两肺底部有少许湿啰音。心浊音界明显向左扩大，心律绝对不齐，心率88/min，心尖区有1级吹风样收缩期杂音，$P_2 > A_2$，血压120/80mmHg，腹平软，肝在右肋下4cm，脾在肋下2cm，压痛均不明显，两下肢有可凹性水肿。

【实验室检查】 血总胆固醇6.06mmol/L。

【心电图】 心房颤动；Ⅱ、Ⅲ、aVF导联q波宽较浅，T波双向；V_3、V_4导联呈qR型；$V_{3\sim4}$导联ST段抬高；V_5，V_6导联呈QR型；Ⅱ、Ⅲ、aVF、V_6导联ST段下降；下壁、前壁、侧壁陈旧性心肌梗死。

【X 线检查】 胸片示两肺纹理强，两下肋膈角钝，有少量积液，主动脉结突，肺动脉平直，心室向两侧中度扩大，以左心室为主，心脏搏动普遍减弱，心胸比为 0.69。

【诊疗过程】 入院后用地高辛、氢氯噻嗪和复方硝酸甘油，心力衰竭症状好转，有时有多源性室性期前收缩。1971 年 7 月 22 日有短阵室性心动过速，1971 年 8 月 2 日上午 9:00 时突然心悸，大汗，心率 140～150/min，心电图示室性心动过速，静脉予用利多卡因和甲氧明，心率减慢至 120/min，血压 90/60mmHg，上午 9:56 时想排尿，未排出即发生心室颤动，电除颤 3 次，短暂恢复窦性心律，不能维持，抢救无效。

【病理检查】 心脏增大，590g，左心房、室显著肥厚扩大。左心室前壁、心尖、前间壁广泛贯通性陈旧性心肌梗死。部分左心室侧壁、前间壁、心尖有一 6cm×7cm 室壁瘤，腔内有一薄层附壁血栓。心室各壁有点状急性心肌坏死，心肌间有严重点状出血，乳头肌亦有出血。左冠状动脉主干有Ⅲ级粥样硬化病变。前降支为Ⅳ级纤维钙化斑块，底部有小软化灶，其中有泡沫状物，未见斑块破裂，距开口 0.8cm 处有一长 0.8cm 新鲜血栓。左回旋支Ⅲ级纤维化斑，有较大的软化区，无出血，内膜完整无损，距开口 3cm 处有 2～3cm 长的新鲜血栓。右冠状动脉有Ⅳ级纤维斑块，有软化灶，距开口 2.5cm 处有长 4cm 新血栓。

【讨论】 本例患者在冠状动脉三大支，前降支、左回旋支和右冠状动脉近端严重纤维斑基础上有软化灶处形成新鲜血栓，斑块和血栓使管腔完全闭塞，在原已有广泛透壁陈旧性心肌梗死基础上，在全心室壁发生小点状急性心肌梗死，出血，导致不可挽回的心室颤动。三大支冠状动脉同时发生新鲜血栓实属罕见。

25. 急性心肌梗死并发室间隔穿孔，室壁瘤在严重心力衰竭急诊手术取得成功

【病情简介】 男性，60 岁，工人。患者于 20d 前无明显诱因出现上腹隐痛伴有恶心、呕吐，呕吐物为胃内容物，腹泻黄色稀便，伴有发热，体温最高 38.5℃，同时出现活动后气短、喘憋、大汗，休息后可缓解，无明显胸闷、胸痛，无晕厥、黑矇，夜间可平卧安静入睡，未行诊治。3d 后体温自行恢复正常，无明显不适症状。13d 前患者出现活动后喘憋，且症状逐渐加重，夜间有阵发性呼吸困难，坐起可缓解，之后仍能平卧。9d 前出现口渴、尿少、喘憋，不能平卧。于 5d 前始就诊于本市某三甲医院，经心电图和心肌酶学检查始诊断为急性前壁心肌梗死，超声心动图发现室间隔、前壁节段性室壁运动异常、室间隔穿孔，有左向右分流。予用米力农、呋塞米、硝普钠、多巴胺等治疗。患者一度出现心房颤动，用胺碘酮后转复为窦性心律，收入该院。喘憋持续加重，不能平卧，并出现双下肢水肿，复查超声心动图示：原穿孔较前扩大。为进一步诊治于 2008 年 3 月 10 日转来我院。

【既往史及家族史】 有高血压史 20 年，最高 170/110mmHg，一般维持在 150/90mmHg，无心绞痛史，有高脂血症 4 年，类型不详。糖尿病 1 年，血糖最高 15mmol/L，一般空腹血糖在 10mmol/L。无烟酒嗜好。有一弟患冠心病，其余无特殊。

【查体】 体温 37.6℃，脉搏 96/min，呼吸 38/min，血压 129/77mmHg。发育正常，营养中等，呼吸急促，重病容，端坐位，口唇轻度发绀，头颈部未见其他异常。两肺满布湿啰音，心脏向两侧扩大，心律齐，心率 96/min，心尖区有 3 级吹风样收缩期杂音，向左腋下传导，无震颤，

$A_2=P_2$，无摩擦音，腹部饱满，无压痛，肝脾未触及，移动性浊音（－），两下肢明显凹陷性水肿。

【实验室检查】 血常规：血红蛋白 146g/L、白细胞 18.05×10^9/L、中性粒细胞 77.9%、血小板 259×10^9/L，肌酸肌酶 155U/L、MB 同工酶 16U/L，血钾 3.4mmol/L、血钠 131mmol/L、血氯 91mmol/L，血葡萄糖 9.37mmol/L、丙氨酸转氨酶 634U/L、天冬氨酸转氨酶 525U/L、肌酐 202μmol/L、尿素氮 9.35mmol/L、尿酸 1121μmol/L，总胆固醇 5.98mmol/L、低密度脂蛋白胆固醇 3.30mmol/L、高密度脂蛋白胆固醇 1.10mmol/L、甘油三酯 1.56mmol/L、高敏 C 反应蛋白 21.99mg/L。

【心电图和超声心动图】 急性心肌梗死，前壁＋下壁。超声心动图：各房室内径大致正常，左心室舒张末径 47mm、左心室射血分数 0.38，左心室前壁、前间壁、心尖室壁运动减低，心尖运动几乎消失并膨隆考虑室壁瘤形成，47mm×25mm，约占左心室面积 25%，心尖部室间隔室壁薄，探及回声两处脱失，约 4mm 和 10mm，心室水平有左向右的分流及室壁瘤。

【X 线床旁胸片】 两肺淤血，未见实变，主动脉结宽，肺动脉平直，左心室增大。

【入院诊断】 冠心病，急性前壁加下壁心肌梗死，室壁瘤及室间隔穿孔，心力衰竭，糖尿病，高脂血症，高尿酸血症。

【诊疗过程】 入院后即予静脉泵入呋塞米、多巴胺、硝酸异山梨酯、硝普钠，呼吸机辅助呼吸，主动脉内球囊反搏（IABP）增加冠状动脉循环灌注，喘憋有所缓解，血压、心率稳定。冠状动脉及左心室造影示：单支病变累及前降支中段，100%堵塞，左心室心腔增大，前侧壁及膈面运动轻度减弱，心尖有反向运动，室壁瘤形成，收缩期有血流从左心室通过室间隔流向右心室，室间隔穿孔。左心室舒张末容积 126.5ml、收缩末容积 62.6ml，射血分数 0.505。外科会诊有手术指征，未有明显手术禁忌。

当日下午即在 IABP、低温全身麻醉体外循环下行室间隔穿孔修补术、室壁瘤切除术、左心室成形术和左心室附壁血栓清除术。

术中见心脏扩大、心包无粘连，左心室心尖部及部分下壁室壁瘤形成，占左心室容积 30%，心尖直径 30mm，周围组织水肿松脆有坏死，心尖部附壁血栓大小 25mm×40mm，较新鲜，室间隔穿孔前下缘已累及左心室游离壁，后上缘尚有存活室间隔组织。自心尖室壁瘤外切开左心室清除血栓，充分显露室间隔穿孔，直径约 2.5cm，相应大小毡片修补穿孔，二明治法缝闭室壁瘤并做左心室成形，手术过程顺利，IABP 下顺利停机，止血关胸。术后 IABP 正常运行，维护心功能，控制出入量，保护循环、呼吸平衡，内环境稳定。恢复过程尚顺利。

术后 22d 发现尿量较平日减少 1000ml，以前尿量约 2500ml/d，次日查血肌酐至 483.2μmol/L、尿素氮上升至 53.88mmol/L，血钾 4.77mmol/L，次日复查结果类同，尿量由 1450ml/d 逐日减少，6d 后至 830ml/d，血肌酐上升至 528μmol/L，考虑急性肾功能衰竭，至院外血液透析 2 次，血肌酐下降至 328.10μmol/L。患者心律齐，心率 82/min，未闻及杂音，肺部呼吸音清晰，血压 130/70mmHg，肝未及。

复查超声心动图：室间隔水平分流已消失，节段性室壁运动异常，左心室射血分数 0.50，心脏情况平稳。患者因间断血液透析，要求转至合同医院。嘱口服地高辛 0.25mg qd、消心痛等药，必要时用利尿药，继续用降糖药。2008 年 4 月 12 日转至职工医院治疗，定期来本院门诊检查，心肾情况平稳，数周后很快已停用血液透析。2011 年 3 月 1 日最后一次门诊，血肌酐 135μmol/L、尿素氮 8.6mmol/L。

超声心动图示：各房室内径正常范围，左心室前中下 1/3 室壁变薄，运动幅度减低，室间隔连续性完整，未探及回声脱失。糖化血红蛋白 6.9%。

【讨论】 本例患者心肌梗死范围广泛，室间隔穿孔直径达 2.5cm，并有室壁瘤，引起严重心力衰竭，如不及时手术内科治疗肯定难以维持，术中见穿孔前下缘已累及左心室游离壁，可能将穿破游离壁。当时距心肌梗死发病刚 3 周，手术风险较高，当机立断手术取得成功。恢复期间虽一度发生肾衰竭，但经短期间断血液透析恢复。随诊 3 年，患者心肾情况平稳。急性心肌梗死并发室间隔穿孔外科治疗时间选择，应根据患者情况决定，本例情况应当紧急手术。如穿孔范围较小，血流动力学较稳定，则应在内科治疗密切观察病情进展的前提下延至心肌梗死 4～6 周后，待梗死周围组织纤维化和血流动力学更稳定下手术，如此手术成功率更高，致残率更低。室间隔穿孔时收缩期杂音常在胸骨左缘 3～4 肋间，并可触及震颤。本例收缩期杂音在心尖部，未触及震颤，因穿孔部位在心尖室间隔所致。

26. 急性下后壁、右心室心肌梗死，冠状动脉溶栓加球囊扩张术治疗

【病情简介】 患者男性，52岁，本院炊事员。于1991年5月29日在医院上班时无诱因于14:10时突然出现胸闷、憋气，无明显胸痛，但觉恶心、大汗淋漓，于15min后即到急诊室，呈急性病容，血压80/50mmHg，心律齐，心率90/min，双肺清晰，查心电图示Ⅱ、Ⅲ、aVF导联ST段抬高约0.6mV，$ST_{V_{7\sim9}、V_{3R\sim5R}}$导联抬高0,1mV，诊断为急性下后壁、右心室心肌梗死。患者既往无糖尿病、心绞痛病史，一年前发现高血压，最高为165/100mmHg。急诊即静脉滴注多巴胺，14:35时患者恶心、呕吐、大汗，脸色苍白，血压降至50mmHg，心电图示波为结性心律，心率40/min。

【诊疗过程】 急送心导管室，置入右心室起搏电极，临时心室起搏，拟行冠状动脉内溶栓治疗，插冠状动脉导管术前及术中发作心室颤动8次，均经200～300J电除颤转复，静脉注射利多卡因维持心率稳定，行右冠状动脉造影，显示于近端第一转折处窦房结动脉发出前100%闭塞，注入硝酸甘油无改变，遂于右冠状动脉内注入尿激酶2.4万U/min，总量达26万U时，管腔血流达心肌梗死溶栓治疗临床试验(TIMI)Ⅱ级，后减至1.2万U/min，总量达66万U，再通达TIMI Ⅲ级。上抬ST段从1.1～1.6mV降至0.3～0.45mV。继以左冠状动脉及左心室造影，显示左主干正常，前降支近端有斑块，第一间隔支开口以远管腔50%～60%，左回旋支未见异常，为右冠状动脉和前降支双支病变。左心室无扩大，膈面及部分心尖室壁运动明显减弱，前侧运动正常。16:46时又出现胸憋，ST段再次抬高，造影发现再通的右

冠状动脉再次闭塞，即行冠状动脉腔内球囊扩张术（PTCA），闭塞处满意扩张，管腔残余狭窄30%，胸憋缓解，再追加尿激酶20万U后，血压再下降，右冠状动脉又完全闭塞，静脉注射硝酸甘油后再通，含服硝苯地平。口服阿司匹林后情况维持稳定，在导管室多巴胺静脉滴注400～1000μg/min，静脉注射5～10mg数次，肝素120mg，硫酸镁0.8mg静脉滴注，19:40时情况平稳送冠心病监护病房，多巴胺静脉滴注血压维持117～140/75～80mmHg，硝酸异山梨酯、硝苯地平可防止血管痉挛，肝素、阿司匹林可防血栓，恢复期平稳。6月19日行放射核素心室造影示左心室轻度扩大，下后壁和部分后侧壁收缩功能轻度降低，左心室射血分数0.45，右心室形态大小正常，射血分数0.33。患者情况平稳，1991年7月25日带药（阿司匹林、双嘧达莫、阿替洛尔、硝酸异山梨酯、硝苯地平等）出院，在门诊复查。出院3个月恢复半日工作，再1个月后即全日上班，血压一直正常，心律齐，心率60～70/min，无心绞痛发作，后因胆固醇高加服他汀类药，直至60岁退休后，情况一直平稳。2012年1月其妻因肺癌去世，心情悲伤，检查心电图为心房颤动，心室率不快，24h有室性期前收缩1048次，部分成对，短阵室性心动过速，无心绞痛症状。老干部处中医予用稳心颗粒、黄杨木。后因呼吸道感染，在家附近医院住院，住院过程中发生脑梗死、心力衰竭于2012年2月6日去世。

【讨论】 本例患者原无心绞痛病史，在院内工作时发病，为右冠状动脉急性闭塞。血压下降、心率缓慢、呕吐、大汗淋漓为迷走神经张力亢进。下后壁、右心室大片心肌突然缺血、梗死，反复心室颤动，幸在医院内发病，立即获得有效急救。当时尚未开展急诊冠状动脉支架置入术。采用冠状动脉内溶栓治疗，效果优于静脉溶栓治疗。本例患者在溶栓治疗梗死相关血管再通后迅速闭塞，经球囊扩张术使之再通，很快又闭塞，用硝酸甘油、硝苯地平抗痉挛，以及肝素、阿司匹林保持管腔通畅。当时尚无进口及国产血小板糖蛋白Ⅱb/Ⅲa受体拮抗药。患者恢复后又工作8年直至退休，以后又平稳存活12年。如当年在院外发病，很可能死于来院途中，急性期的有效治疗，使预后获得明显改观，急性期后继以有效的二级预防，保持病情无明显进展长达20年。最终死亡于有病的基础上，家庭变故、心情抑郁为重要诱因。

急性 ST 段抬高心肌梗死，能紧急在梗死相关冠状动脉置入支架效果最佳。但我国幅员广阔，在边远欠发达地区，无冠状动脉造影条件，静脉注射溶栓药也是因地制宜的有效方法，能尽快使闭塞冠状动脉再通，对预后明显有益。

27. 蛛网膜下腔出血，弥留时仍未忘捐献遗体的承诺

【病情简介】 男性，71 岁，工程师。

【既往史】 1957 年时发现高血压，170～180/110～120mmHg，最高 210/140mmHg，断续服用降压药。吸烟 20 年，每日 10 多支，病后2～3 年已戒烟。

【诊疗过程】 1962 年，在骑车、上楼或行走后发生胸骨后疼痛，程度不重，诊为劳力型心绞痛，予用硝酸酯类药物。1966 年 12 月 31 日发生急性下壁心肌梗死，早期有轻度左侧心力衰竭，服用洋地黄制剂约半年。1967 年 11 月恢复半日工作，练太极拳，服用降压灵，氢氯噻嗪，血压160～170/100～110mmHg，1969 年 11 月下干校从事轻微劳动。1971 年 11 月回京后全休，寒冷时胸骨后胸痛，1972 年 3 月心绞痛发作频繁。1972 年 3 月 24 日发生第二次急性心肌梗死为前间壁。有时有室性早搏，无其他严重并发症，予服活血化瘀中药和 β 受体阻滞药，普拉洛尔或普萘洛尔，血压 170/90mmHg，心律齐，心率 64/min，血胆固醇 274.1mg，两次心肌梗死均在本院住院。出院全休 5 年多，以后每周半天工作3～4 天，最后一次 1980 年 4 月 1 日预约来我院门诊复查，除心电图出现完全性右束支传导阻滞，其余同前。而后患者回公费医疗区医院诊治，轻度心绞痛每月发作 3～4 次，据称 1982 年 9 月发现糖尿病，并伴左下肢闭塞性动脉硬化。每日服用阿司匹林 0.3g。

1982 年 1 月 10 日患者给我来信："我自 1972 年初开始服用活血化瘀中药治疗，已 10 年之久，从未间断，我感觉这种药物对冠心病治疗确有效果，服用后尽管活动能力提高很慢，但从长时间来看，确有不少提高。注意掌握劳动量的情况下，还是能做一点工作的；心脏情况基本稳

定，血压基本正常，生活基本自理，根据我的情况，我觉得我的身体对冠心病的防治研究可能有一些作用。为此，我和我爱人一致决定：在我去世之后将我的遗体捐献给您院，以作为科研之用。”

1989 年 10 月 8 日他的爱人气喘吁吁来院找我，告知患者 1989 年 10 月 4 日突然头痛、呕吐，血压 200/110mmHg，送复兴医院，诊为蛛网膜下腔出血，自感病情危重。因住在外院，惦记原承诺将遗体赠我院能否落实问题。我立即赶赴该院，患者处于昏睡状态，叫醒后意识还清楚，能认识我，我安慰他配合医院的治疗，病能好的。他再次提出捐献遗体，我要他放心，我会落实好。

1989 年 10 月 12 日患者辞世，将遗体转来我院。

【病理检查】 ①蛛网膜下腔出血：左右大脑半球对称，中隔无偏移，大脑蛛网膜与硬脑膜无粘连，蛛网膜透明，双侧颞叶表面 8cm×5cm 区域、小脑背侧表面和大脑基底动脉环周围出血量共约 60ml，基底动脉环出血最重。其周围有较多血块堆积，出血区未侵及脑实质，大脑表面未见脑回变宽和脑沟变浅，小脑蒂及枕骨大孔的海马沟及小脑蚓状体未见明显脑疝，额状切面检查灰白质分界明显，双侧脑室无积血，左右对称，豆状核及内外束未见出血灶。双侧椎动脉及基底动脉明显粥样硬化狭窄Ⅳ级，尤以椎动脉为著，颈内动脉及大脑中动脉壁有钙化，管腔狭窄达Ⅲ级，上述血管未见血栓形成，基底动脉及大脑中动脉已埋于出血块中，未找到破裂口，脑实质及蛛网膜下腔均未见炎细胞浸润。②冠状动脉粥样硬化性心脏病，陈旧性心肌梗死：心脏重 390g，左心室肥厚，但不扩张。左心室心尖部、室间隔左心室面、左心室正后壁有广泛灰白色瘢痕，其中后间隔上部 3.0cm×1.5cm 灰白性瘢痕变薄向右心室凹陷，左前乳头肌等陈旧性梗死病变均未贯通全层，心室腔内无血栓。左、右冠状动脉开口通畅，呈右优势型分布。左冠状动脉主干Ⅳ级，前降支Ⅳ级，几全堵，左旋支全堵，右冠状动脉Ⅲ级，并有钙化，斑块内出血。为左冠状动脉主干加 3 支动脉粥样硬化病变。③主动脉：壁增厚变硬，内膜面遍布斑块，多数明显钙化、破溃，有血栓性物质附着，病变以腹主动脉为重，双侧髂总动脉及双侧股动脉变硬钙化，管腔狭窄Ⅲ级，未见血栓闭塞。肾动脉开口处内膜增厚，但肾动脉干无狭窄。④肺：肺泡性肺气肿，左上肺叶化脓性炎症。⑤肾：两侧肾重 265g，肾内小动脉内膜增厚，肾皮质大量肾小球聚集，此处相邻肾小管上皮细胞崩解破坏，大量淋巴细胞浸润，间质结缔组织增多，肾皮质变薄，肾小管上皮可见玻璃样小滴变性，而肾小囊未见明显增厚等糖尿病改变。⑥胰腺：外分泌腺泡及胰岛部分萎缩，部分代偿性肥厚。⑦肝：脂肪性变性。⑧消化道：胃黏膜弥漫性点状出血，食管、大小肠及肠系膜未见异常。

【讨论】 病理检查患者周身动脉粥样硬化较重，39 岁发现高血压，控制不满意，分别于 9 年及 20 年后发生两次心肌梗死。左冠状动脉主干加 3 支病变。主动脉、双髂动脉、股动脉遍布斑块及钙化。双颈内动脉、大脑中动脉、椎动脉及基底动脉均明显粥样硬化及钙化狭窄。直接死亡原因：脑动脉严重粥样硬化，致脑部多处血管破裂，蛛网膜下腔出血范围广泛，致抢救无效而亡。肺部化脓感染也不可忽视，对死亡起了促进作用。患者较长期服用阿司匹林，胃黏膜弥漫性出血点可能与之有关，至于是否蛛网膜下腔出血为直接诱因，考虑主要为高血压、脑动脉粥样硬化病变本身问题。患者头痛、呕吐，测量血压 200/110mmHg，已是蛛网膜下腔出血颅压升高之后，出血前无血压数据故不能肯定血压突然升高为出血直接诱因。患者心肌梗死范围虽然广泛，但心室壁非贯通性受累，故心功能保持尚可。肾动脉干无狭窄，但长期高血压对肾小动脉及肾实质已有损害。发现糖尿病时间 2 年，胰腺已可见结构变化。患者周身动脉严重粥样硬化病变，患者危险因素很多，吸烟，长期高血压、高血脂、后又患糖尿病，但对危险因素戒烟、降压、调脂、控制血糖，二级预防不够，也受当时尚无他汀类有效调脂药，降压药品种亦较少等条件限制。患者提出对活血化瘀药的亲身感受，值得对此加以重视与关注。

患者及其家属，为后来患者利益，对医学科学的支持与贡献，特别是处于病情危重之际，仍惦着对捐献遗体承诺如何得以落实，我深受感动，一直对他们怀着深深敬意，鞭策自己要多加钻研，努力做好对疾病诊治及预防科研工作。

28. 冠状动脉性心脏病，两次心肌梗死，冠状动脉造影正常

【病情简介】 男性，29岁，农民。2008年10月1日入院。患者于2005年活动后胸闷痛曾在外院就诊，诊为“冠心病，心肌梗死，心绞痛”。有关诊治详情患者叙述不清楚，以后平时未用药，2008年9月28日晚餐饮酒150g，至21：00左右患者于休息时突然发作胸闷痛，向背部放射，有间断减轻，但持续未完全缓解，无出汗、恶心，无黑矇、晕厥，于2008年9月30日上午至当地医院诊治，诊为“急性心肌梗死”，转来我院急诊，给予抗血管痉挛、抗血小板聚集药物后症状好转。

【既往史】 发现血压高2年，一般在140～150mmHg/90～110mmHg未坚持服药。无糖尿病史。吸烟已8年，10支/d，饮酒8年，150ml/d。父健在，母患“心脏病”已故。兄妹身体健康，妻及子女健康。

【查体】 体温36.4℃，脉搏86/min，血压110/85mmHg。发育正常，营养良好，头颈部无异常。肺清朗，心浊音界不大，心律齐，心率86/min，无杂音、摩擦音，心音正常。$A_2 > P_2$，腹部平软，肝脾未触及。脊柱、下肢正常。生理反射正常，未引出病理反射。

【实验室检查】 心肌肌钙蛋白3ng/ml，肌酸激酶269U/L，MB同工酶29U/L，血糖5.82mmol/L，总胆固醇5.02mmol/L，低密度脂蛋白-胆固醇3.05mmol/L，高密度脂蛋白-胆固醇1.42mmol/L，甘油三酯3.0mmol/L，D-二聚体0.23mg/ml。

【心电图】 ST段在Ⅰ、aVL、Ⅱ、aVF和$V_{2\sim6}$抬高，QRS波在Ⅰ、aVL呈r/s，Ⅱ、aVF呈QS有挫折，Ⅲ呈QS型，$V_{2\sim6}$呈rS型。V_1波呈rSr'，Ⅰ、aVL、V_2、V_6导联T波由直立逐渐倒置变深一系列衍变过程。

T 波在Ⅱ、Ⅲ、aVF 直立无倒置衍变，符合前间、前侧、广泛前壁 ST 段抬高急性心肌梗死，尚无 Q 波，下壁可能为陈旧性心肌梗死，不完全右束支传导阻滞。

【超声心动图】 前壁、侧壁节段性室壁运动异常，左心室肥厚，少量心包积液。

【冠状动脉和左心室造影】 冠状动脉呈右优势型，左冠状动脉主干、前降支、左旋支和右冠状动脉及其分支均正常。左心室造影显示基本正常，射血分数 0.554。患者定期饮酒，心肌磁共振检查：左右心房、室均未见增大，左心室各节段厚度属正常范围，左心室射血分数 0.709，心包腔未见明显积液，心包清晰完整，无增厚不规则。患者心电图不完全右束支传导阻滞，Ⅰ导联 S 波深，胸前导联 R 波向左增长不明显，查 D-二聚体正常。肺动脉增强 CT 扫描排除肺动脉栓塞，两肺动脉充盈良好，两肺纹理未见异常。肺内无实变，心脏各房未见增大，心包内有少量积液。

【放射核素静息灌注显像】 左心室腔不大，横断、冠状及矢状面放射分布大致均匀，左心室各壁心肌未见明显异常放射性减低及缺损区。心肌灌注显像未见异常。

【诊疗过程】 住院后结合病史及实验室检查诊断急性前壁、高侧壁 ST 段抬高性心肌梗死、陈旧性下壁心肌梗死，给予阿司匹林、氯吡格雷抗血小板制剂，速碧林凝胶治疗，美托洛尔口服，异山梨酯滴剂治疗后，患者无胸闷、心悸等不适症状。

【讨论】 患者药物治疗后无不适症状。患者年轻，但有诸多不良习惯、有饮酒嗜好，喜爱肥腻食物，血压高未坚持治疗，冠状动脉虽尚无明显狭窄和梗阻病变，但急性心肌梗死已发作 2 次，据病史心电图的改变和衍变过程及血液生化指标诊断可以明确，有关其他胸痛问题，已做检查均可排除，本次发病前饮酒 150ml，约 2h 后发病，乙醇经胃肠吸收后，在肝脏乙醇脱氢酶作用下转化为乙醛，刺激冠状动脉水肿、痉挛，导致心肌梗死。笔者曾于 20 世纪 70 年代探讨急性心肌梗死急性发作诱因，当时饮酒未入选，因那个年代酒类需凭户口副食本才能少量购买，无大量饮酒条件。近年来酒后诱发急性心肌梗死病例屡见不鲜。患者超声心动图检查已显示左心室肥厚，虽有 2 年高血压史，饮酒史 150ml/d 已 8

年，左心室肥厚除高血压外，部分与饮酒有关，本次心肌梗死后未见室壁节段性运动障碍，考虑冠状动脉痉挛导致管腔间歇性完全闭塞所致。患者出院嘱其严格戒除不良习惯，定期检查服用降压调脂药物及阿司匹林，适当锻炼，减轻体重。患者出院后未再来门诊检查。

29. 陈旧性心肌梗死，双室壁瘤，心力衰竭

【病情简介】 女性，58 岁，干部。于 1975 年 3 月 10 日入本院，患者自 1973 年秋由于劳累后在寒冷中觉心前区疼痛，持续短暂，以后为闷痛，无明显压榨感，最多时每天发作 1～2 次，每次约 10min，有时向左肩部放射，含硝酸甘油暂时好转或完全缓解。2 个月后即该年冬天突然心前区疼痛加剧，剧痛难以忍受持续 2h 以上，需用吗啡或哌替啶强镇痛药。觉呼吸困难，咳嗽，咳痰，恶心，呕吐数次，大汗。遂至哈尔滨某医院急诊住院。心电图检查：示急性广泛前壁心肌梗死。经镇痛、服用地高辛、吸氧等治疗，心前区仍有时轻度疼痛，呼吸困难好转。半年来食欲缺乏，觉腹胀，偶有肝区疼痛，超声检查疑有肝硬化或脂肪肝？2 天来上述症状加重，遂来京检查。

【既往史】 1973 年初发现血压高，最高 170～180/110～120mmHg，曾服中药、地巴唑等，效果不稳定，曾疗养半年。血压降至正常，曾查血胆固醇 4.94mmol/L，否认肝炎、肾炎、糖尿病等疾病。

【入院查体】 体温 36.3℃，脉搏 88/min，呼吸平稳。血压 130/90mmHg。能平卧。身体肥胖，神志清楚，皮肤无黄染，体表淋巴结无肿大，头部五官正常，甲状腺不大，颈静脉不怒张。胸廓对称，两肺底有湿啰音。心向左扩大，浊音界在左锁骨中线外 2cm，心律齐，心率 88/min，胸骨左缘 3～4 肋间有 1～2 级吹性收缩期杂音 $A_2 > P_2$，均不亢进。腹平软，肝底右肋下 2cm，剑突下 5cm，有压痛，脾未及。下肢有轻度可陷性水肿。生理反射存在，病理反射未引出。

【实验室检查】 血、尿、便常规正常，血电解质、葡萄糖正常，胆固醇 4.94mmol/L，甘油三酯 1.05mmol/L，黄疸指数＜5U，谷丙转氨酶正

常，麝香草酚絮状反应(＋＋)、浊度试验 10U，白蛋白 3.55(g/dl)/球蛋白 2.77(g/dl)，非蛋白氮 24.6mmol/L，二氧化碳结合力 25.9mmol/L。

【放射核素肝扫描】 肝体积稍大，放射分布除肝下缘稀疏外，其余部位尚均匀，未见明显占位病变。

【心电图】 $V_{2\sim6}$呈 QS 型，Ⅰ、aVL 呈 qR 型，Ⅱ、Ⅲ、aVF 呈 rS 型，ST 段在 $V_{2\sim6}$轻度抬高，$T_{V2\sim6}$先正后负双向，$T_{Ⅰ、aVL}$倒置，陈旧性心肌梗死，广泛前壁、高侧壁，左前分支传导阻滞。

【X 线心脏相】 两肺动脉影增宽，肺纹理重，未见肺实变，心脏呈主动脉型，主动脉影宽，升主动脉呈梭状扩张，心腰稍凹陷，左心室明显向左扩大，向后延长，左心室影增大形态不自然，搏动显著减弱，心胸比为 0.67，符合冠心病，并室壁瘤可能，伴左侧心力衰竭。

【诊疗过程】 住院后予用地高辛强心，多种利尿药，戊四硝酯、普拉洛尔、葡醛内酯等，情况稍好转后，于 1975 年 6 月 3 日行冠状动脉和左心室造影，其结果：①冠状动脉呈右优势型，右冠状动脉正常，左冠状动脉前降支起始部完全堵塞，对角支未见显影，左回旋支大致正常，为单支病变。②左心室高度扩大，前壁、侧壁至心尖部形成巨大室壁瘤，左心室膈面有另一室壁瘤：为双室壁瘤，总瘤体占左心室 80%左右，二尖瓣后叶脱垂。

造影后经内、外、放射科多次讨论，诊断意见一致。两个室壁瘤，瘤体巨大，如将瘤体全切除，左心室所剩容积有限，膈面瘤体切除易损伤乳头肌，且患者已明显累及右心衰竭，肝明显肿大，下肢水肿，外科建议继续内科治疗。强心、利尿加服益气中药，肺部啰音在尿多时可消失，肝在肋下约 7cm，无腹水征，下肢水肿有时全消失或有轻微水肿，偶有心前区疼痛，憋气较前好转，1976 年 4 月 28 日回原地继续药物治疗。

1978 年 1 月 6 日因阵发性胸闷、憋气加重 4 个月再次来我院，两肺湿啰音，心脏较前增大，室壁膨突更明显，心胸比为 0.76，除肝大外，可触及脾，提示心源性肝硬化，强心、利尿外，用硝普钠静脉滴注，患者觉胸闷、憋气改善明显，停用硝普钠后，用异山梨酯 10mg，每日 2 次，以减轻心脏前负荷，于 1978 年 6 月 4 日出院。

1980 年 8 月 26 日，患者因心慌、气短、头晕、阵发性胸闷加重，第三次入院，两肺湿啰音，肝在右肋下 8cm，剑突下平脐，无腹水征，下肢水肿，心脏进一步扩大，电解质紊乱，低钠、低钾血症，有室性期前收缩，房性期前收缩，房室结区逸搏，尿蛋白(±)，白细胞满视野，非蛋白氮36.5mmol/L，二氧化氮结合力18.5mmol/L，慢性肾盂肾炎，慢性肾衰竭，治疗调整血电解质，控制心律失常，治疗肾感染，情况好转，于1980年10月28日转回原地。

【讨论】 本例患者为前降支单支病变，起始部突然完全堵塞，无充分侧支循环，当时为心肌梗死再灌注治疗史前时期，不仅无直接冠状动脉介入治疗，且尚无溶栓治疗，患者前降支不仅供应左心室前壁、侧壁，并转折到膈面，梗死范围广，而且透壁深，形成前壁、侧壁至心尖部巨大室壁瘤和膈面室壁瘤。心电图上未示膈面心肌梗死，因有左前分支传导阻滞Ⅱ、Ⅲ、aVF呈rS型，起始小r波掩盖了梗死的图形。进一步治疗十分困难，患者能维持这些年，大多时间是住在医院，医疗条件较好之故。近年广泛开展介入治疗，即在边远地区至少有溶栓治疗，能早期开通梗死相关冠状动脉，类似如此重的病例已较为少见了。患者肝肾功能已受累，即使进入能置换心脏的年代也无能为济了。

30. 急性下、后侧壁心肌梗死，急性期严重高血压，支气管肺炎，肾上腺皮质结节状增生

【病情简介】 退休戏剧教师，男性，74岁，胸闷已1个月，加重1天半。患者退休1年，心情郁闷，1个月来感觉胸闷，每次持续2～3h，休息或生气时均有发作，每日次数不等，一天半前于22:00时突觉剑突下发堵，胸部憋闷明显加重，含服硝酸甘油，数分钟觉胸闷好转，无汗，未恶心、呕吐，但频繁呃逆，未即就医，发病一天半后1983年2月22日遂来门诊，心电图检查发现急性心肌梗死，当日10:30时收入院。

【既往史】 否认既往高血压、糖尿病，有"胃病"和"关节炎"，经常咳嗽、咳痰。长期住在山东，1982年来京。不吸烟、嗜酒，年轻时酒量大，现仅饮少量白酒。幼年丧父，母80岁死于癌症，一姐死于高血压。

【查体】 体温37.2℃，脉搏106/min，呼吸24/min。血压160/90mmHg。神志清楚，体位自如，皮肤无黄染，表浅淋巴结不大，头颈部正常。胸廓对称，两肺吸呼音粗糙无干湿啰音。心脏不大，心律齐，心率106/min，心音低钝，心尖有第4心音及Ⅰ级吹性收缩期杂音，$A_2>P_2$。腹部平软，肝脾不大，双下肢不肿。生理反射正常，未引出病理反射。

【实验室检查】 血白细胞12.10×10^9/L，中性粒细胞86%，淋巴细胞14%。尿常规：黄色、混浊比重1.024，蛋白(++～+++)，白细胞(－)，红细胞13～14/HP，管型2～3/HP，非蛋白氮22.41mmol/L，CO_2结合力24.16mmol/L。天冬氨酸氨基转移酶319U/L，丙氨酸氨基转移酶272U/L，肌酸激酶96.6U/L，肌红蛋白>400ng/ml，血糖19.71mmol/L(输液时采血)，血钾、钠、氯因标本溶血未测。痰培养：细球菌生长。

【心电图】 窦性心动过速，急性心肌梗死（下壁、侧壁、后壁）。

【X线检查】 胸片见两上肺气胸，肺膨胀至第三肋间，右肺密度增高，以上中为著。两肋膈角清，主动脉屈曲延长，心脏不大。气胸，有肺萎缩可能。

【诊疗过程】 患者10:30至14:15pm血压升高达210/170mmHg，含硝苯地平，16:30～17:30血压下降至170～180/90～100mmHg，心率134/min，体温39.1℃。次日13:25体温上升至40.2℃，心率160～170/min，血压140/80mmHg，乙醇擦浴，体温38.6℃，心率仍170/min，注射毛花苷C，心率未下降，嗜睡但能叫醒。第3日3:30时血压130/80mmHg，心率160/min，体温39.6℃，8:05am血压86/70mmHg，吸痰，吸出咖啡色液体，用止血敏。9:00时心率突然从140/min降至96/min、50/min，呼吸停止，血压测不到，心跳停止，开胸心脏按压，抢救无效，于1983年2月25日死亡。

【病理检查】 身高160cm，体重58kg（未开颅）。结果如下：①冠状动脉粥样硬化性心脏病：心脏重460g，心外膜脂肪明显增多。冠状动脉呈右优势型，严重冠状动脉粥样硬化，左冠状动脉主干Ⅲ级病变，前降支近中段Ⅳ级病变远端Ⅲ级，左旋支全程Ⅳ级，中段斑块出血，新血栓使管腔完全闭塞。右冠状动脉全程Ⅳ级，距开口4cm处有一长8cm斑块内出血，管腔未闭塞。左心室下壁贯通性急性心肌梗死，室间隔左心室面心内膜下急性梗死，左心室前侧、正后壁、室间隔前部及右心室前壁和后壁，左心房、右心房均有心肌缺血样改变。②主动脉弥漫性粥样硬化，斑块钙化和溃疡形成（Ⅳ级）。③急性支气管炎和急性融合性支气管肺炎，右肺较重，肺水肿，右胸腔有草黄色液体100ml，左侧胸腔有血色液体500ml。④消化道、食管黏膜正常，胃黏膜轻度淤血，无糜烂和溃疡，胃内有咖啡样液体约800ml，肠黏膜轻度充血。⑤脾、肺等及周围小动脉硬化，小动脉硬化性肾硬化。⑥肾上腺，重16g，肉眼未见异常，镜检皮质有结节状增生。

【讨论】 冠心病中度心绞痛或心肌梗死疼痛，血压可升高，一般不超过170～180/90～100mmHg，严重心绞痛或严重心肌梗死疼痛，血压不升高反下降。本例患者特殊之处为急性下、侧、后壁心肌梗死，一般多为血压偏低心率偏慢。此患者否认既往有高血压和糖尿病史。患者入院后血压上升至 210/170mmHg,心率快,血糖 19.1mmol/L,虽采血时正输 10%葡萄糖,急性心肌梗死应激都能使血糖升高,但所测高度似乎超过这些因素影响。急性心肌梗死患者血压严重升高时,一般应注意排除主动脉夹层或嗜铬细胞瘤,特别是前者常累及右冠状动脉,出现下壁心肌梗死。尸检结果已排除了主动脉夹层。肾上腺重量正常,未见肿物。镜检髓质未见异常,临床表现疑似嗜铬细胞瘤,至于是否有来自交感神经节或体内其他部位的嗜铬细胞分泌的大量儿茶酚胺,从尸检亦难以排除。镜检见皮质结节状增生,从患者外形无库欣综合征面貌,至于原发性醛固酮增多症,因血标本溶血未能查血钾,但本例患者血压也难高至原发性醛固酮增多症患者高血压的程度。先天性肾上腺皮质增生,伴有性特征异常,血压并不高。患者周身小动脉硬化,小动脉性肾硬化,推测患者有较长期高血压,患者不知晓而已,即使高血压病患者急性心肌梗死时血压亦难达此高度。急性心肌梗死时血压如此高实属罕见。

患者血压高、心率快加重心脏缺血,扩大梗死范围,长期咳嗽、咳痰,心肌梗死并发急性支气管肺炎、高热、呼吸快、双侧胸水、气胸、胃黏膜出血等多种因素导致循环呼吸衰竭,经抢救未成功而死亡。

31. 两次心肌梗死，真假两个室壁瘤并存，手术成功

【病情简介】 患者男性，50 岁，干部。1992 年 12 月 29 日入本院。患者于 4 个月前出差途中出现胸骨后至上腹部持续性疼痛，伴大汗，服用镇痛药无效。3d 后至北京 514 医院检查，心电图示急性下壁心肌梗死。给予葡萄糖－胰岛素－钾溶液静脉滴注和对症治疗，症状缓解。患者此后未再出现胸痛，血压 120/80mmHg 左右，4 周后出院。自服复方丹参片，无心绞痛发作。2 个月前于饭后感头晕、乏力、大汗，无胸痛、憋喘和晕厥，含服速效救心丸，未见好转，当时血压 90/60mmHg，即送当地医院，血压降至 20/0mmHg，给予升压药。心电图示下、后壁急性心肌梗死。至次日血压稳定正常，长期服用心血康、月兔草药物。无胸痛，近3～5d 于睡眠中突感憋喘，无咳嗽、咳泡沫痰，但需坐起 5～10min 缓解，为进一步检查遂来我院。

【既往史】 患者 30 年前患“肝炎”已治愈。高血压病 4 年，血压一直在 180/100mmHg 左右，无糖尿病，外伤等病史。出生于常熟市，1968 年以来长居邯郸市。嗜烟 30 年，40 支/d。父母已故，均患高血压病，长兄患心脏病，配偶和子女健康。

【查体】 体温 36.8℃，心率 110/min，呼吸 20/min。血压 105/75mmHg。发育正常，营养中等，神志清楚，检查合作，无发绀，皮肤无黄染，表浅淋巴结无肿大。头部无异常。颈静脉充盈，胸廓对称，双肺呼吸音粗，心尖冲动不明显，心浊音界在左锁骨中线外 2cm，心律齐，心率 110/min，无杂音及心包摩擦音，$P_2 > A_2$。腹平软，肝脾未触及，双下肢无水肿。生理反射正常，病理反射未引出。

【实验室检查】 血、尿、便常规正常，血糖、钾、钠、氯、尿素氮、肌酐、

天冬酸氨基转移酶和谷丙酸氨基转移酶均正常，总胆固醇 4.88mmol/L，甘油三酯 1.93mmol/L。

【心电图示】 下、后壁陈旧性心肌梗死。

【X 线心脏相】 双肺淤血，肺无实变，心影增大，左缘隆凸欠光滑，结合透视心后缘不自然膨隆，搏动减弱。心胸比为 0.61，左心受累，心功能不全，结合临床诊断为冠心病，不除外室壁瘤形成。

【超声心动图示】 左心房、室显著扩大，左心室更为显著，左心室下、后壁向外呈瘤样膨出，直径约为 80mm，开口处小于瘤体，瘤体容积收缩期大于舒张期，内有血流信号，前壁及间隔代偿性运动增强，二尖瓣前叶斜率减低，左心室射血分数 0.32，诊断为冠心病、陈旧性心肌梗死，下后壁室壁瘤形成，瘤腔大于左心室，左心室功能减低。

【放射性核素心室造影】 左、右心室显影清晰，左心室明显扩大，左心室后壁室壁瘤占左心室 40%～50%，右心室整体功能减低，左心室射血分数 0.29，右心室射血分数 0.32。

【诊疗过程】 患者入院后予以阿司匹林、双嘧达莫、长效异山梨酯、地高辛、硫氮䓬酮、依那普利药物治疗，血压偏低 80～90/60mmHg，肺部偶有啰音，用多巴胺静脉滴注或用呋塞米治疗。情况平稳后于 1993 年 1 月 28 日行冠状动脉和左心室造影：冠状动脉呈右优势型，左冠状动脉主干、前降支和左回旋支无狭窄-梗阻性病变。右冠状动脉近端长 2cm，70%～80%狭窄，中段锐缘支起始处 40%～50%狭窄，于第二转折处完全闭塞。远端血管未显影无侧支循环，为单支冠状动脉病变。左心室造影：左心室腔大小正常，后基底段运动减弱，全室壁各节段运动尚可。自后基底段的室腔向心包腔破裂形成一个巨大假性室壁瘤，与相邻心肌相比呈反向运动，并和心室腔有血流往返。破口直径为 4.52cm。室壁瘤体最大直径为 10.59cm。可见少量二尖瓣反流，与心律失常有关，确诊为左心室基底部假性室壁瘤。

假性室壁瘤随时有破裂之虞，故请外科会诊，于造影次日在全身麻醉、低温体外循环下行室壁瘤切除术。术中病理所见：心包内广泛疏松粘连，整个心脏被推向前，心膈面有相当于心脏大小的包块。该包块为假性室壁瘤，瘤内有大量的机化血栓。取出血栓后可见到左心室的室壁瘤，室壁瘤瘤壁为白色纤维化组织，室壁瘤的颈部直径约 3.0cm，可以看到二尖瓣的乳头肌。室壁瘤向假性室壁瘤的破口直径约为2.0cm。触诊前降支柔软,右冠状动脉后降支已进入瘤壁。手术在阻断循环后,切开假性室壁瘤取出血栓,切除真性室壁瘤的瘤壁,基底部保留1.0cm。用两条粘条将室壁瘤出口以三明治方法连续缝合,缝合严密,无漏血。冠状动脉未行搭桥术。开放循环,顺利复跳,脱离心肺机,术后恢复尚顺利。

术中取下组织病理检查:灰褐色盘状组织一块,重144g,大小12cm×11cm×3cm,表面不光滑,切面分层状,灰白与红色相间,质脆。镜检为大块血栓组织,未见心肌细胞。瘤体边缘有机化血栓和大量炎性肉芽组织增生,可见成群淋巴细胞和散在单核、中性粒细胞浸润。左心室下壁假性室壁瘤瘤壁由血栓及机化的肉芽组织构成。

1993年3月1日术后超声心动图复查:与术前比较左心室明显缩小至正常范围内,左心房为正常高限,左心室下、后壁未见明显向外膨出。左心室舒张末期前后径51mm,左心室射血分数0.58,二、三尖瓣口血流频谱之A峰明显高于E峰。室壁瘤切除术后,左心室收缩功能正常,舒张功能仍低。患者情况平稳,可一般活动,无不适,血压110/70mmHg,律齐,心率88/min,心音有力。双肺呼吸音清。两下肢无水肿。于1993年3月8日出院,继续服用地高辛、阿替洛尔、阿司匹林、双嘧达莫等药物。出院在门诊随诊,日常活动无症状,1995年能胜任日常工作。X线片心脏相示:心胸比为0.47。超声心动图示:心室下壁局限变薄,扩张运动减低,全心室室壁不薄,运动协调,各瓣膜形态开闭未见异常,左心室射血分数0.58,室壁瘤切除后整体收缩功能大致正常。动态心电图偶见房性期前收缩和室性期前收缩。一直随诊至2000年11月15日。

【讨论】 本例患者在2个月前后发生2次急性心肌梗死,第1次为下壁,第2次为下壁、正后壁,同为右冠状动脉供血部位,第2次症状较重,1个多月后出现左侧心力衰竭症状,检查及手术所见在下壁室壁瘤穿破至心包腔,因破口周围心包有粘连,未造成心脏压塞,形成假性室壁瘤。假性室壁瘤瘤壁无心肌组织,仅为血栓及机化肉芽组织,有随时破裂、猝死之可能,经造影证实后,次日即行手术,证实同时有真、假室壁瘤存在,一并将其切除,取得较好的效果,明显改善了患者的预后。

32. 急性前壁心肌梗死，早期心尖部室间隔穿孔，严重心力衰竭，心源性休克

【病情简介】 男性，59岁，工程师。1970年10月22日2pm觉心前区剧痛，向两侧颈部及左臂放射，自己步行至附近门诊部就诊，嘱患者应即刻去医院就诊。患者未遵医嘱，回到家中大汗淋漓，于17:50才到本院急诊，颜面发绀，心律齐，心音弱，心率快130～140/min，左乳头内侧有3级吹风性收缩期杂音，音调尖锐，两肺有湿性啰音，肝未及，下肢不肿，肢端冰凉，血压低70/50mmHg，心电图检查：急性前壁心肌梗死。用大量升压药、强心药，循环不能改善。一直在急诊室急救。10月23日零点因心搏停止而亡。

【既往史】 1957年发现血压高，不得具详，无心绞痛病史。

【病理检查(家属只同意查胸部)】 冠状动脉粥样硬化性心脏病。冠状动脉均衡型，左冠状动脉主干Ⅰ级病变。前降支近、中、远端全程Ⅳ级病变，近端为粥样斑，中段为斑块闭塞，闭塞的近端有一室间隔血栓闭塞。左旋支病变较轻，近、中、远端分别为Ⅱ、Ⅲ、Ⅱ级病变。右冠状动脉全程为Ⅳ级病变，中端病变切片，镜下有血栓，腔未全堵。心脏左心室前壁、前间壁靠下部位，心尖、下壁有急性心肌梗死。室间隔近心尖部心肌穿破入右心室，破口直径约1cm，破口处心肌正是血栓堵塞的那支室间隔支供血的部位。心尖部外膜下脂肪有点片状出血。左、右心室轻度扩大，心尖部心肌极薄。主动脉粥样硬化。两肺重度肺水肿。

【讨论】 患者心肌梗死发病很急，步行去门诊部看病，未遵医嘱及

时来医院，延误 3.5h，到急诊时，左乳头内侧已听到 3 级吹风性收缩期杂音，室间隔已穿孔，表现为休克和心力衰竭，对药物治疗无效，那年代尚无主动脉球囊反搏等设备以辅助支持循环，等待手术修复机会，抢救很难成功。

33. 前壁心肌梗死恢复期已形成巨大室壁瘤，频发室性心动过速

【病情简介】 男性，56岁，干部。因心前区闷疼出汗3h，于1977年10月22日第3次入院。患者当年3月1日无明显诱因心前区疼痛，憋闷、恶心来院急诊。心电图示急性下壁心肌梗死，并低血压，窦性心动过缓，窦性停搏。第1次住院恢复顺利出院。第2次住院因胸痛有疱疹后确诊为带状疱疹。本次发病前3d与女儿严重生气，后开始觉阵阵心前闷痛，入院当天中午11时半突然心前区胸痛出汗，于2pm入院。

【既往史】 既往无高血压、糖尿病史。1966年患过"肝炎"，可疑脂肪肝。1975—1976年发现高胆固醇血症8.25～11.47mmol/L。未治疗。

【查体】 体温35.5℃，心率84/min，血压90/66mmHg，急性病容。肥胖体型，自由体位，皮肤潮湿，无黄染，甲状腺不大，胸廓对称，两肺未闻啰音，心脏不大，心率84/min，心律失常。有频发期前收缩。心音低钝，未闻杂音，腹软，肝脾未触及，下肢不肿。

【实验室检查】 心电图示急性前壁广泛心肌梗死、陈旧性下壁心肌梗死，天冬氨酸转氨酶243U/L（King法正常值＜120U/L）血胆固醇5.48mmol/L。血电解质正常。

患者入院有频发室性期前收缩，对利多卡因无效，改用普鲁卡因胺，肌内注射肝素，第2天血压80/60mmHg，一直静脉滴注参脉液，偶用多巴胺，第4天心率每分钟90次以上，觉憋气，两肺闻及湿啰音，出现心力衰竭，注射毛花苷C。10月31日至11月6日情况较平稳，11月7日晨突然室性心动过速、抽搐，反复发作。每次发作时QRS形态不全相同，

反复直流电同步转复。共达51次之多。11月11日未再发室性心动过速，嗣后血压逐渐下降，16:00时降至零，心室自搏心律，22:00时心电图呈直线，患者呼吸停止而死亡。

【病理检查】 身长169cm，83kg。尸检发现①冠状动脉粥样硬化性心脏病：心脏重460g，外形稍大。冠状动脉左优势型。左冠状动脉前降支近端，粥样软斑块，Ⅳ级病变，有出血和新鲜血栓，管腔狭窄95%，左回旋支光滑。右冠状动脉近端Ⅲ～Ⅳ级病变，远段Ⅳ级病变，管腔狭窄95%。左心室前壁，室间隔下2/3及左心室后壁近心尖部，室壁变薄形成体积为9cm×8cm×5cm巨大室壁瘤，局部稍外隆，心壁内陷肉柱减少，室壁最薄处壁厚0.3cm。瘤部有少许附壁血栓。内膜有增厚。修复期仍属于急性期限内。左心室后壁上中部有多数散在灰白性陈旧性梗死瘢痕。前左乳头肌有小片急性坏死，右后乳头肌有大片陈旧性梗死。心肌可见大片凝固急性反应，可能与频繁电除颤有关。②肺淤血，水肿，右侧慢性胸膜增厚。③主动脉粥样硬化。④肝、脾、肾等慢性淤血。⑤下腔静脉附壁血栓，边缘已开始机化。

【讨论】 本例是20世纪70年代的患者，这些年来冠心病防治已有不少的进步。患者第1次发作心肌梗死前已发现高胆固醇血症，当时尚无有效的调脂药及认识阿司匹林抗血小板的作用。患者第2次发作前壁梗死后不到1h即已送到医院。前降支近端狭窄病变若能即时置入支架，可防止梗死扩展形成巨大室壁瘤。预后即会迥然不同。在急性心肌梗死广泛开展了再灌注治疗后，很少能见到此类患者。

患者形成室壁瘤，在修复期出现了快速多形室性心动过速，可能室壁瘤周边浦肯野纤维形成众多折返环之故。

34. 急性前壁、下壁心肌梗死，散步时突发心室颤动

【病情简介】 男性，52 岁。患者于 1984 年 3 月 30 日与老伴推着孙女小车在马路旁散步，约 15:30 时突然向左侧摔倒，无抽搐、大小便失禁，当时脸色发绀，呼唤不应，路人发现患者无呼吸，正值一辆空的急救车路过，即召唤停下，旁边有一公共汽车站有几个小伙子在候车，主动协助将患者抬上急救车。呼吸、心跳完全停止，在车上医生一直行胸外心脏按压。约 7min 即送至我院急诊室，时间为 15:40。

【查体】 患者到达时无呼吸、心跳。血压测不到，心电图呈一直线。

【诊疗过程】 医生立即行心外按压，随即出现心室颤动。即置入气管插管，接好呼吸机加压吸氧。立即行非同步直流电除颤。从 15:40 至 15:58，用 300～350J，共除颤 7 次。同时予用去甲肾上腺素 0.5mg，肾上腺素 1mg，阿托品 0.5mg 和去甲肾上腺素、异丙基肾上腺素、阿托品心内注射各 1 次，溴苄铵 250mg 心内注射 1 次，利多卡因 50mg，4.2%碳酸氢钠 100ml 静脉推注，利多卡因静脉滴注维持。16:07 时患者恢复自主呼吸，脉搏 104/min，呼吸 21/min，但血压测不到。心电图示多源性室性心动过速，持续利多卡因静脉滴注。静脉予用尼可刹米 0.375g 2 次，多巴胺 20mg 加入滴器小壶，并静脉滴注维持。16:35 时恢复窦性心律，血压升至 80/70mmHg。17:07 时心电图示频发室性早搏呈二联律，后又转为多源性室性心动过速，经 3 次静脉推注利多卡因 50mg，使心律转为窦性节律，血压上升至 180～190/110～120mmHg。将多巴胺稀释，血压降至120～130/84～90mmHg，升压药不能停，滴器小壶内间断加参脉液，维持血压正常。血气分析：pH7.372，$PaCO_2$ 30.4mmHg，PaO_2 306.5mmHg，HCO_3^- 8.9meq/L，BE-6.8meq/L，SO_2 98.8%。

(麻醉机吸氧时),呈代谢性酸中毒,继续根据血气分析结果给予碳酸氢钠。白细胞 16.20×10^9/L,中性粒细胞 82%,予以抗生素预防感染。急诊查心电图 $V_{2\sim4}$ 导联 ST 段抬高,Ⅱ、Ⅲ、aVF 导联深 Q 波,为急性前壁、下壁心肌梗死。患者仍处于昏迷状态,因脑缺血时间过长,一阵阵躁动。当夜一直在急诊室抢救。患者的侄子是著名的相声演员,夜间在旁陪伴,见医护人员救死扶伤很是辛苦,感叹说:"我原拟写讽刺医护人员的段子,现在看法改变了,要写颂扬的作品。"患者出院后他写了颂扬医护人员的文章刊载于北京晚报上,此是后话。

于 1984 年 3 月 31 日 10:00 时收入冠心病监护病房。

【既往史】 既往吸烟史 25 年,20 支/d,饮酒多年,每次 1～2 两,每周 2～3 次。否认高血压、糖尿病。3 年前患气管炎、肺气肿。近 3～4 年来劳累后出现心前区闷痛,持续 10 余分钟,间断含服硝酸甘油。曾诊为"冠状动脉供血不足"。

【入病房查体】 仍处于蒙眬状态,唤之有反应。体温 38℃,心律齐,心率 90 次/min,无器质性杂音。两肺呼吸音粗,未闻及湿啰音,生理反射存在。4:45pm 插入 Swan Ganz 漂浮导管,观察肺动脉舒张压,心排血量,以便调节液体输入量。19:00 时神志清楚,但有时答非所问。自主呼吸平稳,血压 100/80mmHg,心率 85/min,拔出气管插管,肺部无干湿啰音。

【实验室检查】 血常规:血红蛋白 116g/L,红细胞 3.78×10^{12}/L,白细胞 11.80×10^9/L,中性粒细胞 79%,淋巴细胞 21%。尿常规:蛋白(±),糖(－),白细胞 6～7/HP,红细胞 0～2/HP。便常规正常。血天冬氨酸转氨酶 391U/L,谷丙酸转氨酶 472U/L,肝炎伴随抗原(－),血 K^+ 4.1mmol/L,Na^+ 144.0mmol/L,Cl^- 103.4mmol/L。血糖 5.55mmol/L,总胆固醇 5.75mmol/L,尿素氮 7.91mmol/L,二氧化碳结合力 34.61mmol/L。

【诊疗过程】 入院后第 2 天开始用肝素 1 周,后改用华法林抗凝。抗菌药物预防感染,盐酸美西律片预防心律失常。因有时有室性早搏,换用胺碘酮,室性早搏消失,血压、心律、呼吸平稳。一直予用细胞色素 C、辅酶 A、三磷腺苷、吡拉西坦片、维生素 B、维生素 C 等药,情况日见好转。1 周后转普通病区,2 周时除记忆力稍差外神志已接近正常。

【X 线检查】 胸片 6 周后，胸片示肺纹理大致正常，主动脉结较宽，心腰平直，各房室不大，心胸比为 0.49，记波无异常。

【超声心动图】 主动脉及左心房径略偏宽，室间隔厚度在正常上限至轻度增厚，左心室下壁运动弱，回声偏强，余无发现。

【左心室功能检查】 静态左心射血分数为 0.61，在正常范围。

【心电图】 Ⅱ、Ⅲ、aVF 导联 Q 波仍较深，ST 段回等电位线，T 波低平。V_1 为 QS 型，V_2 呈 rS 型，$V_{3\sim4}$ 均为 RS 型，ST 段回等电位线，T 波由倒置回到低平，符合急性心肌梗死衍变。

患者无不适，血压 110/70mmHg，心律齐，心率 70～80/min。肺清朗，下肢不肿。于 1984 年 6 月 2 日出院带药，硝苯地平 5mg 每日 3 次，胺碘酮 0.1g 每日 2 次。

出院后情况好，一直服用硝酸异山梨酯、硝苯地平、盐酸美西律片、复方丹参。1988 年 5 月 21 日出差去山西途中，因旅途辛劳及开会紧张，为预防心绞痛发作，自含硝酸甘油 2 片，几秒钟后即感头晕，随即意识丧失，半分钟后自行恢复，当地医生检查未发现异常，10d 后回京在我院检查为急性心内膜下壁梗死（第 2 次梗死），无并发症，住院 18d 后出院。除原用的药外加服阿司匹林和环扁桃酯，出院后情况平稳。1991 年 9 年 22 日因劳累后胸痛频繁发作，2～3/d，最长持续半小时，休息亦可发作。1991 年 9 月 28 日上午骑车两站路，背痛呈压榨样，伴出汗，含硝酸甘油 3 次方缓解。下午疼痛持续始来本院急诊。1991 年 9 月 29 日入院诊断急性前壁心内膜下梗死（第 3 次梗死），住院 22d 出院。服药同上次出院。1991 年 11 月 18 日夜间睡眠中突然憋醒，呼吸困难，伴大汗，无心前区疼痛。含硝酸甘油不见效，测血压 165/130mmHg。含硝苯地平 10mg，喘憋稍缓解，送我院急诊，诊为急性左侧心力衰竭，心电图 $V_{1\sim5}$ 导联 ST 段抬高，血清酶尚在正常范围，诊为急性前壁心肌梗死（第 4 次梗死）。发病第 4 天排便时摔倒，神志不清，抽搐，为心室颤动，除颤 20 余次，药物，临时起搏，抢救不成功，于 1991 年 11 月 22 日死亡。

患者第 1 次在路上发病，幸运的是正好有一辆路过的急救车，约在发病 3min 后实施了心脏按压，心脑得以恢复。如无院外抢救，即使心跳恢复，脑缺氧过长也会成为植物状态。在公众中培养急救知识，能当场实施心外按压等的初步措施，对挽救猝死患者至关重要。该患者救治后又活了 7 年多，如按现代二级预防及治疗可能延长患者生存时间更长，开展冠状动脉介入治疗或旁路移植术后治疗手段会更多。患者最后一次住院时发生心室颤动，未能急救成功，所不同的是第 1 次为原发性心室颤动，院外已开始抢救，后 1 次是在发生 4 次心肌梗死，并发急性左心衰竭后继发性心室颤动，虽然在医院，但治疗效果差，心脏未能恢复窦性心律，心电起搏刺激仅有心电信号，心脏无收缩功能，终致抢救未成功。

35. 冠状动脉粥样硬化性心脏病，心肌梗死，先天性主动脉瓣二瓣化畸形，主动脉瓣重度狭窄，高血压病，糖尿病

【病情简介】 男性，55岁，干部。胸骨后不适反复发作10d，于2002年3月1日入本院。患者10d前起于登楼及劳累时觉胸骨后不适，持续10余分钟，伴双侧肩及上臂麻木、胸闷、憋气和心悸，休息2～3min即可缓解，休息及睡眠中无发作，来院诊治。

【既往史】 1年前血压高，最高180/110mmHg。坚持服硝苯地平缓解片，一般维持130/90mmHg。患糖尿病已6年，空腹血糖最高10mmol/L。服用格列齐特，一般维持7mmol/L。心肌炎史20年。吸烟34年，20支/d，不饮酒，饮食清淡。父母与姐弟均患糖尿病。父有高血压、冠心病、陈旧性心肌梗死。弟患冠心病已行冠状动脉腔内成形术和支架置入术。

【查体】 体温37℃，脉搏82/min，呼吸20/min，血压130/80mmHg。发育营养正常，无病容。两肺清晰，心脏不扩大，心律齐，心率82/min，主动脉瓣区有Ⅳ级吹风收缩期杂音，$A_2>P_2$，腹软，肝脾未触及。下肢不肿。生理反射存在，病理反射未引出。

【实验室检查】 血总胆固醇：7.50mmol/L，低密度脂蛋白胆固醇：4.6mmol/L，血糖：6.13mmol/L。

【心电图】 Ⅰ、Ⅱ、Ⅲ、aVR、aVL、aVF、V_1、$V_{4\sim6}$导联T波低平或双向。

【超声心动图】 主动脉瓣狭窄。

【X线检查】 胸片示两肺纹理正常，无实变，升主动脉扩张，主动脉结宽，肺动脉段平，左心室圆隆，心胸比为0.49，所见符合主动脉瓣

狭窄。

【冠状动脉造影】 冠状动脉左优势型。左冠状动脉主干分叉前斑块,前降支起始部斑块,中段第一对角支发出处70%~80%管状狭窄,回旋支钝缘支发出以远不规则长段狭窄,最重处80%~90%,钝缘支起始部60%狭窄。右冠状动脉中段第二转折处60%~70%局限性狭窄。

【诊疗过程】 诊断明确:冠状动脉粥样硬化性心脏病,三支病变,初发劳力型心绞痛;瓣膜性心脏病,主动脉瓣狭窄,轻至中度。因主动脉瓣狭窄较轻,暂不考虑手术,冠状动脉狭窄于2007年3月15日行介入治疗。前降支置入ST 3.0mm×15.0mm支架,回旋支HELLSCENT3.0mm×38.0mm支架。右冠动脉置入3.5mm×15.0mm支架。支架置入处无残余狭窄、撕裂、夹层及血栓形成,前向血流通畅。2002年3月19日出院服用阿司匹林、盐酸噻氯匹定、阿托伐他汀、达格列齐特、5-单硝酸异山梨酯、美托洛尔,未再出现胸部不适症状。

2005年8月患者因肺部感染入住积水潭医院,途中无诱因出现晕厥,持续1min苏醒。该院查超声心动图,示主动脉瓣重度狭窄。遂于2005年10月24日第二次入我院。

查体与前无大变化,心脏浊音界在左锁骨中线内0.5cm。心律齐,心率76/min,胸骨左缘2肋间闻及Ⅳ级吹风收缩期杂音,$A_2>P_2$。血压130/60mmHg。肺清晰,下肢不肿。

心电图:与第一次住院比,Ⅰ、aVL、$V_{4\sim6}$导联ST段明显下降,T波不对称倒置,$V_{1\sim3}$导联呈qrs型,$Tv_1\sim v_2$直立,Tv_3不对称倒置,高侧、前侧壁ST-T改变较明显,室间隔疑有陈旧性心肌梗死。超声心动图:左心房增大,余房室内径大致正常,室间隔及左心室各节段增厚,收缩幅度正常。主动脉瓣三叶(后术中证明为二瓣畸形),瓣缘明显增厚,钙化、粘连,开放受限,关闭尚可。升主动脉呈狭窄后扩张。多普勒检查:主动脉前向血流加快,平均跨瓣压差为56mmHg。二尖瓣环组织多普勒频谱A/E>1。诊断为瓣膜性心脏病,主动脉瓣重度狭窄,左心室舒张功能减低。颈动脉超声检查:右侧颈动脉硬化斑块形成,左侧椎动脉纡曲,流速偏低。

2005年10月28日经右股动脉行冠状动脉、主动脉造影:前降支近端不规则80%狭窄,中段80%狭窄,为denovo病变。左回旋支、右冠状动脉、前降支支架内无明显狭窄。余血管无明显狭窄病变。主动脉瓣明显狭窄，开放受限。造影操作顺利，返回病房未诉不适。心律齐，心率70/min，血压100/60mmHg。肺清晰，股动脉穿刺处无渗血，心电图与造影前无改变。于翌晨2:20时诉胸部疼痛，心率60/min，含服硝酸异山梨酯5mg，30min后仍胸痛，多汗，血压下降60/40mmHg，血糖5.7mmol/L。静脉滴注多巴胺，20min后升至90/60mmHg，汗消失，仍感胸痛。3:20时心电图示 $V_1 \sim V_4$ 导联ST明显抬高呈单向曲线，提示急性前壁心肌梗死。内外科讨论，在此情况同时行急性冠状动脉旁路移植术和主动脉瓣换瓣手术风险太高，拟先行支架置入，在主动脉内球囊扩张术辅助下，冠状动脉造影见前降支开口80%狭窄，近端90%狭窄，为denovo病变，因血管内可见长段血栓影，血流达心肌梗死溶栓治疗临床试验(TIMI)Ⅲ级；前降支、回旋支、冠状动脉原支架内无狭窄，故暂不置入支架，先静脉滴注替罗非班，维持36h。并用低分子肝素、阿司匹林、氯吡格雷。14:00时超声心动图检查：广泛前壁运动减低，血肌酸激酶4490U/L，肌酸激酶同工酶(MB-CK)355U/L，心肌肌钙蛋白I 7.2μg/ml，心肌肌钙蛋白I 73.2μg/ml，诊断符合急性心肌梗死。经上述处理情况尚平稳，多巴胺逐渐减量。2005年11月7日拔除主动脉内球囊反搏导管。血压84～94/54～64mmHg，心律齐，心率74～79/min。两肺清晰，心肌酶恢复大致正常。2005年11月11日停用多巴胺，血压90/50mmHg，拟于急性心肌梗死后4周行外科手术治疗。

2005年11月17日核素心肌灌注/代谢断层显像结果：①左心室间壁、前壁心肌灌注/代谢均受损，提示心肌梗死有少量存活心肌并存，少量心肌存活；②左心室心尖部心肌灌注/代谢均缺损，提示心肌梗死无存活心肌；③左心室其余节段心肌存活；④左心室扩大。2005年12月20日心电图：$V_1 \sim V_3$ 呈QS型，$ST_{v1\sim v3}$ 在等电位线上0.1mV，$T_{v2\sim v5}$ 深倒，T_{v6} 浅倒，符合前壁心肌梗死衍变过程。超声心动图：左心房、室扩大，以左心室为著。左心室广泛前壁运动幅度消失，心尖圆隆，向外膨出，轻度矛盾运动，范围30mm×30mm，余室壁运动尚可。二尖瓣环扩张，瓣膜关闭欠佳，左心室舒张末径61mm，射血分数0.39。主动脉瓣明显增厚，钙化，开放受限，关闭尚可。平均跨膜压差30mmHg，符合前壁广泛心肌梗死，左心室收缩功能减低，心尖室壁瘤形成，二尖瓣少中量反流，主动脉瓣重度狭窄。

2005 年 12 月 20 日患者在全身麻醉、低温、体外循环下行主动脉瓣置换术及冠心病冠状动脉旁路移植术。术中所见主动脉瓣为先天性二瓣化畸形，瓣叶部分钙化，累及部分瓣环，二交界粘连。左心室中部略显白，无明显变厚，余无发现。

手术切除主动脉瓣，钳碎留下钙化组织，消除碎屑，缝合固定 Edwards 双叶机械瓣。术中经食管超声证实主动脉人工机械瓣瓣架固定，瓣叶启用良好，未见明确的瓣周漏，左心室心尖收缩幅度低，术后有改善，但幅度仍偏低。多普勒超声提示二尖瓣少量偏强的中心性反流。主动脉瓣置换后，游离左锁骨下动脉，移植于前降支狭窄病变远端，LIMA 桥，手术顺利，停体外循环机无困难，切口愈合良好，术后恢复好。心律齐，心率 84/min，无杂音。肺清晰，肝脾不大，下肢不肿，左心室射血分数术前为 0.39，术后为 0.50，症状明显改善。X 线胸片：左下肺纹理可见聚拢，其余纹理大致正常。主动脉结宽，肺动脉段平直，左心室大，双肋膈角钝，心胸比为 0.64。心电图：窦性心律，一度房室传导阻滞，左前分支阻滞，陈旧性心肌梗死。2005 年 12 月 27 日出院，带地高辛、氢氯噻嗪、钾盐、硝苯地平缓释片、阿替洛尔、华法林、阿司匹林、辛伐他汀、头孢克洛缓释片，门诊随诊。

出院后一直无胸痛及其他不适症状，至 2006 年 12 月出现阵发性心悸，自觉有间歇，偶伴黑矇。无晕厥，稍觉乏力。2007 年 1 月 16 日在本院门诊查动态心电图示："窦性心律不齐，间歇二度窦房阻滞，可见窦性停搏，最长达 6.9s，频发房性期前收缩，偶成二联律，短阵房性心动过速，阵发性心房颤动，室性早搏，可见交界性逸搏，诊断为病态窦房结综合征。2007 年 1 月 24 日第三次入院安装心脏永久性起搏器(DDDKAPPA，KD701)，手术顺利。住院期间进行了两次甲状腺功能检查，证明甲状腺功能低下。心脏主动脉瓣区有Ⅱ级吹风样收缩期杂音，心脏较前缩小。心胸比原为 0.64，进行下降至 0.50。2007 年 1 月 30 日出院，建议上内科治甲状腺功能低减。心脏方面继续原治疗方案。

【讨论】 患者在门诊一直随诊至 2011 年 11 月 11 日无不适，甲状腺问题在内分泌科治疗，功能已正常，总胆固醇 4.08mmol/L，低密度脂蛋白胆固醇 2.10mmol/L，糖化血红蛋白 7.1%，窦性心律，心率 59/

min，情况尚好。患者因同时有先天性主动脉瓣二瓣化畸形，致主动脉瓣严重狭窄，加重心肌缺血。2002 年冠状动脉三支病变均置入支架。三年后冠状动脉支架内虽未狭窄，前降支开口及近端出现了明显狭窄的新病变。主动脉瓣已从轻中度狭窄发展至重度，发生了一过性晕厥症状，需紧急手术治疗。患者在造影次日凌晨即发生急性心肌梗死，但主动脉瓣重度狭窄也起了推波助澜的作用。在此时行急诊换瓣和冠状动脉旁路移植手术，无疑风险过高。在主动脉内球囊反搏术支持下，拟先行冠状动脉介入治疗，造影发现有新病变的前降支，TIMI 血流为Ⅲ级，选择了暂不介入治疗，严密观察病情，待心肌梗死病情稍恢复后再行手术。此决定方案取得较好的效果。手术后无心绞痛或晕厥发生。

患者于手术一年以后发作黑矇 1 次，经检查证实为病态窦房结综合征，发现 6.9s 窦性停搏，安装 DDD 永久起搏器，未再发现慢和快的心律失常。窦房结病变似乎与冠心病和主动脉瓣狭窄无关联。观察换瓣，冠状动脉旁路移植术后心胸比从 0.64 已降至 0.50，心脏明显缩小。此次住院发现患者甲状腺功能减退，合并高胆固醇血症，将加重动脉粥样硬化进展，心肌黏液性水肿会使心功能更差。经内分泌科治疗甲状腺功能已恢复正常。随诊至 2011 年 11 月，共 9 年，情况良好。以后患者未来门诊。

36. 陈旧性前壁、高侧壁心肌梗死、室壁瘤，不能除外冠状血管炎

【病情简介】 男性，32岁，工人。患者于1985年8月12日受凉后头痛、头晕、咽痛，轻咳，发高热39.5℃。夜间突然阵发性胸闷、憋气，心前区疼痛，但可忍受。在当地县医院检查心电图示心肌梗死，以后有间断胸闷、憋气、心前区疼痛，但持续时间较短，住院治疗3个月，予用细胞色素C、三磷腺苷、抗炎药、双嘧达莫及丹参等。住院期间共发生6次突然意识不清，每次持续20min左右，无大小便失禁，每次发作似与发热有一定关系，体温下降后意识恢复。出院前1个月自觉有低热、未试体温，心率80～100/min，为冠状动脉造影，遂于1985年11月15日转入本院。

【既往史】 既往在10岁左右前后2年经常头晕，伴有恶心，24岁时曾有2周觉两膝关节酸痛，无红肿。无高血压和糖尿病史，不吸烟，少量饮酒，父健在，母患精神病，爱人于1982年患传染性肝炎，子女健康。

【查体】 体温37.5℃，脉搏90/min，呼吸平静，血压120/80mmHg，慢性病容步行入病房。皮肤无黄染、皮疹，表浅淋巴结无肿大，头颈部无异常，胸部两肺清晰，心界不大，心律齐，心率90/min，心尖有Ⅰ～Ⅱ级吹风样收缩期杂音，肝脾未及，下肢不肿。生理反射存在，病理反射未引出。

【实验室检查】 血、尿、便常规正常。红细胞沉降率5mm/h，抗溶血性链球菌素"O"＜400，C反应蛋白(－)，血胆固醇4.22mmol/L，类风湿因子(＋＋＋)，丙氨酸转氨酶正常，肝炎伴随抗原(－)。狼疮细胞(－)，咽拭子培养：甲类链球菌、卡他尔球菌生长。

【心电图】 Ⅰ、aVL呈QR型，V_2～V_3呈QS型，V_4呈QrS型，上

述导联 T 波均倒置，住院过程中倒置变浅，频发房性期前收缩，符合陈旧性前壁、高侧壁心肌梗死。

【X 线心脏相】 肺内无实变，心外形不大，左心缘圆隆，心胸比为 0.42，记波未见异常。

【冠状动脉和左心室造影】 左心室前侧壁近心尖一局限性膨隆影，其内有肌小梁，其底部与左心室连接稍细与左心室壁呈反向搏动。冠状动脉呈均衡型。左冠状动脉及其分支未见狭窄病变，前降支有肌桥。右冠状动脉第一次注入造影即发生心室颤动，电除颤后很快恢复窦性心律。注入利多卡因、地塞米松后再次造影。右冠状动脉及其分支普遍纤细，注入硝酸甘油后影像无改变。

【放射核素心肌灌注显像】 左心室前壁放射线明显稀疏至缺损。

【放射核素心血池显像】 左、右心房室除左心室心尖部室壁运动较弱外，余房室壁运动正常，左心室射血分数 0.59。

【超声心动图】 左心室舒张末径 45mm，前侧壁局限性凹陷，内有条索反射，该部位运动减弱，但无明显矛盾运动。

【脑血流检查】 左侧正常，右侧脑部及双侧基底动脉搏动血流偏低，右侧稍弱，其余正常。

【脑电图】 轻度异常，考虑为症状性癫痫。

【诊疗过程】 患者入院一直低热，体温 37～38℃，头晕、头痛，咳嗽有痰，流涕，咽痛，关节酸痛，予用抗生素及扩冠状动脉药物。内科主任联合查房，认为心肌梗死诊断可以肯定，室壁瘤小，未影响心功能，无须手术。造影冠状动脉未见狭窄梗阻病变，右冠状动脉及其分支细小，可能有先天发育变异。患者目前主要为低热等症状。患者在入院前另有发作性短暂意识丧失，应除外其他原因血管炎，同时累及心脑血管。请北京协和医院风湿免疫和神经科专家会诊。建议查抗核抗体，抗 DNA 抗体，抗 Sm 和 RNP 抗体，抗 SSA(Ro)和 SSB(La)抗体，结果全为阴性，但在该院查类风湿因子为(－)，神经系统检查未见局限性体征，阵发性意识丧失，类似癫痫小发作，脑电图轻度异常，必要时做腰椎穿刺。予服苯妥英钠和吲哚美辛。

1986 年 1 月 16 日，出现双手点状皮疹，双足背皮疹融合成片，体温 38.3℃，考虑药物疹，可能与苯妥英钠有关，予停服，静滴氢化可的松

50mg,5d,口服氯苯那敏,皮疹消退,体温正常,继续用葡萄糖维生素 C 静脉滴注。于 1 月底病情较平稳,患者无不适,心律齐,心率 78/min,血压 120/70mmHg,体温正常。带异山梨酯、吲哚美辛、癫痫灵出院。拟门诊观察。

【讨论】 本患者急性心肌梗死发病前当日发高热,头痛、头晕、咽痛等症状。以后经常有低热,发病后 3 个月内有 6 次癫痫小发作,似与发热有一定关系。直至来我院住院一直有低热及相关症状,与冠状动脉粥样硬化致血管狭窄、闭塞、血栓或痉挛所致心肌梗死病情不同,也不像病毒性心肌炎,怀疑患者是否为其他原因致心肌内小冠状动脉病变所致。请外院会诊一时不能确定。患者爱人两年前患“传染性肝炎”,乙型肝炎表面抗原曾有报道在血管炎管壁免疫复合物检出,但患者验血,肝炎相关抗原(—),患者并未感染肝炎。患者曾关节病病史,入院时查类风湿因子(+++),但红细胞沉降率正常,后标本送协和医院检查类风湿因子(—),血管炎种类多,病因也多,又无一确定诊断指标,出院时诊为陈旧性心肌梗死、室壁瘤,不能除外心肌内冠状动脉炎,患者未再来门诊,失去联系。

37. 急性心肌梗死并发心脏穿孔的临床病理过程

【病情简介】 男性，71 岁，中医师。因心前区疼痛于 1972 年 6 月 25 日第 3 次入本院。患者 1960 年 10 月 19 日因急性下壁心肌梗死第 1 次住院，顺利恢复，1964 年恢复半日轻工作。1966 年 3 月 25 日第 2 次患急性前侧壁心肌梗死，并有轻度左侧心力衰竭，并发现糖尿病酮症，治疗后好转，左心衰竭、糖尿病得以控制。既往高血压史 30 年，最高血压 200/140mmHg，自服中药，血压维持在 150～180/90～110mmHg。吸烟 30 年，每日 40 支。1969 年发现右胸包裹性积液、咯血。

本次入院前一周较劳累，3d 前觉阵发性心前区疼痛，入院当天 6:00 时于大便后胸前持续疼痛。含硝酸甘油不能缓解，胸痛逐渐加重，伴出汗，14:40 来本院急诊，为急性广泛前壁心肌梗死收入院。

【查体】 急性病容，面色苍白，唇发绀。血压 160/120mmHg，心率 120/min，期前收缩 2/min，未闻杂音，两肺有湿啰音，下肢不肿。吸氧、镇痛等治疗后，情况稍平稳。18:00 时胸痛又加重，出汗，血压一直在 170/120mmHg。19:00 时突然脸色煞白，大汗，血压测不到，经用大量加压胺，20:10 时血压 60/50mmHg，心率 130/min，20:30 时呼吸停止，心率减慢，三度房室传导阻滞，很快心搏停止，抢救无效死亡。

【病理检查】 心脏重 450g。左冠状动脉主干 4 级粥样硬化，前降支近段斑块破裂出血，新鲜血栓，将管腔完全堵塞，中远段有 4 级粥样硬化病变，左旋支全程有 4 级病变，右冠状动脉近段在 4 级病变基础上有机化血栓。左心室前壁、室间隔前部、后下有急性心肌梗死，近心尖部心外膜面有一个 2cm×0.5cm 破口，相应左心室内膜面有个 2cm×1cm 大小裂伤，此处心肌破裂为贯穿性，创面周围心肌有 2cm×4cm 片状出血，并累及室间隔前部，该处心肌质较混浊，心包压塞，左心室后下壁、正后壁、高侧壁和右心室前壁有陈旧性心肌梗死。主动脉4级广泛严重粥样硬化，淡黄色斑块中多有钙化。而肺呈急性肺水肿，右侧包裹性脓胸12cm×15cm，右肺广泛胸膜粘连。

【讨论】 患者系前降支近段急性血栓堵塞，导致心肌梗死，起病急骤，梗死范围广泛，但血压维持在170/120mmHg，19:00时在胸痛加剧后，突然血压下降测不到，但心搏未停，大量加压胺后血压升至60/50mmHg，事后对照病理检查，此时可能由于心内膜下心肌断裂所致，断裂周围心肌有出血，最后20:30时突然呼吸停止，心率减慢至停止，心外膜下心肌穿破，心包填塞。19:00时疼痛加重、血压下降，心内膜下心肌断裂已是心室壁穿孔的前兆。在国外对急性心肌梗死有破裂先兆的患者行手术治疗有成功的报道。从现在来看，患者血压高心率快，尽早应用肾上腺素能β受体阻滞药，以及在发病极早期进行直接支架置入再灌注治疗，可能有所帮助。如再灌注治疗应用较晚，不但难以预防破裂，可能还有促进破裂的作用。

38. 风湿性瓣膜病，肠系膜上动脉粥样硬化并发血栓、胃左动脉血栓致胃肠出血坏死感染性休克

【临床资料】 患者为贫困农妇，48 岁，心悸 16 年，不能田间劳动 6 年，间断尿少，下肢水肿不能平卧，时有发热，略白色黏痰，入院前晚开始咯血，量不多。于 1969 年 3 月 27 日第 1 次急诊入本院。

【查体】 体温 37.5℃，血压 98/60mmHg，呈重病容，半卧位，神志清，头部无特殊发现，颈静脉怒张，心向左扩大，心律绝对不齐，心率 100 次/min，心尖第一心音亢进，有Ⅲ级吹风样收缩期杂音和Ⅲ级隆隆样舒张期杂音，P2＞A2，P2 亢进。两肺底有少量湿性啰音，肝在肋下 3cm，剑突下 4cm，脾未及，下肢不肿。

【实验室检查】 血常规：白细胞17.6×10^9/L，中性粒细胞 73%。

【心电图】 心房颤动。

【X 线检查】 胸片示心脏扩大，主动脉屈曲延长，肺动脉段突出，右肺中叶大片实质性炎变。

【诊断】 ①风湿性心脏病，二尖瓣狭窄并关闭不全，心力衰竭，心房颤动；②肺炎。

【诊疗过程】 应用洋地黄毒苷和抗生素治疗，心率减慢至 70 次/min，右肺中叶炎症较前吸收。住院期间患者有时腹部不适，肠鸣音增多或腹泻，大便常规检查无异常发现，因经济困难要求出院，带药洋地黄毒苷、土霉素、小檗碱。

出院后患者情况渐好转，夏季能做一般家务，冬季时病情加重，第 2 次入院前 3 天因发冷、发热，体温达 39.3℃，在家注射青、链霉素效果不

明显。本次发病伴有中上腹疼痛，压迫感，或大便次数增多。1970 年 12 月 13 日第 2 次入院。查体：血压 160/100mmHg，体温 38℃，咽充血扁桃腺不大，心界扩大，心律不齐，心率 112 次/min，杂音同前，两肺布满干性啰音，两肺底有少量湿性啰音。腹平坦，中上腹部有压痛，肝在肋下约 3cm，肠鸣音正常，无移动性浊音，下肢无水肿。X 线胸片示：肺淤血，未见炎变，肋膈角钝，不除外少量积液。实验室检查：血红蛋白 125g/L，血白细胞 5.35×10^9/L，中性粒细胞 76%。尿常规：蛋白(—)，白细胞 50 以上/hp。考虑可能呼吸道感染，不排除泌尿道感染，因感染加重心力衰竭。应用洋地黄毒苷、利尿药、庆大霉素后合用四环素。两周后体温正常，心率 70～80 次/min，血压 96～110/64～80mmHg，尿白细胞消失，心力衰竭和感染明显好转。但腹部疼痛更明显，多在中上腹部，但位置不固定，有时在下腹部，疼痛伴有压迫感，阵发性加重，表现极度痛苦，诱因不明确，有时有压痛，有时按压疼痛能减轻，有时肠鸣音增多，大便次数增多。大便常规检查为黄色软便，镜检无异常发现，无虫卵，潜血(—)。对解痉剂效果不明显。1970 年 12 月 19 日患者症状明显加重，反复有下腹疼痛，腹胀有肠型，肠鸣音活跃，血压下降听不清，出虚汗，应用升压药，血白细胞从$(10.50\sim29.70)\times10^9$/L，中性粒细胞 70%，体温 37.4℃至 38.3℃，再用四环素、庆大霉素，数日后体温正常。1971 年 1 月 13 日患者自觉症状较轻，行胃肠钡餐检查，透视食管、贲门、胃及十二指肠无明确异常，结肠充气明显，因患者坚持不住，故仅观察至十二指肠，且未能摄片。患者日益加重，仍以中上腹疼痛压迫症居多，进食差，血电解质严重紊乱，钾、钠、氯均低，静脉输液补充电解质。1971 年 1 月 2 日一次排出半便盆大便，常规检查为黄色软便，镜检无异常发现，潜血(—)。次日午间腹胀如鼓，肠鸣音减弱，血压 90/60mmHg，血白细胞升高至 47.60×10^9/L。静脉滴注四环素。请院外普外专家会诊认为，患者一直有不定部位腹痛，大便次数不正常，前一天又排出大量大便，不能排除结肠型胃肠道神经官能症，但不能解释血白细胞明显增高(未提治疗建议)。2h 再复查血白细胞进一步升高至 74.00×10^9/L，中性粒细胞 87%。18:00 时血压测不到，静脉滴注去甲肾上腺素，仍测不出，呼吸音浅。19:45 时患者心搏骤停，心内注射肾上腺素，心室自搏心律恢复到心房颤动，气管插管，从插管中吸出西红柿状胃内容物，加压吸氧。1971

年 1 月 21 日 21:23 时患者心跳呼吸停止，抢救无效死亡。

【病理检查】(家属仅同意检查腹部)　腹部轻度膨胀，切开腹腔见大网膜无纤维素性渗出物或粘连，胃肠道有明显胀气且阻性充血，肠系膜淋巴结无明显肿大。胃无穿孔周围亦无粘连，胃和升结肠及部分横结肠表面发黑。

腹主动脉有Ⅲ级动脉粥样硬化斑块，在血管分支开口周围斑块凸出尤为明显。腹动脉开口及分支均有凸起斑块，使管腔有不同程度狭窄，但未完全堵塞。肠系膜上动脉在严重动脉粥样硬化基础上有陈旧性血栓堵塞，几乎看不到管腔，在其远端管腔内有一新鲜血栓堵塞。胃左动脉呈条索状断面，有血栓堵塞。肠系膜下动脉管腔轻度变小但未形成明显狭窄。两肾动脉基本正常。

镜检所见：胃自贲门以下到十二指肠上部有广泛出血坏死，部分胃黏膜有糜烂，但未见溃疡。胃及升结肠壁各层均有广泛的出血坏死，在黏膜下层和黏膜层尤为显著，血管有高度扩张淤血，在临近组织内亦充满红细胞。结肠黏膜内有大量中性多形核白细胞浸润，散布比较广泛，在肌层中亦有中性多形核白细胞浸润。

肝组织内有阻性充血，部分肝小叶内有脂肪性变，部分肝小叶中心静脉周围有小出血灶，肾间质亦有广泛淤血。

【讨论】　本例患者腹部疼痛等检查原因极为困难，入院时考虑因心力衰竭胃肠道充血所致，但当心力衰竭好转后，腹部症状更进一步加重。从检查结果结合临床表现来看，患者有明确心房颤动病史已一年多，腹痛病史较长，非突然发作，不像心房颤动引起肠系膜动脉栓塞所致。患者处于 20 世纪 60～70 年代，冠心病发病率较少。患者常感心跳快，但无心绞痛主诉，因尸检未查胸部，胸主动脉及冠状动脉有无粥样硬化不得而知，生前虽未查血脂、血糖，但皮肤及跟腱处无黄色瘤，可以排除家族性纯合子高胆固醇血症。但在第 2 次入院时，发现血压 160/100mmHg，大多时血压均偏低。中年女性第 1 次住院尚未绝经，家庭贫困，生活水平可想而知。患者不具有动脉粥样硬化危险因素，但腹主动脉粥样硬化达Ⅲ级，特别是在肠系膜上动脉，腹动脉等少见动脉粥样硬化部位发生。该病变引起狭窄堵塞，引起胃肠缺血，不同于一般胃肠病症状。1970 年 12 月 19 日胃肠症状加重，重点是在原肠系膜上动脉近端粥样硬化处血栓堵塞、左胃动脉新鲜血栓堵塞所致，最后胃和升结肠及部分横结肠广泛坏死出血，正是胃左动脉和肠系膜上动脉供血部位，这些部位都有新鲜血栓堵塞管腔所致。肠系膜动脉新鲜血栓发生在粥样硬化病变和陈旧性血栓管腔狭窄远段。故更能说明非心房颤动的血栓栓子。患者临终前血白细胞上升到 74.00×10^9/L，因结肠坏死，结肠内细菌使结肠壁广泛严重感染，体温虽未上升，但已致严重感染性休克死亡。

从本例患者得到的启示是当今动脉粥样硬化发病比那个年代显著增长，遇到不同于一般胃肠病症状的，特别是有动脉粥样硬化危险因素的患者，应考虑胃肠道动脉粥样硬化管腔狭窄问题。应尽早检查，以求及时准确治疗。

第2章

心　肌　病

39. 家族性限制型心肌病伴有骨骼肌病

【病情简介】 男性，1942 年出生，干部。患者在 1962 年因跑步赶车突然晕厥，意识不清，持续 10s，当时无抽搐或大小便失禁，未摔倒，醒后无任何不适。1963 年又同样发作一次。间隔 10 余年未再发作。1973 年因阵发短暂胸部刺痛，检查心电图据称正常，约 2 个月以后再无刺痛。1975 年无诱因又晕厥，立即送北京朝阳医院诊为“肥厚型心肌病，左前分支传导阻滞”，未观察到晕厥发作时情况。同年 11 月至我院门诊检查，超声心动图显示室间隔厚 12～18mm，心电图 V_3 导联呈 Qr 型，建议造影患者未同意。1976 年在县医院查心电图为左束支传导阻滞。1981 年偶觉腹胀，心率慢至 24～40/min，当时无晕厥，服阿托品心率恢复到60～70/min。当年 9 月及 11 月各发作晕厥一次，后一次醒后心率为 116/min。县医院诊为“癫痫”，曾用苯妥英钠。1982 年 7 月晕厥发作频繁，仅在 7 月 20 日上午 9～11 时共发作 6 次，晕厥时口含异丙肾上腺素。于 1982 年 8 月 19 日转来我院。

【既往及家族史】 既往 1968 年和 1975 年无明显诱因突然口吃，约 2 个月自然好转。无烟酒嗜好。家族中父曾患缺血性脑卒中，母死于脑出血，一兄 35 岁时患急性心肌梗死，一姐 31 岁因心率慢猝死。

【查体】 体温 36.9℃，情况尚可，步入病房，皮肤无黄染。颈静脉不怒张，肺清朗，心界不大，心律齐，心率 76/min，心尖有 1 级吹风样收缩期杂音，胸骨左缘第三肋间有 2 级吹风样收缩期杂音，$P_2 > A_2$ 均不亢进，血压 120/80mmHg。肝在右肋下 0.5～1cm，有压痛，脾未及，下肢不肿，生理反射正常，病理反射(—)。

【X 线检查】 X 线心脏相示左心圆隆，心胸比为 0.47。

【超声心动图】 示室间隔厚度12～16mm,左心室舒张末径42～46mm,左心室流出道无明显狭窄。

【心电图】 为窦性心律,完全性左束支传导阻滞。

【实验室检查】 红细胞沉降率正常,抗心肌抗体1∶32。

【诊疗过程】 1995年5月以后活动耐量明显下降,有时出现夜间不能平卧,下肢水肿,服用利尿药后情况好转。1996年2月7日因咳嗽咳痰,不能平卧第4次住院。查体:尚能平卧,颈静脉不怒张,肺无啰音,超声心动图示双心房已明显增大,左心室增大不明显,射血分数0.50,室间隔不厚,收缩幅度减弱。患者临床表现逐渐似限制型心肌病。

【诊断】 考虑为"肥厚型心肌病",晕厥原因待查。1982年10月9日晨5:55时突觉头晕、心慌,晕厥,心电图示心率36/min,三度房室传导阻滞,证实为阿斯综合征发作。当天紧急安装心室放置起搏器。以后再无晕厥发作。出院后自觉良好,每日工作8h。

1984年10月18日与1992年11月2日因起搏器电池耗竭,更换起搏器住院。1984年第二次出院后快走或上楼时觉胸闷、气短。1988—1991年,曾出现阵发性心房扑动持续服用地高辛。1992年已第3次住院时X线心脏相心胸比为0.60,较前增大。超声心动图示室间隔厚度为8mm,左心室后壁8mm,已无心室肥厚表现,左心室舒张末径50mm,射血分数0.60,双房增大,伴有二尖瓣关闭不全。

1997年出现四肢无力、轻瘫、语言不利,北京协和医院神经科检查诊断为"神经性肌病,肌萎缩"。

1998年7月12日第5次入院。反复气短不能平卧,四肢无力,语言不利加重2个月,重病容,神志清楚,斜卧位,两侧颈静脉怒张,两肺有湿啰音,肝脾未及,四肢肌张力低,肌萎缩,尤以左上肢显著,两下肢远端轻度水肿,有色素沉着。X线心脏像:心脏形态如前,心胸比增至0.64。超声检查:双心房明显增大,左心房和右心房前后径分别为45mm和47mm,上下径分别为78mm和67mm,左右径分别为48mm和50mm,左心室舒张末径52mm,射血分数0.34,室间隔厚度减薄至5mm,左心室后壁9mm,前壁、前外侧壁变薄回声变强,心包腔内有少量心包积液,异常团块回声。二尖瓣和三尖瓣少量反流。电子束计算机断层摄影术(CT)未发现纵隔异常肿物、心包增厚钙化及冠状动脉钙化,见有少量心包积液。PET代谢显像示心肌葡萄糖代谢差,未见放射性浓缩病灶,可以除外超声所见团状物为肿瘤,推测为心包积液中的沉积物。放射性核素检查,心肌显像示左、右心房显著增大,左、右心室大小正常,左、右心室收缩及舒张功能均降低。静息灌注显像结果,左心室心尖、近心尖前壁及部分侧壁放射分布缺损,前壁和下壁放射分布稀疏。腹部超声检查示肝尾叶体积增大。因患者不同意做有创性检查,故无心肌活检和血流动力学资料。

【讨论】 患者病程很长,自第一次出现晕厥到此次住院已36年。23年前发现室间隔增厚,诊为"肥厚型心肌病"。活动后胸闷、气短已14年,增厚的室间隔区逐渐变薄,运动幅度减弱以至消失。双心房显著增大,而心室增大却不明显。近3年运动耐量明显降低,有时出现夜间不能平卧,双下肢水肿,需用利尿药。主要为舒张功能不全,也有收缩功能障碍。近一年出现四肢骨骼肌病,曾出现口吃及语言不利,可能面部和颈部骨骼肌问题。且家族中有心率慢导致猝死者。经全科讨论对患者的诊断重新考虑为家族性限制型心肌病。肥厚型心肌病也常见为家族性,但不伴有骨骼肌病。限制型心肌病也常有心肌细胞肥厚,与肥厚型心肌病所不同的是后者心室肥厚的心肌细胞排列紊乱。本例原肥厚的室间隔变薄运动消失,经放射性核素检查显示心肌受损,从病史过程也可除外心肌浸润引起的继发性限制型心肌病和压缩性心包炎。

采取对症治疗,加强利尿药,少量地高辛和悦宁定,症状平稳后于1998年9月4日出院。以后未再来就诊,失去了联系。

40. 扩张型心肌病误为冠心病，心肌梗死

【病情简介】 男性，54 岁，煤矿井下作业班长。平素身体健康。1977 年 8 月间在煤矿井下作业时，因通风设备一时发生故障，持续时间不详，回到地面后即觉阵发性胸痛、憋气、心慌。在沈阳某医院住院，诊为急性心肌梗死，顽固性心力衰竭，乳头肌功能不全。经卧床、强心、利尿治疗，情况日益加重，于 1978 年 1 月 30 日转来本院。

【查体】 慢性病容，半卧位，血压 90/60mmHg，心脏明显向左扩大，心律齐，心率 100/min，心尖有 2 级吹风性收缩期杂音，$P_2 > A_2$。两肺有散在干性湿啰音。肝在右肋下 2cm，剑突下 4cm，有轻度压痛，两下肢有可陷性水肿。

【实验室检查】 心电图为完全性左束支传导阻滞，一度房室传导阻滞，$V_2 \sim V_4$ 导联为 QS 型，ST 段明显上抬，Ⅱ、Ⅲ、aVF 导联 QRS 波呈 W 型，ST 段明显上抬，不能除外前壁和下壁心肌梗死。

【超声心动图】 显示左心室腔明显扩大，舒张末径为 75mm，心室壁收缩很微弱，室间隔几乎无收缩，二尖瓣反流。

【X 线检查】 胸片示有心室壁瘤。

【诊疗过程】 限于患者情况重及当时检查条件，无更详细的检查。临床基本同意原地冠心病的诊断，陈旧性心肌梗死，充血性心力衰竭，二尖瓣关闭不全，不能除外室壁瘤。治疗方面加强强心、利尿，血管扩张药，并用中药治疗。情况不见有起色，日益衰弱，于 1978 年 7 月 14 日死亡。

【病理检查】 心脏重 730g，明显增大，左冠状动脉主干无病变，前降支，局部有三级粥样硬化病变，管腔通畅，左旋支及右冠状动脉均只有

一级病变。左、右心室明显扩张，心尖部室壁较薄。左心室前壁上部散在乳白色瘢块很厚，直接侵入心肌。右心室扩张，肥厚显著，心室腔内无血栓或凝血块。病变仅限于心内膜乳白色局限性隆起增厚主要是排列疏松纤维结缔组织增生，周围有淋巴细胞浸润。左、右心室未见陈旧性心肌梗死。左心房亦有扩张。病理诊断为扩张型心肌病(家属只允许查心脏，未查肺脏)。

【讨论】 这例患者临床诊断失误：①由于考虑患者一直能在煤矿井下从事体力劳动而无症状，如原为扩张型心肌病，难以理解；冠心病则冠状动脉固定狭窄病变与心肌梗死严重程度常不呈平行关系，由于可能有急性病变血栓或痉挛和当时诱因等对发病参与，故诊断为冠心病。②心电图完全性左束支传导阻滞，既可出现假梗死图形，又可掩盖真的心肌梗死图形，未能观察到急性期的过程，心电图难以作为诊断标准。

41. 围生期心肌病

【病情简介】 女性，33岁，教师。活动后心慌气短加重1个月余，于1987年6月16日入我院。患者38d前妊娠9个月时药物引产，药名不详，注药后很快顺产下一女婴，婴儿情况良好。产后出血不多，无发热，但分娩4d后出现心慌气短，夜间不能平卧，咳嗽，咳少量白色痰，无胸痛，觉乏力、纳差，曾在附近医院就诊，诊断不详，予服地高辛和其他药物，症状有所好转，住院25d出院。近几天症状又复发，遂来我院，以围生期心肌病并发心力衰竭急诊收入院。患者在妊娠期血压不高，产前1个月觉轻度心慌，但尚能做一般活动。患者平素体健，无烟酒嗜好。14岁月经初潮，27岁结婚，婚后一年顺产一健康男孩，分娩前后无心慌气短、高血压，后又妊娠两次，均在3个月内行人工流产。其爱人原因不明血清转氨酶升高，患者在一年前亦曾出现血清转氨酶升高，无肝区压痛，食欲好。父亲死于直肠癌，母及姐弟均健康。

【查体】 发育正常，面色苍白，自由体位，皮肤无黄疸，嘴唇无发绀，肺清朗，心向左扩大，心律齐，心率134/min，未闻杂音，心尖及胸骨左缘可听到舒张期奔马律，$P_2>A_2$，肝脾未及，下肢不肿。

【心电图】 $T_{I、II、aVL、aVF}$平坦，$T_{V2\sim V5}$倒置。

【X线检查】 胸片示双肺轻度淤血，主动脉型心脏，主动脉结不大，肺动脉段平直，左、右心室轻度增大，心胸比为0.57。

【超声心动图】 全心增大，以左心室、左心房增大为主，左心室壁运动普遍减弱，符合扩张型心肌病。

【血尿常规】 血红蛋白102g/L，白细胞不高，红细胞沉降率14～38mm/h。尿常规蛋白(－)，白细胞、上皮细胞0～2/HP。

【诊疗过程】 入院后体温正常，心率快，130/min，应用地高辛、氧烯洛尔、维生素 C、氢化可的松静脉滴注，以及少量利尿药、卡托普利，治疗 50d 后心率减慢至 85～100/min，舒张期奔马律消失。复查 X 线心脏像心脏缩小，心胸比为 0.50。心电图显示左心室高电压及劳损。1987 年 8 月 25 日出院，继续服用地高辛、氧烯洛尔、卡托普利，在门诊随诊至 2004 年 9 月，逾 7 年，一般活动时无症状，心电图正常，超声心动图各房室内径均正常，收缩功能良好，各瓣膜未见异常。

【讨论】 围生期心肌病病因不明，无特异性诊断方法，除外其他病因的左心室扩张和收缩功能障碍，发生于妊娠末期或分娩后 6 个月以内者。本病是可逆的，50%～60%可完全或近于完全恢复，进一步恶化的患者甚至需心脏移植。本病多见于多产妇、双胞胎产妇、有先兆子痫者，恢复后再次妊娠可能复发。本例患者原无心脏病，产后早期发生心脏扩大，心力衰竭，随后心脏缩小，心功能近于完全恢复，围生期心肌病诊断可以成立，以后未再妊娠。

42. 扩张型心肌病，陈旧性前壁心肌梗死

【病情简介】 女性，21 岁，未婚。心慌、气短已 1 年 7 个月。患者于 1982 年 1 月 16 日下夜班无任何诱因，突然心前区疼痛，不放射，并胸闷憋气，大汗淋漓手脚冰凉。无头晕，发冷，咳嗽；胸痛持续约 10h。住佳木斯医院。心电图示急性前壁心肌梗死。当时血压测不出。经静脉输“脉通”、丹参，服双嘧达莫、氢氯噻嗪等。心电图及血清酶均符合急性心肌梗死衍变过程。住院 3 个月，出院后一直在家休息，体力较病前明显下降。不能胜任一般工作，只能做轻家务，如洗碗时亦感心慌、气短、乏力，未再发作心前区疼痛。1983 年 4 月因发热咳嗽，肺部感染，又住入该院。心电图 ST 段抬高疑室壁瘤，测两上肢血压不清楚，考虑“大动脉炎”。不觉头痛、头晕，无咯血。一直服用地高辛 0.25mg/d，双嘧达莫、丹参、普萘洛尔、氢氯噻嗪。为进一步诊治于 1983 年 8 月 16 日入本院。

【既往史】 既往健康，否认关节病和咽痛史，患者生长居住于佳木斯，未到过外地。15 岁月经来潮，量正常。其父于 4 年前死于工伤，同年其母死于“胃癌”；其二姐和二兄均健康。无家族遗传病史。

【查体】 体温 36℃，脉搏 82/min，呼吸平稳，发育营养正常，自由体位，皮肤无黄染，表浅淋巴结不大，头部五官端正，唇无发绀。颈静脉无怒张，颈动脉无血管杂音，甲状腺不大，胸廓对称，无畸形，两肺清晰，心界向两侧扩大，心率 82/min，偶有期前收缩，心尖有 3 级吹风样收缩期杂音，$P_2>A_2$，P_2 亢进分裂、腹软，肝在右肋下 1.5cm，质软，无压痛，脾未及，四肢活动正常，无水肿，无杵状指(趾)。

【四肢血压】 右上肢 90/80mmHg，左上肢 100/90mmHg，右下肢

170/100mmHg,左下肢140/100mmHg,双桡动脉及左下足背动脉搏动较弱。生理反射正常,病理反射未引出。

【实验室检查】 血、尿、便常规正常。红细胞沉降率8mm/h。血电解质、血糖、总胆固醇(3.53mmol/L)、天冬氨酸转氨酶、谷丙转氨酶、尿素氮、二氧化碳结合力均正常。抗心肌抗体1∶4。

【X线检查】 胸片示肺无实变,两肺血大致正常。心脏呈二尖瓣型,肺动脉段稍膨隆,左心房、室增大。记波显示左心室段心尖部位搏动明显减弱,心胸比为0.62,以扩张型心肌病可能性大。

【心电图】 窦性心律,陈旧性前壁心肌梗死,左前分支传导阻滞。

【超声心动图】 左心室明显增大,左心室舒张末期内径70mm,左心室流出道增宽50mm,室间隔收缩期增厚率降低,运动幅度弱,室间隔厚度正常下限,左心房增大,未见明显室壁瘤表现,肺动脉瓣a波低平,阳性所见,符合扩张型心肌病,肺动脉高压。

【放射核素心血池扫描】 心腔及大血管显影不正常,右心室腔轻度增大,左心室腔扩大显著。放射性分布在左心室较右心室浓集,清除较慢,提示扩张型心肌病可能性大,左心室清除功能减退。

【血流图】 双侧脑血流、双侧腿部血流正常,两侧前臂及双侧手指除重搏波不明显外,余大致正常。患者带来1982年1月在当地做的心电图及血心肌酶生化指标符合急性心肌梗死(涉及$V_{2\sim5}$导联)的衍变过程。为进一步确定诊断,原拟做冠状动脉和左心室造影,不巧导管指引钢丝未到货,故未能造影。

【诊疗经过】 入院后予用地高辛、双嘧达莫、硝酸异山梨酯片、硝苯地平、维生素C、普萘洛尔,间断用氢氯噻嗪,心率减慢至70/min,已无明显气短,1983年11月13日带药出院。出院后患者未再来院复查。

【讨论】 本例患者起病当时心前区剧痛,血压下降,根据已有的检查资料,急性心肌梗死可以确定。心肌梗死1年多以后,无明显室壁瘤征象,但左心室明显扩大,左心室流出道增宽,左心房、右心室轻度大。年轻女性患者未合并高血压、高血脂、糖尿病及吸烟等危险因素,不至于冠状动脉有明显粥样硬化病变,血管痉挛虽常发生在有病变部位,但也见于无病变的冠状动脉,患者发病是早晨6时,是痉挛易发作时间,但患者心脏明显扩大似心肌病。如冠状动脉轻度病变,痉挛,虽发生心肌梗死，尚不至于发生缺血性心肌病。患者未婚，不需用避孕药，可以排除避孕药引起的血栓。患者病前无情绪激动，可以排除应激性心肌病，此病在短期心肌即能恢复。患者发病前无发热感染，故不像急性病毒性心肌炎致心电图及血清心肌酶的改变，继以心脏扩大。患者来自黑龙江省，但非克山病流行区。克山病急性发作时心电图可表现为急性心肌梗死，血压降低，急性期后可遗留慢性心肌病。当时即在流行区克山病已极少见。是否能排除散在克山病？另一可能患者原有扩张型心肌病，冠状动脉血栓栓塞引起急性心肌梗死。患者有肺动脉高压是否肺小动脉曾有栓塞病变。对此患者出院诊断为扩张型心肌病，陈旧性心肌梗死。以后未再来医院，当年的检查有欠缺，未能查冠状动脉左心室造影、放射性核素心肌扫描、磁共振心肌扫描，这例也是我一直带有疑团的患者。

43. 原因不明心肌病，大骨节病

【病情简介】 家庭主妇53岁(1918年生)山东籍。患者病情重笃，有些情况叙述不详尽。患者于1962年回山东老家农村时突然咳嗽、憋气，曾晕死过去，情况不能详述，即回京，入某院时两下肢水肿，诊为“风湿性心脏病”并有“胸膜炎”，经治疗好转，出院后能从事家务。1971年6月因情绪不好，又感胸闷、憋气曾在我院门诊查心电图示：完全性右束支传导阻滞，室性早搏形成二联律，服用扩血管药物不见效。前1个多月服用洋地黄毒苷，约10d出现恶心、呕吐、黄视，疑为洋地黄中毒，予以停用。3d后，附近医院又予以服用洋地黄毒苷0.1mg/d，上述症状又出现，已停用半个月。予用氢化可的松、氯化钾静脉滴注不见效。近6d症状加重，觉心前区疼痛，不放射，无发热，伴尿少，下肢水肿，昨夜憋气加重。当日上午烦躁不安，四肢厥冷，大小便失禁，不能平卧，有时说糊话，1971年12月15日来我院急诊，血压测不到，心电图：室内传导阻滞，V_1、V_2、V_3呈rS型，ST段抬高，多源性室性早搏(原为完全性右束支传导阻滞)，疑为前间壁急性心肌梗死，心源性休克。在急诊静滴阿拉明、多巴胺、恢压敏、利尿药等药，血压升至100/60mmHg，心率80/min，7:00pm收入病房。

【既往史】 患者自幼居住在吉林省，患大骨节病，后定居北京，具体时间说不清，1950年因子宫“畸胎瘤”，手术切除。1970年右肺中叶不张，经治疗后恢复。已停经4年，生育子女6人，因经济困难，仅存一子，身体健康。丈夫亦有大骨节病。

【查体】 体温36.2℃，血压108/60mmHg(静脉滴注升压药)，脉率80/min，重病容，神志清楚，自由体位，问答切题，嘴唇发绀，皮肤无黄染，咽不充血。颈软，气管居中，甲状腺不大，颈静脉怒张，颈动脉搏动可见。

胸廓对称，两肺有干、湿啰音。心浊音界在左锁骨中线外，心尖搏动在锁骨中线外3cm，无震颤，心律齐，心率80/min，心尖第一心音分裂，$P_2=A_2$。腹软，肝在右肋下3cm，剑突下6cm，质中等，无压痛，脾未及，有少量移动性浊音，两肾区无叩击痛。两上肢屈曲畸形，四肢中小关节增粗，活动受限。下肢水肿，膝反射对称较迟钝，未引出病理反射。

【实验室检查】 白细胞9.80×10^9/L，非蛋白氮38.13mmol/L，二氧化碳结合力24.31mmol/L，血钾5.2mmol/L（轻微溶血），钠125.6mmol/L，氯96.7mmol/L。丙氨酸转氨酶和天冬氨酸转氨酶均正常，胆固醇6.67mmol/L。

【诊疗过程】 入院治疗，一直静脉滴注多巴胺，无尿，予用利尿酸钠、青、链霉素，辅以中药，白人参附片、生姜、甘草，次日上午频发室性早搏形成二联律，滴器小壶注入利多卡因，室性早搏消失，10:15am血压下降，肺啰音增多，静脉推注毛花苷C、维生素C，加大多巴胺剂量，去甲肾上腺素，血压短暂听到110/? mmHg。5:00pm血压又听不到，患者烦躁，神志欠佳，肢端发绀，加压吸氧，7:15pm呼吸间断停止，吸出少量痰，人工辅助呼吸，8:15呼吸、心搏停止，心内曾注射异丙肾上腺素、肾上腺素均无效。考虑可能为心肌病、心力衰竭、心源性休克、心律失常。

【病理检查】 身长164cm，四肢关节较短，僵硬。皮肤、黏膜无特殊。

(1)心脏：重580g，两侧心室均扩大，以左心室扩大明显，左心室外膜散在小灶性发白增厚。心房无特殊。左心室前、侧、后及间壁心肌色淡质硬度较韧。各室壁散在边缘不清、形不规则点状灰白纤维灶，前壁更严重，有小条状纤维灶，近内膜层心肌纤维灶比外层重。左心室壁厚1.5cm，右心室壁厚0.4cm。左心室前壁有2cm×3cm附壁血栓，心尖部变薄，附有2cm×1cm血栓，血栓底部有机化，内膜光滑。左心室间隔及二尖瓣内膜有局限性轻微内膜增厚发白。右心室内膜及心肌未见异常。间隔无缺损，各瓣膜无畸形。

(2)冠状动脉：左、右冠状动脉及其分支均通畅，左回旋支有一段有Ⅰ～Ⅱ级斑块，其他支偶见部分管壁轻度不均性增厚，均无血栓。

(3)主动脉：右冠状动脉开口旁有小斑块，但双冠状动脉开口未见狭窄。

(4)肺:未见实变,有淤血,水肿,胸腔积液(左侧 400ml,右侧 200ml)。

(5)肝、脾、肾等组织充血,缺血性肾萎缩。

【讨论】 符合左心室心肌广泛陈旧性坏死等致充血性心力衰竭,最后发展至心源性休克,经抢救无效而死亡。

患者从小在吉林长大,后来又去山东老家农村,吉林与山东当年都有克山病流行,但患者是否到过流行区无确切了解。患者患有大骨节病,大骨节病常与克山病常伴发,患者 9 年前在山东农村曾突然憋喘、咳嗽,回京治疗后症状消失。急性或亚急性克山病,可转为慢性克山病。慢性克山病心脏重量显著增加,心腔显著扩大,乳头肌扁平,左心室肉柱交织架桥,形成网眼状或蜂窝样结构,心肌病变以陈旧瘢痕为主。心肌纤维肥大,在病灶周围更明显,如为慢性急发,在慢性型基础上心肌又成批发生较新鲜的变性坏死。患者心脏病理表现出散在性点状或小条状陈旧性坏死纤维灶。未见有急性变性坏死,也未见到左心室内膜肉柱网眼状或蜂窝样结构。从病理考虑不支持克山病,请外院病理专家会诊,亦不同意为克山病之改变。患者无瓣膜病,冠状动脉通畅,营养不良或脚气性心脏病,无临床症状,心脏纤维无变性和新鲜坏死,间质无水肿。心肌做甲基紫和甲紫染色均未见类淀粉样物质,其他如心肌糖原沉着病、含铁黄素沉着症、黏液性水肿、布氏杆菌心脏病等以上疾病均可排除。病理诊断为原因不明心肌病、大骨节病。患者病情已进入终末期心源性休克,经抢救无效而死亡。

第3章

病毒性心肌炎

44. 麻疹后急性心肌炎严重心律失常

【病情简介】 女性患儿，12岁，来自平谷农村，反复阵发性抽搐伴有神志不清于1974年7月间入院，约于发病前1个月曾患“麻疹”，当时当地有该病流行。恢复后已上学9d，在发病当天下午，在回家途中突然晕倒、抽搐、不省人事，1～2min醒来，后经人用自行车送回家，又发作从自行车上摔下，抬回家后又如上发作5～6次，当晚服用利眠宁等药安睡一夜，次日上午发作2～3次，遂送平谷县医院就诊血压100/90mmHg，心率130/min，诊为“急性心肌炎”，心电图呈现三度房室传导阻滞（未见图纸），抽搐发作频繁，其中一次发作较长，呼吸、心跳停止4～5min。心腔内和静脉内共注入异丙肾上腺素3mg，静脉滴注碳酸氢钠，体外心脏按压，送来我院时已发病33h。

【查体】 神志恍惚，发育营养正常，无皮疹，两肺有干、湿啰音，心律齐，心率120/min，收缩压130/mmHg，无杂音，心尖有心室奔马律，心律齐，心率100/min，肝在肋下1～1.5cm脾刚可及，均无压痛，下肢不肿，体温37.2～37.5℃。血钾3.2mmol/L，血钠124.8mmol/L，氯化物90.4mmol/L，红细胞沉降率40mm/1h，抗链球菌溶血素“O”1∶400，谷草转氨酶247U/L，谷丙转氨酶289U/L，心电图显示阵发性室性心动过速（VT）和阵发性心室颤动（VF），窦性心律时$ST_{Ⅰ、aVL、V_6}$抬高呈单向曲线，$ST_{Ⅱ、Ⅲ、aVF、V_1}$下移0.1～0.3mV，$T_{Ⅰ、Ⅱ、Ⅲ、aVF}$平坦，T_{V5}双向，QT延长达0.48s，诊断为急性心肌炎。

【诊疗过程】 入院最初两天半共发生VF约计89次，短阵VF按压后心脏即能复律，短暂按压不能复律时，即用直流电转复，共计电转复5次。静脉注射利多卡因及普鲁卡因胺均无效果，心内膜电极心内起搏不能抑制发作，补氯化钾和天冬酸镁钾，后试用大剂量苯妥英钠，VF发作减少，持续时间缩短，第1天分次静脉注射共900mg，口服600mg。第2、第3天分次静脉注射共350～400mg，口服400mg/d，以后口服300～400mg/d，共11d，至第3天下午已无VF发作。

【讨论】 保护心肌药物用大量维生素C、细胞色素C、三磷酸腺苷、抗生素治疗呼吸道感染。3个月后心电图恢复正常，X线心脏相扩大心影也恢复正常。

本例暴发性急性心肌炎，无其他原因，约在1个月前患麻疹，虽较一般病毒性心肌炎距病毒感染时间较长，但仍不能排除麻疹病毒引起，查阅文献罗马曾报道1例由尸检证明的暴发性麻疹心肌炎，此例未曾出皮疹，尸检在心肌检出麻疹巨细胞与麻疹特异免疫过氧化酶呈阳性反应而证实。

45. 流行性腮腺炎并发心肌炎休克

【病情简介】 本院女性职工，40岁，于1969年3月间两侧耳下腺红肿、痛、热，体温最高至39℃，发病第4天觉一阵心慌，胸部难受，虚脱两次，恶心，未呕吐，即来院急诊。

【查体】 符合流行性腮腺炎体征，心浊音前界在左锁骨中线上，心律齐，心率77/min，心尖有1级吹风收缩期杂音，血压70/40mmHg，无脑膜刺激征。

【心电图显示】 $ST_{Ⅱ、Ⅲ、aVF、V_5}$下降>0.1mV，考虑并发急性心肌炎，休克。

【诊疗过程】 试用甲氧胺，血压上升至120/60mmHg，旋即降至60/30mmHg，静脉滴注氢化可的松和去甲肾上腺素，血压上升至100/70mmHg。应用大量维生素C静脉滴入2周，卧床休息3周左右，心电图恢复正常后出院。1970～1972年在干校从事较重体力劳动时感疲乏心慌外，平时无不适。

1974年因右胸挤伤X线胸片发现心脏扩大，远达片显示心胸比为0.55，心脏面积增大30%，以左心为主，一直随诊，至2002年患者已73岁，心电图正常，X线心脏像心胸比为0.52～0.54，超声心动图检查各房室腔不大，左心室射血分数0.75，但舒张功能轻度受损，无心脏症状，说明30多年心脏情况无进展。

【讨论】 流行性腮腺炎在青春期后男性可并发睾丸炎，也有并发胰腺炎、脑膜脑炎，间质性肾炎并发急性肾衰竭的报道，散在并发心肌炎也不少见，有的出现暴发性房室传导阻滞或心力衰竭而致命。近年来采用聚合酶链反应反转录酶反应分析尸检心肌病毒基因组，支持心内膜弹力增生症是病毒性心肌炎的后果，特别是由于腮腺炎病毒所致。提示我们对流行性腮腺炎的患者要注意观察心脏的情况。

第4章

心 包 炎

46. 放射性心包炎，慢性心包积液

【病情简介】 男性患者，55 岁管理员。1980 年 8 月 2 日因心包穿刺后晕厥收入院，患者于 1974 年自觉进食后食管部发噎，同年 10 月北京市肿瘤医院诊断为食管癌，手术治疗，术后行放射治疗 2 个疗程(共 1 个月，放射量不详)。嗣后症状逐步好转，1975 年以来能正常进食。每年均随访检查未发现有复发活动灶。1978 年 9 月在单位健康体检，发现心脏扩大，转日坛肿瘤医院检查，未发现肿瘤复发现象。自此以后逐步出现憋气、心慌。1979 年 3 月感冒后常有面部和双下肢水肿。1979 年 8 月来我院门诊，X 线心脏相示，心脏略呈"烧瓶状"，主动脉不突，肺动脉段凹，双心室增大，左心房不大，双侧心缘下缘搏动减弱至消失，心胸比为 0.73，符合心包积液。两肺轻度淤血，未见肺实质病变。超声心动图检查左心室后壁心外膜之间可见液性暗区。舒张期约为 15mm，右心室前壁亦可见 5mm 暗区，符合心包积液。行心包穿刺，抽出黄色液体 70ml，抽液后症状明显减轻。心包液检查，蛋白质 4g/L，细胞数 50 个/mm^3，未发现癌细胞，细菌培养(—)。考虑放射性心包炎可能性大。予用利尿剂，次年 3 月加用泼尼松 5mg，3 次/d。常在门诊复查，心包积液量变化不大。1980 年 8 月 2 日觉心慌、咳嗽痰多，有时憋气，来门诊胸部透视心脏中等以上增大，搏动减弱，肺轻度充血。在门诊做心包穿刺。术前血压 120/80mmHg，心率 88/min，抽出血性液体 110ml，当针头拔出时，患者觉眼前发黑.短暂意识不清。出汗多血压测不到。5min 后血压 60/? mmHg，心率 120/min。立即切开大隐静脉，测静脉压为 12cmH_2O(1cmH_2O=0.098kPa)，静脉滴注多巴胺、间羟胺，血压回升至 100/80mmHg，心率 100/min。X 线胸片示心影与术前比未进一步增大。神志完全清醒，汗多。加用参麦注射液，当日收入院。患者既往无结核病或风湿病史。家族中父母年老病故，父有偏瘫史。爱人和子女健康。

【查体】 神志清楚，体温 36.5℃，四肢稍凉，全身体表淋巴结无肿大。口唇无发绀，颈静脉怒张，胸廓无畸形，两肺未闻啰音，心浊音界向左扩大，心律齐，心率 144/min，未闻摩擦音及病理性杂音，血压 120/80mmHg。腹部平软，肝可触及，压痛不明显，脾未及，双下肢无水肿。生理反射正常，未引出病理反射。

【实验室检查】 血红蛋白 130g/L，白细胞 10.0×10^9/L，中性粒细胞 78%，红细胞沉降率 20mm/h，C 反应蛋白(－)，抗链球菌溶血素"O" 1∶400，类风湿因子(－)，胎甲球试验(－)，尿常规蛋白(－)，镜检有少许红、白细胞。血尿素氮 10.4mg%，丙氨酸转氨酶、天冬氨酸转氨酶均正常。门诊抽出心包积液细菌培养(－)，标本已凝固未能做常规检查。心电图为窦性心动过速，低电压。X 线胸片，与 2 个月前相比，心影较前略缩小，心胸比为 0.67，肺淤血稍减轻，未见有实质性病变。放射性核素心血池扫描，心腔未见明显扩大，符合心包积液改变。超声心动图示仍有少至中量心包积液。

【诊疗过程】 住院第 4 天停用升压药，血压维持平稳。关于心包积液问题结合病史和检查，是在食管癌放疗结束后 4 年，即住院前 2 年时因查体时偶然发现，无急性起病和发热症状，故可排除非特异性心包炎。患者无结核病史，无发热、盗汗。不支持结核性心包炎。与癌肿有关的心包积液：①心包转移癌，则积液增长较快，需频繁穿刺抽取积液，心包积液中未发现癌细胞，患者亦无肿瘤的活动灶；②放疗后引起甲状腺功能低下，也可引起心包积液，但患者无甲状腺功能低下的表现；③放射性心包炎。可发生于治疗过程中或治疗结束后数月之后，慢性心包炎可在治疗数年或更长时间之后。诱发因素为放射剂量的大小、疗程持续长短和包括在放射野内心脏的轮廓范围等。积液可是浆液、浆液血性或血性。

【讨论】 据文献报道食管癌放疗后发生放射性心包炎约占 15%。积液可自行吸收，或进一步机化，导致心包纤维化粘连最后成慢性压缩性心包炎。本例情况符合放射性心包炎。住院期间请肿瘤医院会诊，也同意放射性心包炎的诊断。应用利尿药和泼尼松 5mg，3/d 治疗。8 月中诉左胸部不适，胸骨左缘第2、3肋间及心尖部可听到心包摩擦音，至9月下旬消失。患者心包积液已持续两年多，积液量比最多时稍减少，但未消失，患者有心慌、气短症状。请心外科会诊，认为有手术指征.可做部分心包切开，开窗引流，除非明显心包压缩，才需做心包切除术。因患者心包穿刺晕厥，急救时做大隐静脉切开术，8月9日发热，左下肢红肿、疼痛，发生急性血栓性深静脉炎，加用抗生素、肝素及新双香豆素抗凝治疗。因身体较弱，外科医生与患者协商，于1980年9月27日先出院稍调养一段，再采做心包手术。

47. 非特异性心包炎，慢性心包积液，心包开窗引流术取得卓效

【病情简介】 女性，52岁，餐饮业售票员。因头晕，心慌，胸闷1年余，于1976年4月27日入院。1年多来常于提重物时感心慌，经常觉头晕，胸部发闷，夜间需高枕而卧。无明显发热，但有时在傍晚脸部潮热，无盗汗。食欲时好时坏，大小便正常。晨起咳嗽，有少量痰，寒冷季节更明显。1975年2、5、10月因3次阴道不规则出血，当地医院疑为肿瘤，遂来北京妇产医院检查，认为肿瘤可能性不大，发现心脏扩大，于1975年12月转来我院门诊检查，经X线、放射性核素、心包穿刺检查，诊断为"结核性心包炎"。在院外服用异烟肼，肌内注射链霉素(共126g)，治疗4个多月，无明显好转，其间应用泼尼松2周，因血压增高停用。收入我院治疗。

【既往史】 患者既往有"胃痛"史10余年，常于受冷或进食不当时发作，一直在河北景县，未去过外地，从小务农，后做售票员、无烟酒嗜好，爱人健康，母死于难产，父已病故，死因不详，兄姐妹均健康，否认家中有结核病患者。

【查体】 体温36.9℃，脉率80/min，血压110/85mmHg，发育正常，营养中等，高枕卧位，巩膜无黄染，周身浅表淋巴结不大，颈静脉轻度怒张，气管偏左，甲状腺不大。胸廓对称，两肺呼吸音粗糙，右下胸部有少量湿啰音。心尖冲动不易触到。心浊音界向两侧扩大，心音尚清楚，心律齐，心率80/min，无病理性杂音及摩擦音，心尖可闻及第4心音，$P_2=A_2$，不亢进，无奇脉。腹平软，肝在右肋下1cm，压痛不明显，脾未及，无腹水征。无杵状指(趾)，下肢有轻度可陷性水肿。生理反射存在，未引出病理反射。

【实验室检查】 血常规：血、尿、便常规大致正常。红细胞沉降率5～20mm/1h，血电解质正常，尿素氮、非蛋白氮、丙氨酸转移酶、麝香草酚浊度试验、抗链球“O”、血糖均正常。血胆固醇3.66mmol/L，心包积液检查：黄色透明，蛋白含量4g/dl，红细胞7～8/mm^3，白细胞2～3/mm^3，未发现瘤细胞。李凡他试验(+)，普通细菌培养(－)，结核菌培养(－)，真菌培养(－)。

【X线检查】 胸片示心影扩大，心脏搏动几近消失，心胸比为0.75，大量心包积液。

【心电图】 窦性心动过速，肢体导联低电压。

【超声心动图】 右心室前壁及左心室后壁有液性暗区为中度心包积液。肘静脉压23.5cmH_2O，甲状腺吸碘功能正常。

【诊疗过程】 入院后因不能排除结核性心包炎，加强抗结核治疗：链霉素、异烟肼、对氨基水杨酸钠，加用地塞米松，链霉素一度换为卡那霉素。体温大多在37℃以下。1976年7月末至11月13日因唐山地震出院治疗，因效果不佳1976年11月13日再次入院，一直持续抗结核治疗至1977年11月将近2年，心包积液后未见明显消退，X线心胸比为0.78～0.66，体温不高，抗结核菌素OT试验1∶10万U(－)，重新考虑诊断问题，1977年10月心包穿刺放液注入空气。X线胸片复查：两心缘液气面，心包膜薄而光滑，液气影内可见两心缘，心脏形态无明显增大，两心缘搏动较快，心包外缘符合原X线胸片显示心影，液气面内心影不大，心包积液，心包不厚。考虑非特异性心包炎可能性大。停用抗结核治疗，请外科会诊，为消除大量心包积液解除患者症状，同意行心包开窗术，将心包积液引流至左胸腔内后吸收，同时可做心包膜病理检查。

1978年3月20日在针麻下行心包开窗术。术中病理所见胸腔无积液及粘连。两肺弹性良好，无实变。心包明显增大，先穿刺缓慢放出300ml，淡黄色透明液体，然后切开心包。病理所见：心肌表面有较厚的脂肪和纤维素沉着。右心室表面有0.3cm×0.2cm的褐色肿物，有0.5cm纤维素条索与心肌相连，均予以切下，病理检查。左心室膈面下有较多的纤维素沉着，表面不光滑。在采活检标本前后各再从右心室左心房下吸出积液共400ml。在心包前壁开窗直径约2.5cm，置胸腔引流管，关胸。手术顺利。

【病理检查】 取下软组织病理镜检，检查结果：1.5cm×1.2cm×0.3cm为增生的结缔组织，部分覆以单层扁平上皮，明显充血水肿，在血管周围有大量中性多形核白细胞浸润，偶见腺细胞和淋巴细胞。小块0.5cm×0.6cm×0.3cm为较为致密的纤维结缔组织，大部分为玻璃样变。

患者术后恢复良好，自觉胸部轻松，两肺呼吸音好，咳嗽无痰，食欲好。肘静脉压降至7.5cmH_2O，红细胞沉降率7mm/h，心电图已正常。X线心脏像：心影已明显缩小，心胸比为0.54。超声心动图：仅极少积液，暗区2mm。患者于1978年4月4日出院。

一直在门诊随诊至1985年10月，情况好，无心慌气短，能从事轻劳动。肺清晰，心律齐，心率90/min，腿不水肿。X线检查：肺血正常，心脏外形不大。超声心动图示各房室腔不大，房室壁波动幅度正常，无心包积液，肝功能正常。

【讨论】 本例患者自1975年以前起即有心慌、头晕、胸闷症状，咳嗽开始更早，因妇科问题发现问题，1975年10月转来我院门诊，心胸比已为0.78，已有大量心包积液，持续2年多，将近3年，直至1978年3月行心包开窗术，未出现过心脏压塞现象，是慢性心包积液的特点。特别可能发现与以前非特异性或病毒性心包炎，尿毒素心包炎及继发于黏液性水肿或肿瘤，也见于伴有腹水及胸腔积液，慢性钠水潴留的多种原因，包括慢性心力衰竭、肾病综合征和肝硬化等。大量特发性慢性心包积液作为起始表现见于原发性心包瘤约3%，且多见于女性。患者可排除上述原因可能为非特异性心包炎、慢性心包积液。直到抗结核治疗2年无效后，才考虑患者不是结核性心包炎，基于不能排除之前抗结核治疗，为预防压缩性心包炎。诊治这例患者获得的经验教训启示，即治疗效果不好，应早些审视诊断的正确性。2年再重新审视，为时有些过晚。另一方面对难治的慢性心包积液心包开窗引流不失为有效治疗的一种选择措施。

第5章

先天性或遗传性心血管疾病

48. 先天性主动脉瓣二瓣化畸形，钙化，重度狭窄和轻度关闭不全

【病情简介】 患者男性，工人，62岁。自1979年（58岁）起觉心慌、气短，活动时更明显，有时下肢水肿，夜间常因憋气醒来，1980年前出现心前区闷痛，伴有胸部压迫感，多向背部放射，含硝酸甘油效果欠佳。自1980年至1983年2月曾先后4次在本院住院，诊为先天性主动脉瓣二瓣化畸形、狭窄、冠心病、心绞痛、心律失常、频发室性早搏形成二联律、心力衰竭，用地高辛、阿司匹林，硝苯地平、呋塞米、美心律等药物治疗，并建议行换瓣手术，患者不愿接受。于1983年4月间，心前区疼痛明显加重，尤其是夜间更甚，常痛醒。含硝酸甘油、异山梨酯、硝苯地平均不能缓解必须坐起，持续数小时，至凌晨5～6时才逐渐缓解。加重5d后遂于1983年4月12日第5次入院。拟接受手术治疗。

【既往史】 1966年曾患“肝炎”，1972年因溃疡病出血进行胃次全切除术，有多年吸烟史，20支/d。

【查体】 体温36.2℃，呼吸18/min，发育正常，营养中等，自由体位，神志清，皮肤无黄疸，头颈未发现异常，两肺清晰，心向左扩大，心浊音在左锁骨中线外2cm，心律齐，心率62/min，胸骨左缘2～4肋间闻及3～4级吹风样收缩期杂音，3～4肋间有1～2级吹风样舒张期杂音，血压120/70mmHg周围血管征（—），腹平软，肝脾未及，下肢不水肿。

【实验室检查】 血尿常规正常，血康瓦反应（—）。

【心电图】 一度房室传导阻滞，左前分支阻滞，心绞痛发作时ST段Ⅰ、aVL，$V_{4\sim5}$下垂型下降，T波不对称倒置。

【X线胸片】 主动脉型心脏，左心室增大，升主动脉膨隆，心胸比

为0.55。

【主动脉及冠状动脉造影】 升主动脉梭形扩张，主动脉瓣似为三叶，有圆顶征有少量造影剂反流至左心室，证实为主动脉瓣狭窄及少至中量关闭不全。冠状动脉呈左优势型，左冠状动脉主干及左回旋支近端普遍扩张，前降支近端管壁不规则，右冠状动脉主干较细小，圆锥支可能为单开口，三支冠状动脉均未见重要病变。

【诊疗过程】 1983年5月16日转心外科，术前诊断为主动脉瓣狭窄和关闭不全，冠状动脉供血不足。1983年6月3日在低温全身麻醉体外循环行主动脉瓣置换术。术中病理所见，升主动脉梭状扩张，根部较细，有收缩期震颤，手术过程自＋＋＋减至＋，右心房、右心室正常，左心室明显肥厚，主动脉壁脆弱，主动脉瓣为二瓣，双叶均钙化，已达环部。瓣口0.4cm切除畸形钙化狭窄的二瓣，置换牛心包生物瓣，手术经过顺利，电击一次心脏复跳，术后情况平稳，无心慌，憋气，心绞痛等症状。血压130/80mmHg。心律齐，心率69/min，心尖有第4心音，无杂音，两肺清晰，肝脾未及，下肢不肿。

切除的主动脉瓣组织病理检查：为致密结缔组织，组织间有钙化，并有出血。纤维结缔组织增生变性，部分为玻璃样变性，组织边缘见纤维素样坏死，表面可见淋巴细胞、浆细胞和嗜酸性细胞。术后超声心动图检查：左心房前后径30mm。左心室舒张末径为42mm，后壁厚度9mm，室间隔厚度9mm，主动脉根部舒张期30mm。置入的生物瓣活动曲线良好，二尖瓣后叶可见舒张期震颤，术后顺利恢复，1983年7月25日出院。

出院后一直在门诊随诊，术后心绞痛控制基本无发作。一直服用地高辛，每周利尿药2次，能坚持半日工作，上3层楼，情况平稳。直至术后8年半1991年冬又出现左上肩疼痛，每日发作1～2次，每次3～5min，含硝酸甘油可缓解。半年后入院检查发现移植主动脉瓣关闭不全、心绞痛、心力衰竭，患者尚未下决心再次换瓣，经药物治疗后症状好转。1992年因天气转凉左肩疼痛伴胸闷，1～2/d，多在清晨或晚间看电视时发生，偶觉憋气，尚无夜间呼吸困难发作再次入院诊治。

查体：尚能平卧，呼吸18/min，两肺中下野有细小湿啰音，心浊音在锁骨中线外1cm，心律失常，1～2次期前收缩/min，心率80/min，A_2＞

P_2，主动脉瓣区可听到3级吹风样舒张期杂音，血压140/45mmHg，肝在肋下3.5cm，无压痛，脾未及，腹水征(－)，双下肢可陷性水肿。

X线心脏像：肺淤血，主动脉结突，左心室扩大，心胸比为0.56。超声心动图：主动脉置换生物瓣反流中量，瓣中膜查有撕裂区，左心室壁不厚，呈反向运动。生物瓣叶未见增厚及异常回声附着，开放尚可，因靠左前瓣叶撕裂及脱垂致关闭不全，左心室舒张末径55mm，射血分数0.53。主动脉及冠状动脉造影：升主动脉较扩张，主动脉生物瓣损毁，舒张期可见大量造影剂反流至左心室，左心室运动尚好，收缩期未见造影剂反流至左心房，二尖瓣好，主动脉压180/40mmHg。左冠状动脉前降支边缘不规则，未见狭窄。左回旋支边缘不规则，左心室后支开口以远可见局限性75%狭窄。左心室后支中段有60%狭窄：后降支有50%～70%狭窄。右冠状动脉细小和圆锥支同一开口，圆锥支较大，右冠状动脉细小可能为发育所致，其分支未见狭窄，结论为主动脉瓣关闭不全，单支冠状动脉病变。

于1992年9月23日在低温全身麻醉体外循环下再次更换主动脉瓣手术，术中病理所见，纵隔及心包广泛粘连，升主动脉轻度扩张，原生物瓣损毁，二瓣叶已从瓣脚上撕脱，钙化不明显，右冠状动脉细小，左、右冠状动脉开口小，术中企图行右冠状动脉搭桥，但未能找到血管远端。切除损毁生物瓣，置换澳大利亚stentless生物瓣，缝合主动脉切口，心率慢，安装起搏器，停机后，心跳弱，主要是右心室收缩差，加升压药效果不好，反复试停机均不能维持，主动脉内球囊反搏亦不能维持循环，经抢救无效死亡。

【讨论】 先天性主动脉二瓣化畸形在儿童期通常无主动脉瓣狭窄，但因其不正常结构引起血液湍流，长期损伤瓣叶，导致纤维化，增加瓣叶强直性及钙化，使主动脉瓣口狭窄，常见于中老年人。除非并发感染，否则罕见单纯主动脉瓣关闭不全。本例先天性主动脉二瓣畸形主要发生瓣口狭窄，并轻度关闭不全，58岁始发生心慌、气短症状，59岁出现心绞痛，62岁因心绞痛剧烈，患者才决心置换主动脉瓣手术，术中见瓣口已狭窄仅有0.4cm，冠状动脉除右冠状动脉发育细小外并无明显动脉粥样硬化狭窄，心绞痛主要因瓣口狭窄影响冠状动脉灌注；同时左心室流出道梗阻导致心肌肥厚耗氧量增加所致。主动脉瓣置换后，症状缓解了8

年,因置入的生物瓣损坏,发生重度关闭不全和右冠状动脉左心室后支和后降支发生狭窄病变,再次出现心力衰竭和心绞痛,又延迟约 9 个月再置换瓣膜。因心肌损伤时间较长,换瓣后,尤其是右心室心肌收缩不良,术后仍未能挽救患者生命。

49. 心肌致密化不全

【病情简介】 男性，33 岁，干部。反复针刺样胸痛 6 年余。患者自 1992 年起经常于夜间仅偶有白天无诱因出现心前区针刺样疼痛，向左肩及背部放射，心率加快，有少许出汗，自己击打胸部略感舒服，曾多次在广东省人民医院及深圳孙逸仙医院查心电图呈左前分支传导阻滞，前间壁导联异常 QS 型波。24h 动态心电图偶见房性期前收缩。超声心动图：左心室稍大，收缩功能轻度减弱，左心室下壁心尖段室壁瘤，左心室假腱索。1997 年复查超声心动图：前间壁下 2/3 至心尖心肌变薄。放射性核素心肌显像及心室造影左心室扩大，广泛前壁及下壁，心尖及室间隔灌注明显减低，收缩及舒张功能减低。X 线心脏相：心胸比为 0.43。冠状动脉造影：正常。左心室造影：心腔轻度扩大，前壁不光滑，见 3 个轮状缺损，直径为 2～3mm。右心导管检查未见异常。心脏磁共振检查和染色体分析均未见异常。因反复胸痛，诊断不明确，遂于 1998 年 9 月 14 日转来我院。

【既往史及家族史】 患者既往无高血压、糖尿病及高脂血症史，无关节炎，吸烟 10 多年，20 支/d，无饮酒嗜好。一姐患冠心病，家族中无遗传病史。

【查体】 发育正常，营养良好，自主体位，无病容，皮肤无黄染，体表淋巴结不大，头颈部未见异常，双肺清晰，心脏浊音界在左锁骨中线上，心律齐，心率 76/min，未闻杂音，腹部平软，肝脾不大，双下肢不水肿。

【诊疗过程】 住院过程中观察到发作情况，诉两肩酸困，左肩有紧缩不适感，无出汗或头晕，血压 130/80mmHg，心律齐，心率 76/min。心电图 V_5、V_6 导联的 T 波稍低，含硝酸甘油 1min 缓解。6d 后又发作一次，自觉比前一次轻，含硝酸甘油约 5min 缓解，心电图无改变。当日傍晚又觉两肩酸困，持续 10min，尚能忍受。

入院后查血常规及红细胞沉降率正常，血胆固醇及血糖等生化指标正常。电子束 CT 检查：左、右冠状动脉未见钙化，心脏容积增强横断扫描可见室间隔，左心室游离壁向左心室腔内突出的多发充盈缺损，以广基底与心室壁相连，外形呈粗大肌小梁样缺损，CT 值与周围心肌无异常增强。扫描显示其具有与心室壁一致的舒缩功能，上述充盈缺损突出深度可达 1cm，左心室心腔无扩大，舒缩功能良好，射血分数为 0.68；室间隔，左心室前壁及侧壁变薄，主肺动脉，左、右心房未见特殊，诊断考虑左心室多发起自心壁充盈缺损，呈粗大肌小梁样为先天性心室壁分化障碍。超声心动图：心脏各腔内径不大，左心室后壁、侧壁运动轻度减弱，其余阶段收缩运动明显减弱至消失，室间隔中远段及心尖室壁变薄，无明显矛盾运动，左心室整体运动减低，射血分数 0.40，左心室舒张末径 55mm，升主动脉及其根部不宽，各瓣膜形态、结构、启闭未见异常。

【讨论】　心内科与影像科联合讨论，认为症状不像心绞痛，心电图呈左前分支传导阻滞，前间壁异常 Q 波，不像一般心肌梗死图形。放射科医师结合本院电子束 CT，院外磁共振和冠状动脉左心室造影结果，以及参考国外文献，发现左心腔内多个肉柱样改变，考虑为先天性心肌发育不良，海绵状心肌，经过讨论一致同意此诊断。本病本身无特殊治疗，明确诊断后出院对症处理。

海绵状心肌又称为心肌致密化不全，由于胚胎时期疏松的心肌组织致密化过程障碍，是肌小梁化的心肌持续存在的先天性畸形，多见于左心室从基底部到心尖部，不同程度地累及心室壁内 2/3，靠心室外侧有一薄层致密化心肌，也可同时累及右心室，病因尚不清楚，有家族聚集倾向，男性多见，成人多为常染色体显性遗传。临床表现为进行性心力衰竭，晚期药物无法控制时可做心脏移植。有恶性心律失常，则置入自动除颤器。心室壁网性结构有低速血流与心腔相通，故需长期抗凝治疗，预防血栓栓塞。

50. 先天性肺动脉瓣缺如，肺动脉血栓栓塞，继发性肺动脉高压

【病情简介】 男性患者，33 岁，工人。胸闷、心慌、乏力 1 年余。于 1978 年 10 月 14 日入本院诊治。患者于 1977 年 5 月 5 日觉胸闷、心慌，活动觉乏力。下肢出现水肿，入住于邢台市医院。查心电图示窦性心动过速，不完全性右束支传导阻滞，右心室肥厚。X 线胸片示心脏扩大，诊为“风湿性心脏病”，予用洋地黄、利尿药，1 个月余好转出院。仍有下肢水肿，可做轻工作。1978 年 5 月至 1978 年 8 月无特殊诱因，先觉咽痒、咽干，随即咳嗽，咯鲜血 3 次，每次少则数口，多时达 200ml，此后稍活动即觉胸闷，憋气，心慌，只能上 1 层楼，走 500m 路，曾有两次出现左侧上、下肢麻木，重击无痛觉，持续约 10min，经练习活动好转。

患者自幼体健，1965 年参军体检正常。1969 年曾两肘、膝、踝、指关节红肿痛，伴皮下结节，发热，红细胞沉降率 140mm/h，抗结核治疗 40d 无效。后改用阿司匹林 3～4g/d，泼尼松 15mg/d，1 周余热退，反复关节痛，住院 9 个月，诊为“风湿性关节炎”。3 年后未再患。1972 年 10 月间乘火车途中洗脸时突然头晕，短暂意识不清后，“心里迷糊”持续约 40min，无抽搐、出汗。父母及子女均健康。

【查体】 体温 36.7℃，脉率 90/min，呼吸 26/min，血压 100/70mmHg，发育、营养尚可，神志清，嘴唇无发绀，皮肤无黄染、皮疹，表浅淋巴结不大。颈动静脉怒张，甲状腺不大，胸廓对称，左肺底可闻及湿啰音。心律齐，心率 90/min，心尖部及胸骨左缘 4、5 肋间有Ⅲ级吹风样收缩期杂音，胸骨左缘 2、3 肋间有Ⅱ级吹收缩期杂音和哈气样舒张期杂音，非连续性，未触及震颤，$P_2 > A_2$，P_2 不亢进。腹平软，肝在右肋下 3cm，压痛不明显，脾在肋缘可触及边，无腹水征，脊柱无异常，两下肢不

肿，无杵状指(趾)，生理反射存在，未引出病理反射。

【实验室检查】 血、尿、便常规正常，出血时间、凝血时间、凝血酶原时间正常，红细胞沉降率 11mm/h，麝香草酚浊度试验及丙酮酸转氨酶正常，抗溶血性链球菌素“O”＜400，血气分析：pH：7.431，PCO_2 31.4mmHg，PO_2 72.9mmHg，HCO_3^- 21.9mmol/L，BE -3.0mmol/L，SO_2 95.2%。

【X线检查】 胸片示两肺外周血管纹理稀疏，右肺下动脉偏宽，呈残根状，肺内未见实变影。心脏呈二尖瓣型，主动脉结不宽，肺动脉段凸出，右心房、心室增大，心胸比为 0.58，记波片示心脏搏动增强，肺门可见舞蹈征。

【心电图】 心房大，不完全右束支传导阻滞，右心室肥厚。

【超声心动图】 右心室明显增大，室间隔与左心室后壁呈同向搏动，右心室前后径 40mm，左心室舒张末期内径 40mm，三尖瓣前后叶极易探出，二尖瓣 C-D 段向左心房弯曲，显示右心室容量负荷增加，三尖瓣关闭不全，不除外房间隔缺损和二尖瓣脱垂。

【心音图】 胸骨左缘 2、3、4 肋间和心尖部有双期杂音，以第 2 肋间为主，左侧卧位时心尖部收缩期杂音明显增强。

【肺呼吸功能检查】 肺活量正常，时间肺活量、最大通气量和通气储量百分比均比正常降低，肺通气功能轻度受损。放射性核素肺灌注扫描：右肺下野及左肺中下野血流明显受损。

【右心导管检查】 ①导管通径无异常，但导管远端位于主肺动脉(照片及造影证实)，测压似右心室压力曲线；②各部位血氧无差异；③右心室及肺动脉压增高分别为 69/9(24)mmHg 和 67.2/11.2(25.2)mmHg。肺动脉至右心室连续测压无压差，右心房压力正常；④动脉血氧饱和度正常，无右至左分流。提示为肺动脉瓣关闭不全之血流动力学继发性肺动脉高压改变。

【右心房、右心室造影】 综合两次检查结果，右心房、右心室、肺动脉相继显影，右心房、右心室明显扩大，右心室心肌小梁肥厚，右心室流出道及主肺动脉重度扩张(约 6.3cm)，肺动脉瓣环扩大，肺动脉瓣观察不清，左、右肺动脉亦显示扩张，两肺上区肺动脉充盈良好，右肺中间以下肺动脉显示不清，远端未见造影剂充盈，右上有一小分支似有不规则狭窄，左肺中下野肺动脉似有不规则狭窄，外围分支纤细。提示：①肺动脉瓣缺如，右心房、右心室高度增大；②右肺中间段肺动脉及中下叶分支未见充盈，左肺中下野缺血，以肺动脉血栓栓塞之可能性大；不除外其他肺血管异常；③继发性肺动脉高压。

【诊疗过程】 经内科及放射科联合讨论，根据右心导管检查证实肺动脉右心室间无压差，导管未通过异常径路，造影检查肺动脉高度扩张，肺动脉瓣未显示，可以确诊为先天性肺动脉瓣缺如，两肺部分血流受损，根据病史咯血后运动耐受明显减低，肺动脉血栓栓塞可能性大，不能完全排除其他肺血管病变。外科医师看过此患者，考虑无手术指征。内科予以强心利尿药，一度出现二度房室传导阻滞，将地高辛减量至0.125mg/d，住院过程麝香草酚浊度试验及絮状反应出现不正常，予用葡醛内酯，静脉滴注复方丹参7周。自觉症状有所减轻，复查X线心脏像：心脏外形同前，心胸比为0.55，原为0.58，稍缩小，右心导管复查肺动脉压较前有进一步升高。本病无特殊有效治疗，1979年5月22日回原地对症治疗。

【讨论】 先天性肺动脉瓣发育不良，如肺动脉瓣缺如、发育不良、瓣膜穿孔、额外瓣叶等，先天性肺动脉瓣缺如较为常见，但其中多数常伴有其他先天畸形，较为常见者为法洛四联症和室间隔缺损。先天性肺动脉瓣缺如有的死于婴儿期，因扩张的主肺动脉压迫阻塞上呼吸道，本例患者出现症状较晚。关于本病国外有多方面婴儿期手术操作探索，均无满意效果，预后不良。

51. 右肺动脉起源于升主动脉，动脉导管未闭，继发性肺动脉高压

【病情简介】 男性，29 岁（1946 年出生），农民。自幼活动时感到心跳“重”，撞击感，喜下蹲体位，但体力尚未受限。1956 年无诱因咯血一次，2～3 口，1957 年后多在冬天精神紧张或劳累诱起咯血，量最多一次为鲜血十余口，不伴有呼吸困难，无下肢水肿。1963 年以来常感觉右胸部针刺样疼痛，向左侧卧时觉“心脏不适”。1971 年因感冒后上述症状加重，不能胜任体力劳动，但能平卧，下肢不肿。曾在哈尔滨第四医院就诊，据称为心脏病，治疗不详，未见效，遂来京诊治，于 1975 年 7 月 23 日收入我院。

【既往史及家族】 父母及其家族无类似疾病，父母尚健康，有一姐患“结核性心包炎”，弟死于“急性肝萎缩”。27 岁结婚，夫妻不和，无子女。

【查体】 体温 36.9℃，脉搏 80/min，呼吸平静，血压右上肢 130/70mmHg，左上肢 140/60mmHg，下肢 200/120mmHg。发育营养中等，无病容，嘴唇、指甲无发绀，皮肤、巩膜无黄染，甲状腺不大，颈静脉无怒张，右颈部听到轻度杂音。胸廓前后径长，呈轻度桶状，左侧胸前壁较右侧向前凸起。肺部未闻及啰音。心界向左稍扩大，未触及震颤，心尖冲动不明显，剑突下有抬举感，胸骨中线偏右，剑突偏上有Ⅱ级吹性收缩期杂音，$P_2=A_2$，均不亢进，但 P_2 分裂，心律齐，心率 80/min，有水冲脉和射击音。腹平软，肝触诊不满意，脾未及，下肢无可陷性水肿，无杵状指（趾）。

【实验室检查】 血、尿、便常规正常。

【心电图】 窦性心动过速，心率 117/min，左心室肥厚，可疑双侧心室肥厚。

【X线检查】 胸片示心脏相及右侧记波：肺内未见实变，主动脉增宽，肺动脉段轻突，心室增大，以左心室为主，记波示心室搏动和主动脉搏动增强，心胸比为 0.56，提示先天性心脏病，心底部分流可能性大，主动脉窦瘤破入右心室？动脉导管未闭？不除外有心室水平左至右分流。

【右心导管检查】 ①导管未通过异常通道；②肺动脉血氧含量较右心室者高 4.6ml/dl，说明在肺动脉水平左至右分流，占肺循环 63%；③肱动脉血氧饱和度 96.6%，说明心脏无右至左分流；④右心室和肺动脉压重度升高，右心室 117.5/10(42.5)mmHg，肺动脉 120/72.5(82.5)mmHg，符合先天性心脏病，动脉导管未闭，至重度肺动脉高压，因临床活动明显受限，尚需进一步检查排除其他可能。

【放射性核素肺扫描】 左肺显影形态完整、放射分布均匀，右肺未显影，故需除外右肺动脉起源异常或血栓、栓塞疾病。

【肺功能检查】 肺活量正常，时间肺活量及最大通气量较正常偏低，通气功能轻度受损。为排除诊断疑点遂分别行升主动脉和主肺动脉造影。

【升主动脉造影】 主动脉升、弓、降各部及头臂动脉顺序显影，在主动脉显影同时，右肺动脉亦显影，自其后壁发出，右肺动脉发出后肺内支明显变细扭曲。主动脉升、弓、降各部管壁光滑，升、弓部轻至中度扩张。

【主肺动脉造影】 肺动脉主干，左肺动脉及其分支高度扩张，扭曲，肺动脉主干显影后于 2s 可见其上缘有一显影缺损区，右肺动脉始终未显影，主肺动脉压力 110/76(90)mmHg，右心室压力 105/5.3(40)mmHg。经上述造影检查可以确诊右肺动脉异位起源于升主动脉后壁，合并动脉导管未闭，继发肺动脉高压。

【诊疗过程】 入院后予患者利血平、氢氯噻嗪等口服，诊治过程中经多次内、外、放射科讨论，确诊后认为有手术适应证，将右肺动脉移植至主肺动脉，结扎未闭动脉导管，手术一次做或分两次做尚未定，因有重度肺动脉高压风险极高，将情况告知家属，家属对手术既期待又顾虑极大，选择暂不做手术，于 1975 年 11 月 18 日出院，嘱注意避免感冒，勿劳累。

【讨论】 右肺动脉异位起源于升主动脉是罕见的先天畸形，右肺动脉起源异常多于左肺动脉者。右肺动脉异位起源于升主动脉者中，仅20%为单独此畸形，50%合并有动脉导管未闭，其余则合并其他先天畸形。右肺动脉异位起源于主动脉无典型体征，常为收缩期杂音，时有或时无，极罕有连续性杂音，因动脉扭曲狭窄所致。20 世纪 70 年代尚未开展二维超声心动图，现在超声心动图广泛开展，即可凭此为本病做出诊断，但造影、导管等检查可提供更多信息，有助于判断手术风险。先天畸形预后不良，在 1 岁前死亡约占 80%，多死于难治性心力衰竭。生存下来的患者多并发肺动脉高压，因一侧肺动脉起源于主动脉，该侧肺接受体循环血流，早期发生肺动脉病变，对侧肺接受全部肺循环血流，也发生肺动脉高压。两肺病变相似。唯一治疗方法早期手术治疗，别无他法。也有一些早期手术成功的报道。本例病程已 29 年，继发重度肺动脉高压，风险过高，家属放弃手术治疗。

52. 先天性主动脉缩窄，Turner 综合征

【病情简介】 女性，25 岁，工人，未婚。患者头胀痛，发现血压高 2 年，于 1979 年 11 月 12 日住入我院。患者自 1975 年起经常头胀痛，服镇痛药缓解。1977 年查体发现血压高，数字不详。1978 年患“蛛网膜下腔出血”在县医院住院，查血压180～200/100～110mmHg。同年 11 月至哈尔滨市人民医院住院，检查上肢血压 180/110mmHg，双下肢血压测不到，胸部透视、红细胞沉降率正常，尿常规无异常发现，心电图示左心室肥厚，诊断为“大动脉炎”。予服利血平、复方降压片效果不明显，1979 年 6 月又在该院妇科检查，阴道存在，子宫及附件均未触及。为进一步检查遂来京。

【既往史】 患者 8 岁开始上小学，成绩一般，记忆力尚可，从无月经来潮。1970 年初中毕业，因踝关节痛在家从事家务。1979 年 1 月在县文教科任收发员。父母、祖父母、外祖父母均非近亲结婚，无血缘关系，患者系足月顺产。父 1969 年死于“白血病”，母及三弟两妹均健康，发育正常。患者 18 岁时身高 1.37m，以后一直维持此高度未再长。

【查体】 身材矮小，营养一般。体温 36℃，脉率 78/min，呼吸 18/min，血压：右上肢 190/110mmHg，左上肢 170/110mmHg，双下肢测不到血压。意识清楚，表情稍迟钝，面貌似 30～40 岁成人，巩膜无黄染，表浅淋巴结无肿大，发际稍低，五官尚正常，咽充血，扁桃体轻度增大，头颅与身体相比稍大，有颈蹼，甲状腺不大，颈静脉无怒张，双颈动脉搏动正常，可听到杂音。胸廓对称，胸骨下陷，双乳房未发育。肺清朗，心浊音界不大，心律齐，心率 78/min，心尖可闻及 2 级吹性收缩期杂音，$A_2=P_2$。腹平软，肝脾未及，腹部未闻及血管性杂音。双肘外翻，下肢活动自

如，肌张力正常，双桡动脉搏动正常对称，双股动脉、双足背动脉均触不到。四肢腱反射活跃，巴宾斯基征左侧（＋），右侧（±）。无腋毛、阴毛，缺乏第二性征。

【实验室检查】 血、尿、便常规正常，血钾、氯、钠、葡萄糖正常。血胆固醇 4.14mmol/L，肌酐 106.8mmol/L，尿素氮 2.8mmol/L，二氧化碳结合力 19.6mmol/L，血浆雌二醇 30pg/ml，酚红试验：第一小时排出 50％，第二小时排出 15％。

【肾盂分泌性造影】 两肾功能正常，双肾大小径均小于正常值。眼底检查：视网膜动脉狭窄走行弯曲，反光正常，无出血渗出，色觉正常，符合高血压视网膜小动脉狭窄表现。肾静脉血肾素正常。甲状腺吸碘 131 功能正常。

【阴道涂片】 雌激素水平极度低落。静脉血染色体核型分析：45X0，只有一个 X 性染色体。

【心电图示】 左心室肥厚。

【X 线胸片和放射性核素扫描】 左上肺纹理细，脊柱侧弯畸形，心脏近似中间型，主动脉升、弓部增宽，且搏动增强，降主动脉中下段内收，管壁不规则，搏动减弱，近于消失；肺动脉段平直，各房室无明显扩大，右侧第 5、第 6 后肋下可疑切迹，心胸比为 0.47，符合大动脉疾病，不除外右上肺动脉受累。放射性核素肺扫描：右肺外侧缘放射稀疏。

【主动脉造影】 主动脉弓峡部严重局限性缩窄，左椎动脉发自主动脉弓部，左锁骨下动脉显影延迟，结合临床左上肢血压较右上肢低，符合该动脉亦受累或起源于缩窄远端。颅骨、蝶鞍 X 线片未见异常。

【颈椎、双手及腕、双肘、左肩、左膝、骨盆 X 线片】 大部掌、指骨及 2～5 趾骨、尺、桡骨远端及胫、腓骨近端之骨骺均未愈合，第 4 掌骨可疑短缩，腕部多角骨与舟状骨呈骨性融合，各腕骨间隙狭窄，两肘外翻，左股骨内踝略肥大，且向下延伸，其相对应之胫骨面受压，髋骨内上缘有一小外生骨疣（4mm×10mm），余未见异常。

【讨论】 通过检查，患者静脉血染色体核型分析为 45，X0，性发育障碍，原发性闭经，颈蹼，肘外翻，矮小身材，符合 Turner 综合征。矮小身材可以排除其他原因引起的侏儒症。Turner 综合征可能出现一系列体细胞异常或畸形，如小颌畸形、眼睑下垂、颧弓高、主动脉缩窄、杵状指、毛细血管扩张、血管瘤等,与缺少一个染色体有关。患者主动脉弓峡部严重缩窄,继发性高血压亦与之有关。染色体核型异常发生之机制是双亲之一配子生成过程中减数分裂不分离或有丝分裂中丢失一个染色体而致一个精子或卵子缺少一个性染色体。患者曾患蛛网膜下腔出血,不知是否并有脑血管瘤还是当时血压太高。

患者主动脉弓峡部重度缩窄,继发性血压升高。外科会诊有手术适应证,1980 年 11 月 29 日在低温全身麻醉下行主动脉缩窄部位切开补片修补术。术中病理所见降主动脉扩张,在主动脉导管韧带部有一环形缩窄,内有横膈膜孔约 2cm,左锁骨下动脉开口受累,血管较细。主动脉缩窄部位切开补片成形。术后主动脉远端运动、张力均佳,补片处无漏血。双足背动脉还触不清。术后次日双上肢血压 110～140/80～110mmHg,脉率 92～100/min。术后 5d 右上和左上肢血压均为 120/100mmHg,右下肢血压 120/100mmHg,左下肢血压 160/120mmHg,双侧足背动脉触诊清楚。术后 1 周拆线,切口一期愈合,恢复顺利,于 1980 年 12 月 24 日出院。

53. 原发性肺动脉高压，丛状肺动脉病，心力衰竭，心源性休克，急性肺水肿

【病情简介】 女性，13岁，学生。发现“心脏病”2年余，心悸气短，下肢水肿4个月，于1978年10月14日入我院。1975年其妹死于“心脏病”后，其母带她上医院检查，发现心脏大，性质未定。当时无症状，可胜任各种体力活动，1978年6月因吵架生气后觉心悸气短，下肢轻度水肿，间断服用氢氯噻嗪，病情逐日加重，曾至哈尔滨某医院就诊。先后诊为“先天性心脏病房间隔缺损”“法洛三联症”“风湿性心脏病”，但诊断都不很确定，9月在家服用地高辛0.25mg，每日2次，仅服一天就出现恶心、呕吐，心里难受，脉搏不齐，口唇发绀，呼吸困难，大汗淋漓，未经治疗2～3h后自行好转，10月上旬来京，在我院门诊检查，心电图超声心动图及X线心脏像，尚未确诊，入院当日晨7时又突然心难受，大汗淋漓，呼吸困难，口唇发绀，手足发凉，脉搏微弱，肌内注射“强尔心”，尼可刹米后即来我院急诊，血压较低80～90/? mmHg，静脉滴注多巴胺即收入院。

【既往史】 患者以往尚健康，有时冬天易咳嗽，父母健康，有两妹，小妹6岁死于“心脏病”，带来小妹X线胸片与患者检查相似，大妹经检查心脏杂音亦与患者杂音类似，尚无症状。

【查体】 体温36.5℃，脉率90/min，血压50/? mmHg，呼吸较急促，发育正常，营养中等，高枕卧位，巩膜无黄染，周身浅表淋巴结不大，颈静脉轻度怒张，神志清，表情痛苦，重病容，斜卧位。皮肤无黄染，嘴唇发绀，颜面轻度水肿，甲状腺不大，未见颈动脉搏动，胸廓对称，两肺呈清音无干湿啰音。心浊音界在锁骨中线外2cm，搏动较弱，心律齐，心率90/min，心尖有Ⅱ～Ⅲ级吹风样收缩期杂音，传导较广，

胸骨左缘第3肋间有较粗糙Ⅲ级吹风样收缩期杂音，且伴有震颤，$P_2>A_2$，P_2亢进分裂，有奇脉。腹部右肋下有压痛，肝边缘不清，腹水征（+），脾未及，轻度腹胀，肠鸣音未减弱。四肢无畸形，无杵状指（趾）。两下肢无水肿。

【实验室检查】 血常规：血红蛋白143g/L，红细胞4.56×10^{12}/L，白细胞11.15×10^{9}/L中性白细胞65%，淋巴细胞35%。尿常规：黄色，蛋白（+），白细胞0～4/HP，红细胞0～1/HP，上皮细胞4～8/HP。便常规正常。血尿素氮17.35mmol/L，二氧化碳结合力21.8mmol/L，血气分析结果：pH7.535，$PCO_2$22.7mmHg，$PO_2$65.5mmHg，HCO_3^- 22.7mmol/L，BE-3.4mmol/L，抗心肌抗体1∶32，麝香草酚浊度试验<5U，天冬氨酸转氨酶105U/L，丙氨酸转氨酶158U/L，血K^+4.0mmol/L，Na^+130mmol/L，Cl^-87.5mmol/L。

【心电图】 窦性心律，电压不低，电轴右偏（+130°），右心室肥厚。

【X线检查】 胸片示肺中度淤血，未见实变。心脏扩大，近似大烧瓶状，上腔静脉阴影增宽，两心缘膨隆，食管为普遍后移，未见局限左心房压迹，记波心缘搏动弱，左心缘搏动接近消失，心胸比为0.72，所见符合大量心包积液，可能有其他器质心脏病并存。

【超声心动图】 右心室扩大，三尖瓣曲线极易探出，肺动脉瓣曲线呈圆顶状态，收缩期可见切迹，右心室壁肥厚，室间隔搏动幅度降低，左心室后壁心外膜与心包膜之间整个心动周期均可见约1.5cm的液性暗区。考虑存在右心房室扩大，三尖瓣关闭不全，肺动脉高压并伴有中至大量心包积液。

【诊疗过程】 入院治疗，予以吸氧，静脉滴注多巴胺、肾上腺皮质激素和抗生素，病情见好转，入院第3天及第5天分别在大便用力和哭泣激动后，又出现前述症状：口唇发绀，大汗，血压听不清等，经安静吸氧后见好。入院后第5日（10月18日）停用多巴胺。以后给予强心、利尿、补钾、血管扩张药（异山梨酯、血压哒嗪），病情未见进一步改善，心悸持续104～120/min。血压哒嗪增量达100mg/d。10月30日给予地西泮10mg，10：50pm心率160/min，心电图示窦性心动过速，给吲哚洛尔0.4mg，仍感气短，心率逐渐减慢至98/min，两肺叩诊（－）。1978年10月31日1：am，呼吸增快，口唇发绀，血压测不到，20min后，出现抽搐，心脏停搏，经抢救治疗无效死亡。

【临床诊断】 家族性扩张性心肌病？原发性肺动脉高压？心力衰竭。

【病理检查】 13 岁女孩，身长 165cm，体重 45kg，口唇、指甲明显发绀。浆膜腔积液，胸腔：右 200ml，左 220ml，心包腔 400ml，腹腔 3500ml，胸膜，心包膜，腹膜均光滑无炎症改变，肝、肾、脾均为慢性淤血性改变。病变主要在心脏和肺。

心脏重 380g，心脏肥厚扩大，心尖钝圆，右心室更明显，左心室壁厚 1cm，右心室壁厚 0.7～0.8cm，卵圆孔及动脉导管均已闭合，瓣膜发育正常，心脏大血管无其他畸形。肺动脉瓣周径 7cm 比主动脉瓣周径 4cm 几乎大一倍。镜检心肌细胞明显肥厚，右心室更显著。

肺组织疏松，无明显实变，肺动脉主干及左、右肺动脉扩张可见散在粥样斑块，为肺动脉高压的形态改变。发现两肺弥漫性淤血和急性肺水肿外，主要病变在肺血管：①肺内、外弹力型动脉多有粥样硬化，类脂质在细胞内或细胞外沉积；②肌型动脉，尤其是外径在 550μm 以下肌型小动脉及其分支的小动脉，计算 80 支约 60％以上有不同程度的病变，中膜肥厚或部分缺如，肌化细动脉偶见；内膜纤维增生、增厚致使管腔狭窄或闭塞，部分呈筛网状结构，并有丛状病变形成，其病变类似毛细血管网结构，在小动脉内阶段性出现，在血管腔内纡曲的间隔分成数个大小不同的腔隙，有血液通过，腔内面有增生肥大呈立方或稍扁平的内皮细胞。纡曲的管腔彼此相连，最后连到一个类似静脉壁的血窦中，肺小动脉呈静脉瘤样扩张，有时扩张的血管弯曲聚集如海绵状血管瘤，上述病变引起肺动脉不完全阻塞，致使肺动脉高压。

【病理诊断】 ①丛状肺动脉病，符合原发性肺动脉高压，结合家族史属于家族性；②右心房、室扩张肥厚，主动肺脉扩张及肺内弹性动脉粥样硬化；③急性肺水肿，慢性肺淤血；肝、肾、脾淤血，槟榔肝；④心包积液，胸腔积液，腹水。

【讨论】 本病临床特征是病情重，进展快，患者出现症状，仅半年即死亡，肺动脉高压引起严重右心衰竭，三尖瓣关闭不全，浆膜腔大量积液，肝、肾、脾阻性淤血，不仅影响右心也影响左心功能。右心室容量增加可使左心室舒张末期压力增加，影响负荷增加，右心腔扩大，室间隔向左移位，室间隔至左心室游离壁内径缩小，左心室舒张受限，舒张早期充盈明显减少，左心房血流受阻，压力增高，肺毛细血管跨壁压大于血浆胶体渗透压引起肺水肿，若左心排血量进一步减低则出现心源性休克。左心排血量降低也可使左心室心肌缺血，使左心室功能更低下，患者尸检发现急性肺水肿，可能是导致死亡的直接原因，患者每次病情加重，都出现严重低血压，都是左心室功能受损之故。

患者三姐妹，父母健康，父已在我院检查无异常发现，小妹 6 岁死亡，未做病理检查，但 X 线胸片与患者相似，大妹尚无症状，X 线，胸片肺动脉段稍突，有类似患者的心脏杂音，故可考虑为家族性原发性肺动脉高压。本病预后差，有待进一步基因研究其发病机制。探索有效的治疗方法。

54. 先天性主动脉瓣缘过长畸形，导致主动脉关闭不全，心力衰竭

【病情简介】 男性，40 岁，工人。劳累后心慌、气短出汗 18 年，间断下肢水肿不能平卧近半年加重，于 1977 年 9 月 23 日入院。患者 13 岁查体时，医生告知有“循环系统”疾病，但无自觉症状。21 岁参加工作后，因宿舍潮湿出现全身关节疼痛，两膝关节红肿，不能上下楼。22 岁参加一般体力劳动后出现气喘出大汗，厂医务室检查有“心脏病”，转来本院门诊，诊为“风湿性心脏病、主动脉瓣关闭不全、二尖瓣狭窄”。患者做统计工作，一般无症状未治疗。32 岁因生气后气喘憋气，早起和晚饭后较重，发作时有左肩胛区，左臂麻，持续 7～8min，含硝酸甘油半分钟可缓解。40 岁(即入院当年)2 个月以来，发作喘咳不能平卧，两下肢水肿，在附近医院按心力衰竭治疗，症状好转出院，出院后一直服用地高辛 0.25mg/d。入院前 10d 又喘息不能平卧，恶心呕吐，吐出物为白色泡沫，在我院门诊查丙氨酸转氨酶 337U/L，总胆红素 23.9mmol/L，血液电解质，抗链球菌素“O”，C-反应蛋白，红沉降率均正常，用毛花苷 C、地高辛、氢氯噻嗪治疗好转。于入院前晚又突然喘憋，咯白色泡沫不能平卧，来急诊。两肺湿啰音，心率 120/min，予用毛花苷 C 0.4mg 静脉滴注，呋塞米 40mg，依他尼酸钠 50mg，即收入院。

【既往史】 既往生于北京，未到过外地，否认肝炎，结核病史，无烟酒嗜好，父早年病故，死因不详，母死于“心肌梗死”，爱人及三子健康。

【查体】 体温 37.5℃，脉率 116/min，呼吸稍促，血压 140/50mmHg，发育正常，营养中等，半卧位，慢性病容，神志清楚。查体合作。皮肤无黄疸及皮疹，咽充血，扁桃体不大，口唇发绀，甲状腺不大，气

管居中，胸廓无畸形，两肺底可闻中小湿啰音，心尖冲动于胸骨左缘中线外 2cm 第 6 肋间处，弥散范围 3cm×3cm，心界向左扩大，心尖部可听到Ⅱ级舒张早期杂音，不传导，左缘第 3～4 肋间有Ⅲ～Ⅳ级哈气样舒张期杂音，向心前区传导，$P_2>A_2$，P_2 亢进不分裂，腹平软，肝在右肋下 2.5cm，剑突下 3.5cm，质软，边缘锐，有明显压痛，脾未触及。生理反射存在，周围血管征可闻枪击音，初步诊断，主动脉瓣关闭不全，二尖瓣狭窄，急性左侧心力衰竭。

【实验室检查】 血常规：血红蛋白 161g/L，红细胞 5.16×10^{12}/L，白细胞 20.20×10^{9}/L 中性白细胞 94%，淋巴细胞 6%，红细胞沉降率 2mm/h。尿常规：深黄，酸性，蛋白(+++)，糖(−)白细胞 1～4/HP，红细胞 2～5/HP，上皮细胞 1～4/HP，管型 0～2/HP。便常规正常。麝香草酚浊度试验＜5U，丙氨酸转氨酶 483～619U/L，胆红素 33.52mmol/L，血钾、钠、氯大致正常。尿素氮 6.14mmol/L，二氧化碳结合力 24.02mmol/L，肝炎伴随抗原(−)。

【X 线检查】 床旁相示轻度肺淤血，肺野内较模糊，但未见大片炎变，心脏明显向两侧扩大，向左扩大较著，肺动脉段轻度平突，主动脉影较宽，上腔静脉影宽，心脏扩大，心力衰竭。

【心电图】 左心室肥厚劳损。

【诊疗过程】 入院后经用大量青霉素、庆大霉素、毛花苷 C、地高辛、利尿剂、硝普钠治疗后，曾一度病情稍好转，1977 年 10 月 3 日病情急剧变化，气喘，两肺广泛干啰音，经用吗啡、喘定、氢化可的松、呋塞米、依他尼酸钠均不见效，气喘继续加重，呼吸机持续加压吸氧，出现心室自搏心律，心外按压，心室颤动，电除颤，于 1977 年 10 月 4 日 20:00 时经抢救无效而死亡。

【病理检查】 心脏重 850g，普遍肥厚增大，主动脉瓣缘过长，明显超过主动脉窦上缘的周径，致使瓣缘下垂，瓣缘纤维性增厚，造成主动脉关闭不全，导致心脏肥大，心力衰竭死亡。心脏其他瓣膜及主动脉正常，心脏内无血栓。

【病理诊断】 ①先天性主动脉瓣缘过长，瓣缘纤维性增生，导致主动脉瓣关闭不全；②肺弥漫性淤血，部分肺泡壁纤维增生，肺水肿；③肝组织淤血灶性变性，肾、脾淤血。

【讨论】 先天性主动脉瓣缘过长发育异常极为少见，那个年代风湿性瓣膜病最为常见。患者又曾有关节炎红肿史，心尖有时听到短促不典型舒张期杂音，故误诊为风湿性心脏病，主动脉瓣及二尖瓣联合瓣膜病。明显主动脉瓣关闭不全，正常二尖瓣在心尖部可听到舒张中期及晚期雷鸣样杂音（称为 Austin Flint Murmur），不注意易与二尖瓣狭窄混淆，本患者心尖舒张早期杂音加以注意可以鉴别。当时尚处于主动脉瓣换瓣术的史前时代，如能早行主动脉瓣置换手术，能获得好的疗效，则预后会完全不同。

55. 病变仅累及心血管系统的马方综合征

【病情简介】 女性，53岁，干部。患者于1953年产后（第4胎）发现心脏有杂音，1966年参加体力劳动后发现心慌、气短、全身水肿，曾诊为“风湿性瓣膜病”。1973年，查红细胞沉降率80～110mm/h。1976年2月因感冒，发生心力衰竭，开始服用强心、利尿药。1976年5月16日服用洋地黄毒苷感恶心、心律失常疑有洋地黄中毒收入院。

【查体】 身高156cm，体重60kg，慢性病容，斜卧位，血压150/50mmHg，心脏明显向左扩大，心律失常，心率80/min，有频发早搏，主动脉瓣区及胸骨左缘第3～4肋间有极响亮海鸥鸣样舒张期杂音，向前胸及背部传导，心尖区可闻及粗糙舒张期杂音，向腋前传导，双肺有少许湿啰音，肝在右肋下2cm，剑突下4cm，下肢不肿。眼视力正常，无蜘蛛指、趾，入院印象考虑为风湿性瓣膜病。

【辅助检查】 X线心脏像，肺淤血，主动脉型心脏，主动脉升部、弓部和降部普遍明显扩张，左心室高度增大，心胸比为0.76，符合主动脉瓣膜病。心电图显示左心室肥厚和劳损，有室性早搏。超声心动图结果，左心室明显扩大，主动脉，尤其弓部呈瘤样扩张，住院经检查后，诊断不能肯定。怀疑冠心病主动脉粥样硬化，或主动脉瓣二瓣畸形，或梅毒性心脏病，或马方综合征。经强心、利尿治疗，心力衰竭曾一度好转，1976年7月21日出现频发室性早搏，予用利多卡因，室性早搏减少，次日突然发生心室颤动，抢救无效死亡。

【病理检查】 心脏重607g，心脏高度增大，以左心室为主，左心房、右心室亦增大。升主动脉呈巨大囊性扩张（囊直径6.6cm），壁薄（0.1～0.15cm），壁外表面光滑，壁内表面粗糙，升主动脉上、下端内面均见内膜撕裂瘢痕，为横形皱褶条索状，为愈合升主动脉夹层瘤。主动脉弓部直径 2.7em，外观无异常。

【组织学检查】 升主动脉囊状扩张区内膜显示不清，弹力板消失，中层肌肉纤维大部分消失，被纤维胶原代替。弹力纤维大部分消失、崩解，残余部分呈小灶分布。中层间质基质增多，较多散在小囊腔形成，囊内容物用黏液卡红、Alcian blue 染色呈弱阳性，这种组织学所见符合马方综合征（Marfan syndrome）改变。主动脉外膜纤维性增厚，未见到滋养血管炎，故可除外梅毒性病因。升主动脉散在极少浅黄色斑块，未见动脉粥样硬化病变。主动脉瓣纤维性增厚，瓣间无明显粘连。3 个主动脉窦扩大，瓣环扩张造成主动脉瓣关闭不全，致左心室明显扩大，使二尖瓣环扩张，导致二尖瓣相对关闭不全。

【讨论】 此例虽无其他结缔组织及骨骼畸形，无蜘蛛指（趾）和高度近视眼和晶体半脱位等眼部病损表现，但无其他原因解释的升主动脉瘤及其组织学显示升主动脉中层有小囊性坏死、弹力纤维破坏，可诊为病变限于心血管系统的马方综合征（病理检查者：阮英峁）。国外也曾有类似的报道。

病变仅累及心血管系统的马方综合征临床很难肯定确诊。在妇女此病主动脉夹层常见于妊娠期后 3 个月和产褥期，本例 30 岁第 4 胎产褥期发现心脏有杂音，推测动脉夹瘤发生在此期间。

56. 主动脉根部瘤，主动脉瓣关闭不全，主动脉窦内膜撕裂，心包积血——局限于心血管的马方综合征

【病情简介】 男性，52岁，农民。患者于2009年1月21日晚间喝酒，23h后于休息时突然觉得心前区疼痛，胸闷，无反射痛。意识丧失，呕吐胃内容物，非血色物或咖啡色渣，无抽搐，约1min后神志清楚，急送当地医院就诊，血压50/13mmHg，心率102/min，心电图示STⅡ、Ⅲ、aVF、V_3～V_6下降，经多巴胺及扩容治疗稳定血压后于2009年1月22日转来我院。

【既往史及家族史】 既往有高血压史3年，最高血压180/110mmHg，间断服药血压在170/100mmHg，无心绞痛及糖尿病史，吸烟20年，5支/d，近年来饮酒100ml/d，父病故，死因不明，母及一姐二弟均健康，爱人及子女亦健康。

【查体】 体温36.5℃，发育正常，营养良好，神志清楚，无不适表情，头颈未发现异常，颈动脉未闻及杂音，两肺清晰，心界在胸骨右缘外2cm，左缘在左锁骨中线内，心律齐，心率110/min，胸骨左缘3～4肋间有3级叹气样舒张期杂音，$A_2>P_2$，无摩擦音，血压135/76mmHg，腹部平软，肝、脾未及，下肢不肿。

【实验室检查】 血红蛋白139g/L，红细胞4.58×10^{12}/L，白细胞19.38×10^9/L，中性粒细胞84.3‰肌酸激酶909U/L，MB同工酶78U/L，丙氨酸转氨酶262U/L，天冬氨酸转氨酶295U/L，K^+ 4.2mmol/L，Na^+ 136.8mmol/L，Cl^- 109mmol/L，二氧化碳19.90mmol/L，葡萄糖9.46mmol/L，肌酐 209.9mmol/L，尿素氮 13.72mmol/L，尿酸

527.3μmol/L。

【心电图】 窦性心动过速，左心室高电压 STV$_5$、V$_6$ 下降，T 波双向。电轴左偏，偶见房性期前收缩。

【X 线检查】 胸片示两肺纹理大致正常，主动脉增宽，肺动脉平直，左心室圆隆偏大。

【超声心动图】 左心室肥厚，升主动脉扩张，未见明显内膜剥脱，心包中量积液，主动脉瓣中量反流。

【主动脉计算机断层摄影术(CT)和磁共振】 未发现明显夹层，后者发现升主动脉根窦部扩张，主动脉瓣大量反流，诊断尚未确定，更趋向主动脉夹层。

【诊疗过程】 入院第 3 天血压上升至 150/100mmHg，停用多巴胺，予用硝普钠、阿替洛尔、利尿药及保肝药，患者不觉胸痛，转氨酶降至正常，血肌酐亦下降，但未回到正常水平，血压特别是舒张压降低明显，入院后 3 周左右降至 102/36mmHg。提示主动脉瓣关闭不全，日益显著，超声心动图亦显示主动脉瓣大量反流。心外科会诊，认为主动脉根部急性扩张，累及主动脉瓣关闭不全，调整心功能，择期行手术治疗。冠状动脉 CT 造影，呈右优势型，各支冠状动脉无狭窄病变，未见钙化灶，主动脉窦部增宽，于右冠状动脉开口附近可见条索阴影伸入管腔内，不除外夹层脱片。

2009 年 2 月 18 日，在体外循环下行主动脉根部管道带瓣置换术和右冠状动脉旁路移植术。见左心室扩大并增厚，心包腔内约有陈旧积血 400ml，主动脉根部直径 4.5cm，升主动脉远端管径为 3cm，主动脉未见夹层。主动脉窦左冠状动脉开口经左右交界直至右冠状动脉开口内膜撕裂。右冠状动脉开口下方内膜轻度剥离，余处无夹层。左冠状动脉开口移位 3cm，右冠状动脉开口移位 25cm。主动脉瓣为三叶，瓣叶边缘稍增厚对合不良，瓣环扩大。切开瘤变升主动脉，切除病变主动脉瓣，带瓣管道替换主动脉根部，左右冠状动脉分别与带瓣管道吻合。取大隐静脉行主动脉—右冠状动脉主干搭桥，术后约 1h 许因引流液多于 500ml，冠状动脉灌注不足出现低心排血综合征，立即二次开胸止血，在心包清除血液及血块，无活动性出血，在右冠状动脉后降支及左冠状动脉前降支搭大隐静脉桥，流量计测三支旁路流量佳，置入体内主动脉球囊反搏。

体外循环调整流量顺利停机。术后杂音消失，血压 125/66mmHg，心率 80/min，两肺清晰，切口愈合。

【术后诊断】 主动脉根部瘤，主动脉瓣重度关闭不全，主动脉窦内膜撕裂，心包积血。

【术中取出病变样品病理检查】 升主动脉壁内外膜均光滑，镜检中膜黏液样基质增多，外膜纤维性增厚，未见动脉炎改变。主动脉瓣半月瓣三叶，瓣叶稍厚质软，镜检见黏液变性。

【讨论】 本例患者身高 1.78m，体重 80kg，无蜘蛛状指(趾)和高度近视眼，晶体半脱位等马方综合征体征，但累及主动脉根部，窦瘤破裂，主动脉瓣关闭不全，则是马方综合征侵犯主动脉常见的部位，特别是病理检查主动脉壁及主动脉瓣有黏液样变性，因而考虑是限于心血管系统的马方综合征。

57. 左冠状动脉前降支先天发育不良

【病情简介】 男性患者,40 岁,干部。阵发性心前区疼痛已 2 年,加重约 3 个月,于 1993 年 12 月 16 日入我院,患者自 1991 年岁末起偶于劳累后心前区疼痛,不伴出汗,持续数秒至 1~3min,可自行缓解,多在下午 3 时以后发作。每年发作 5~7 次,有时则觉两侧胸痛,未曾就诊和服药。日常工作和生活不受影响。1993 年 9 月 9 日上午 9 时开会时突觉心前区疼痛,向后背放射伴头晕乏力,原地休息 15min 后缓解,当天如此发作了 7 次。在活动或休息时均有发作,但夜间无发作,第 2 天仍有频繁发作,心前区闷痛,下午至县医院就诊,心电图检查结果不详,诊为冠心病心绞痛,给予硝苯地平和普萘洛尔、速效救心丸等治疗,略有好转,每天发作 3~4 次,每次持续 2~3min,1993 年 10 月 7 日至楠县医院住院治疗,心电图发现Ⅱ、Ⅲ、aVF 导联 T 波低平或倒置。静脉滴注硝酸甘油后头痛剧烈,服用复方丹参及罂粟碱静脉滴注,病情逐渐好转,每日发作减至 1~2 次,发作与活动无关,1993 年 11 月 3 日出院,服用阿司匹林及合心爽,仍有心前区左后背疼痛遂来我院检查,发病以来,食欲睡眠好。

【既往史】 既往有风湿性关节炎 15 年,经常双膝关节疼痛,溃疡病 10 年,肾结石 1 年,无高血压史,吸烟 20 年,20 支/d,饮酒 10 年,600~1000ml/d,已戒烟酒 3 个月,家庭史无特殊。

【查体】 体温 37℃,脉搏 72/min,呼吸 20/min,血压 105/75mmHg。发育正常,营养一般,精神好,头颈部无异常,心脏不大,心律齐,无杂音,$A_2=P_2$,两肺清晰,腹平软,肝脾未及,脊柱正常,关节无红肿,双下肢不肿。

【实验室检查】 血常规、红细胞沉降率、C反应蛋白、抗链"O"及类风湿因子均正常，血糖4.5mmol/L，心电图正常。

【带来院外心电图】 (1993年10月7日)，Ⅱ、aVF导联T波平坦，Ⅲ导联T波倒置，心电图活动平板活动试验(—)，蹬车负荷试验：ST段Ⅱ、Ⅲ、aVF导联下降<0.1mV，胸前导联J点下降，尚未达到阳性标准。

【24h动态心电图】 偶见房性和室性早搏，无异常ST-T改变。

【超声心动图】 各房室大小，形态收缩幅度均正常，各瓣膜形态结构未见异常，左心室有假腱索，舒张末径52mm，射血分数0.65。

【冠状动脉和左心室造影】 冠状动脉呈右优势型，左主干短，无狭窄、梗阻病变，前降支于第一对角支开口以远很细，心尖部血管分布少，考虑前降支为先天性发育不良所致，左回旋支和右冠状动脉均无病变，左心室造影正常。

【诊疗过程】 住院期间有短暂数秒钟心前区疼痛，客观检查未发现心肌缺血现象。出院带药疗通脉2.5mg，2/d，阿司匹林50mg/d。即便发现心肌缺血，前降支发育不良病变，此血管似非介入治疗和冠状动脉旁路移植术所能解决。

58. 先天性主动脉窦瘤破入右心室，手术修复

【病情简介】 幼儿园教师，女性，27岁（1958年生），患者于1984年1月起无任何诱因出现乏力、头晕、精神不振、嗜睡，每夜睡眠8h外午间尚需睡2h，睡眠充足后乏力情况好转，不伴恶心及视物旋转等。每当天热或进热食，喝热水等觉心部难受，但进食尚正常，能从事体力劳动，不伴发热及关节疼痛，曾服谷维素等药物无效果。曾上张家口市医院发现心脏有杂音，1984年7月来本院门诊，建议行心导管检查，患者拒绝后回原地。在赤城医院诊为风湿性心脏病，予以肌注青霉素及链霉素，每日服泼尼松10mg，3/d，治疗2个月未见效。遂去张家口第一医院诊为"动静脉瘘"，用喘定等药，头晕乏力仍无好转。1985年1月头晕乏力加重并出现心悸，不能胜任一般工作，体重由60kg减至50kg，遂于1985年1月30日入本院。

【既往史】 患者既往健康，无关节炎，无烟酒嗜好，月经正常，曾顺产一男孩，父患慢性气管炎，母因宫颈癌去世。

【查体】 体温36.2℃，脉率72/min，血压110/70mmHg，发育正常，营养中等，自由体位，神志清楚，皮肤无黄染、皮疹和出血点。周围淋巴结无肿大，嘴唇无发绀，咽不充血，扁桃体不大，颈软，无颈静脉怒张，颈动脉搏动明显，甲状腺不大，无血管杂音，胸部两侧对称，双肺呼吸音清晰，无干湿啰音，心浊音界在左锁骨中线外2cm，心尖冲动弥散，心律齐，心率67/min，全心前区可闻及Ⅲ级吹性收缩期杂音，胸骨左缘2、3肋间听到Ⅳ级舒张期杂音，并触及细震颤，$P_2 > A_2$，P_2不亢进。腹部平软，无压痛，肝脾未触及，两下肢无水肿，周围动脉未闻及血管杂音，生理反射正常，未引出病理反射。

【实验室检查】 血、尿常规正常，便有寄生虫卵，肝肾功能，血电解质正常。

【心电图】 左心室高电压。

【X线检查】 胸片示肺血正常，肺动脉段不凸，主动脉无明显增宽，心脏左心室圆隆，心胸比为0.49。

【超声心动图】 左心室增大，室间隔运动增强，提示左心容量增大，各瓣膜未见明显异常，房间隔回声完整，室间隔上端(与主动脉连接处)回声稀疏，但无明显中断。

【多普勒检查】 右心室侧探及收缩期湍流，阳性所示不除外小室间隔缺损存在。

【右心导管检查】 未经过异常径路，各部血氧无异常，右心室压力轻度升高。

【左心室、升主动脉造影】 主动脉窦充盈同时有一股造影剂经右窦直接喷入右心室，右心室流出道与肺动脉相继显影，主动脉窦形态正常，右心室显影后右心房显影，三尖瓣关闭不全意义待定，检查符合先天性主动脉窦破入右心室。

【诊疗过程】 经造影检查有手术指征。转外科后于1985年3月25日在全身麻醉、低温、体外循环下行主动脉窦破口直视修补术。术中见左、右心室增大，肺主动脉轻度增粗，压力轻度升高，主肺动脉∶主动脉＝1.2∶1，右心室流入道有明显双期震颤，停跳后从右心房切开，见主动脉右窦的窦瘤破口处，即缝合修理，三尖瓣又环缩数针，缝合切口。心脏自动复跳，恢复窦性心律，右心室震颤消失。

术后恢复顺利，已听不到心脏杂音，术后2周做X线心脏像复查，两肺血正常，无实质病变，主动脉结仍宽，心脏已经缩小，心胸比为0.42。1985年4月13日痊愈出院。于2012年11月22日最后门诊复查，即术后27年，体力活动尚好，自觉偶有期前收缩，X线心脏像心胸比0.40，血压100/80mmHg，心率72/min，心律齐，肺(－)。超声心动图：未见主动脉至右心室有异常分流，主动脉瓣有少量关闭不全。主动脉增强CT：腹主动脉下端瘤样扩张，其余主动脉未见异常。

【讨论】 主动脉窦瘤在婴幼儿罕见，男∶女＝3∶1，一般在30～50岁发病，由于先天性畸形，主动脉内膜及主动脉瓣环形纤维未融合或分离，常见于右冠窦，其次是无冠窦，窦部进行性扩张，最常破入右心室。无冠窦瘤有时破入右心房，常见伴有主动脉二瓣化畸形，室间隔缺损或主动脉缩窄。主动脉窦瘤破裂后，应尽早手术尚能取得较好的预后。本例下腹主动脉瘤样扩张应继续严密观察。

第6章

心律失常

59. 初次心房颤动伴有休克

【病情简介】 20 世纪 60 年代曾收治 1 例 30 多岁女性风湿性瓣膜病患者，首次发作心房颤动(AF)住院。

【检体】 心脏中度扩大，心律失常，心室率 120～130/min，心尖部有舒张期杂音，其余部位杂音不明显，肺部无啰音，四肢末梢冷，血压测不到。考虑为风湿性瓣膜病累及二尖瓣并发 AF。

【诊疗过程】 风湿性瓣膜病并发 AF 临床上最为常见。室上性快速性心律失常仅在心房扑动、房室1∶1传导、心室率＞200/min 或室上性心动过速心室率 200/min 以上才明显影响血压。本例患者血压降至零，心室率不算太快，120～130/min，真非同寻常，AF 引起如此严重血流动力学改变令人费解。当年尚无超声心动图、直流电除颤器等设备。

加压胺类仅有去甲肾上腺素，转复 AF 的药物仅有奎尼丁。

【病理检查】 发现患者三尖瓣、二尖瓣和主动脉瓣均有明显狭窄，AF 时左心房、右心房在心室舒张末期不能收缩，加上二尖瓣和三尖瓣都有狭窄病变，影响左心室和右心室充盈量使其显著减少，心排血量明显降低，特别是左心室受主动脉瓣狭窄阻力，更影响排血，因而不难理解 AF 时血压降至零。

【讨论】 本例用毛花苷 C 心室率减慢不明显，去甲肾上腺用量至周围动脉显著收缩时血压才上升，患者感到裂开样头痛。AF 时由于心室率较快、不齐，心排血量低，有的杂音不明显，易被忽视。在临床上遇到不符合一般规律的情况，应多加思考引起血流动力学严重改变的病理基础，如何采取针对性治疗。在 40 年后的今天，检查和治疗技术都有了长足的进步，能帮助我们对病情进行更准确判断，如那时具备直流电除颤器，超声心动图检查，能置换多个心脏瓣膜对患者预后一定能改观。纵使有先进的诊治方法，对患者情况也不能忽视综合分析和思考，才能采取最适当的处理，使患者获得最大的效益。

60. 风湿性瓣膜病，心房颤动，二尖瓣口血栓栓塞，猝死

【病情简介】 中医师男性，32岁，因咯血2周，于1970年11月28日第二次入本院。2周前因劳累突然咯血带黏液痰，每次10～100ml，夜间呼吸困难，不能平卧，在当地县医院服中药及强心、利尿、抗感染治疗，未见好转遂来京诊治。

【既往史】 既往1958年(20岁时)查体发现心脏有杂音，无自觉症状，1966年起活动后觉心慌、气短，曾在外院诊断为“风湿性心脏病，二尖瓣狭窄”。1969年5月，因急性肺水肿第一次在本院住院，二尖瓣除狭窄外，并发现有关闭不全。因有风湿活动，当时不宜外科手术，回当地按医嘱治疗，情况尚平稳，服用肾上腺素皮质激素，已停用半年。

【查体】 急性病容，面色发灰，巩膜轻度黄染，平卧位呼吸轻度困难。心界向左扩大，心律齐，心率98/min，心尖有2～3级吹风样收缩期杂音和雷鸣样舒张期杂 $P_2>A_2$，P_2 亢进。肺部两侧均有湿啰音，左中下部多于右下。腹部平坦，肝在右肋下1cm，有轻度压痛，脾未及，下肢不肿。入院后第3天体温上升到39.1℃，诊断为风湿性心脏病，二尖瓣狭窄及关闭不全，心脏扩大，心力衰竭，肺部感染。

【心电图】 示窦性心律，二尖瓣P波，右心室肥厚，洋地黄型ST-T改变。

【诊疗过程】 经用抗生素，强心加强利尿，血痰在第一周已控制，第二周体温已正常，肺部啰音消失。但1970年12月8日发生心房颤动，心室率不快，控制在每分钟60余次。房颤后10d即发生冠状动脉栓塞-心内膜下心肌梗死，即开始双香豆素乙酯抗凝治疗，凝血酶原时间维持在18.2～24.6s，活动度为24.8%～40.0%，同时服用活血中药，凝血时

间曾一度延长到38min至2h不凝固，但仍不断有栓塞出现。

左上腹部疼痛，并听到脾包摩擦音，考虑脾栓塞。右肩胛下疼痛，考虑肺动脉栓塞。右下腹疼痛，上肠系膜栓塞。使转复心律极为困难，担心心律转复过程发生大的栓塞，使转复心律时间极难以决定。

1971年2月22日加用肝素肌内注射，加强抗凝力度，拟持续1周无栓塞时，即予采用直流电同步转复心律。

不幸在2d后下午，家属刚离病房外出，15:10时护士进去送信，即发现患者仰卧在沙发上，呼吸心跳已停止。心电图显示偶有一心室自搏波形，后呈直线，抢救无效死亡。

【病理检查】（家属只同意查心脏） 心脏显著扩大，以右心室为主，右心室扩大肥厚，右心房亦扩大，右心耳尤为显著。二尖瓣有重度狭窄及关闭不全，有一不整形状血栓堵塞于狭窄的二尖瓣口，左心耳内有残存的血栓。冠状动脉主支及大分支无明显血栓栓塞或动脉粥样硬化病变。心肌镜下检查未见阿少夫结节，无急性心肌梗死或成片陈旧性心肌梗死。

【讨论】 本例患者直接死亡原因为左心耳内血栓脱落堵塞已重度狭窄的二尖瓣口，导致猝死。患者病史较长，心脏较大，第一次发生房颤即为持续性，10d即发生栓塞，频繁发作都为较小的栓子，栓塞的部位多处，有的是不常见的部位，如脾栓塞。患者刚发生房颤时，未立即用抗凝治疗，因麝香草酚絮状反应和浊度试验不正常，肝功能较差。10d后发生第一次栓塞后即予用足量的双香豆素乙酯，凝血酶原时间维持在治疗范围内，合用活血中药，凝血时间延长很明显，很小的血栓栓子仍不断发生，后又加用肝素，2d后左心耳大的血栓栓塞二尖瓣口，从房颤开始至死亡仅2.5个月，血栓栓塞如此频发，抗凝治疗难以控制较为少见。

61. 风湿性瓣膜病并发心房颤动频发多处体循环栓塞血栓堵在二尖瓣口导致心脏骤停

【病情简介】 男性，42岁，干部。1954年（当年17岁）查体发现风湿性心脏病二尖瓣狭窄，当时上5楼稍觉气短，休息后即恢复，全身无特殊不适。嗣后参加工作。1978年穿大衣走路即觉疲劳，上1层楼有心慌、气急、胸闷等症状，未就诊。1979年3月7日突然发作心跳、气急、胸闷、心律失常，到某医院就诊，心电图显示心房颤动，诊断为风湿性二尖瓣狭窄，收入该院。经用地高辛，心率减慢，予服奎尼丁0.2g，3/d，共4d，心律未转复，症状好转，1979年3月17日出院。1979年3月29日看中医时突然出冷汗，说不出话，予服氨茶碱、普拉洛尔后送我院急诊，意识清楚，失语，右腿发麻，伴恶心、呕吐，吐出为胃内容物，并感腹部隐痛，予用强心、利尿、扩血管药等治疗，稍平稳，当日收入院。

【既往史】 无传染病、关节疼痛、下肢水肿、咯血等病史。

【查体】 呼吸18/min，心率74/min，血压：上肢100/70mmHg，右下肢136/96mmHg，左下肢134/94mmHg，神志清楚，已能叙述病史，半卧位，皮肤无黄染、皮疹，头颈部正常，两肺清晰，心浊音界在左锁骨中线上，心律失常，心率74/min，第一心音亢进，心尖部听到Ⅳ级雷鸣样舒张期杂音及Ⅱ级吹风样收缩杂音，肋左缘有Ⅱ级吹性收缩期杂音，$P_2>A_2$，P_2亢进、分裂，腹软，肝在右肋缘下2.5cm，剑突下6cm，质中等，有轻度压痛，两下肢不肿，肢体运动和障碍生理反射正常，未引出病理反射。

【实验室检查】 血常规：血红蛋白136g/L，红细胞46.8×10^{12}/L，白细胞14.3×10^{9}/L，中性粒细胞91%，淋巴细胞9%。尿常规正常。

便常规，除发现蛔虫卵外，其余正常。红细胞沉降率3mm/h。血电解质正常，天冬氨酸转氨酶正常，白蛋白/球蛋白3.9/3.0g/dl。

【心电图】 心房颤动，偶有室性早搏。

【X线检查】 胸片示肺淤血，肺循环高压，两下肺有可疑克氏B线，右肺叶间胸膜增厚，两肺未见实变。心脏呈二尖瓣-普大型，主动脉结略宽，肺动脉段膨突，左心房明显增大，右心室增大，心胸比为0.72，心表面积增大60%，符合风湿性心脏病，二尖瓣损害以狭窄为主，合并关闭不全、心房颤动、肺动脉高压。

【诊疗过程】 入院后予用洋地黄毒苷、呋塞米、庆大霉素、青霉素，入院前症状考虑有血栓栓塞，予用川芎嗪静脉滴注，阿司匹林0.25g，2/d。1979年4月4日觉左季肋下及左肾区疼痛，有压痛。尿常规：蛋白（＋），有少量红、白细胞，考虑肾栓塞，或同时有脾栓塞，次日肾区疼痛减轻，两肺底出现湿啰音，予以利尿。1979年4月7日突然觉脐下部大范围绞痛，肠鸣音减弱，脸色苍白，考虑可能肠系膜动脉栓塞。1979年4月10日觉喉紧、手麻，心电图显示STⅡ、Ⅲ、aVF抬高，心率加快110/min，有冠状动脉栓塞之可能。当日午间双下肢及臀部发麻、发酸，感觉迟钝，活动自如，两侧股动脉及足背动脉摸不到，皮肤发凉、苍白，予用罂粟碱，外科在局部麻醉下切开腹股沟，探查双侧股动脉，左股动脉变细，搏动消失，切开血管，远端切口尚有少量回血，取出3条红血栓，右股动脉有较弱搏动，远端切口回血较左侧多，取出红血栓2条，术后两侧股动脉血供恢复，搏动好，证实血栓栓塞在双侧髂动脉。4月13日主任联合查房指出频发多发血栓栓塞应用华法林积极抗凝治疗，待血栓栓塞控制2周后考虑外科手术治疗。次日查凝血酶原时间为12.4s，活动度100%。开始用华法林，每日2mg，1979年4月19至4月29日凝血酶原时间维持在34.5～19.2s，活动度11.3%～36.2%。心率一直较快，加用毛花苷C，仍在100～120/min，肺部有湿啰音，肝在右肋下6cm，剑下10cm，心功能差。1979年4月30日晨5：35时患者突然心跳、呼吸停止，立即心外按压，5min后心跳、呼吸恢复，心率100/min，血压110/80mmHg，神志不清，呼吸深快，予用静脉滴注地塞米松，5%碳酸氢钠60ml，头部置冰袋，心率增快至150/min，右颈动脉搏微弱，左颈动脉触不清，全身冷汗，瞳孔左侧＞右侧，予用毛花苷C，两侧血压测不到，多巴胺及间羟胺，血压不上升，左侧肢体不时抽动，未引出病理反射。9:00am出现肺水肿，满肺湿啰音，气管插管吸氧，吸出血性液体，呼吸44～48/min，静脉滴注呋塞米，置入导尿管，排出尿量180ml，尿蛋白(++)，可见到红、白细胞及颗粒管型，球结膜充血、水肿，加大多巴胺量，心率102/min，血压70～80/? mmHg。1979年5月1日3:00时心率逐渐减慢，呼吸快慢及深浅不均，3:35时心跳、呼吸停止，抢救无效死亡。

【病理检查】 尸检(未开颅)①心脏：风湿性瓣膜性心脏病，心重480g，二尖瓣重度狭窄瓣不能活动，变形，钙化，并有关闭不全，二尖瓣口被左心室附壁条形血栓堵塞(主要死因)，主动脉瓣纤维性增厚皱缩，但无粘连，轻度关闭不全，三尖瓣轻微性增厚及轻度粘连。全心扩大，以右心室为主，使心脏顺时针方向转位。②左心室附壁混合性血栓：血栓(长约5cm，直径约0.6cm)呈锥状堵在二尖瓣开口易脱落。发生于体循环血栓栓塞，累及腹主动脉、肠系膜上动脉，冠状循环(左心室后壁急性心肌梗死，心肌坏死修复期，心肌内小动脉栓塞)，脾动脉(急性广泛脾栓塞及陈旧性脾梗死)，急性空、回肠栓塞，急性两肾小灶性肾栓塞及陈旧性肾梗死，此外心腔未见其他血栓，无肺动脉梗死。③主动脉及其分支：胸、腹主动脉有少量粟米粒大小黄色脂肪条纹(0～Ⅰ级)。腹主动脉有一黄白色及红色长6cm、粗约1cm的新鲜血栓，易被水冲下，血栓下端嵌在肠系膜上动脉开口，与开口内膜无粘连，易被取出，未将开口全堵。右髂动脉腔内有一长8cm、粗0.5cm红黄色新鲜血栓堵塞，与内膜无粘连，易被水冲走，附着处内膜光滑。④肺内广泛淤血、水肿和临终性肺炎。肺动脉轻度粥样硬化，肺动脉内纤维增厚，由肺动脉高压所致。右肺胸膜广泛薄层纤维粘连。⑤肝、脾、肾、肠、肾上腺等淤血，肝、胰腺有慢性出血。

【讨论】 本例风湿性严重二尖瓣狭窄，发作心房颤动后约3周，即发生频发多脏器及大动脉血栓栓塞，虽尸检未开颅，患者入院前曾有一过性失语，临终前两侧瞳孔不等，左侧肢体抽动，推测前后不止一次脑栓塞，心、脾、肾、空回肠、两侧髂动脉多处血栓栓塞。临终前新鲜血栓卡在二尖瓣口，腹主动脉、髂动脉，不仅多发，且血栓数量大。患者入院前即疑有血栓栓塞，入院即应积极抗凝治疗，抗凝治疗应用较晚，患者对华法林抗凝抑制凝血酶原时间反应较敏感，剂量不大，凝血酶原活动度达到治疗范围内，最低维持在11.9%～14.7%，约10d，肝和胰腺内出血不知是否与抗凝药有关。但是1979年4月30日凝血酶原活动度在36.5%，出现大量血栓多处栓塞。因患者频繁栓塞，无空隙时间能转复心律或换瓣手术。患者从心房颤动发作到血栓栓塞死亡不足2个月，是少见的。心房颤动加重了心力衰竭，但最后血栓堵在二尖瓣开口，致使心搏骤停，但经心脏按压后心跳、呼吸恢复，病理观察到该血栓呈锥状，头部粗、中段及尾部细，头部在二尖瓣口时堵塞较完全，按压后，血栓头部进到左心室，血栓中段较细，二尖瓣口由完全堵塞至部分堵塞，因而有血液流经二尖瓣故曾一度心率、呼吸恢复。因血栓一直部分堵塞于二尖瓣口，加重瓣口狭窄，继而出现严重肺水肿。患者风湿性瓣膜病史较长，且有症状，如能早点注意来院就诊，在左心房明显扩大前行换瓣手术，或加上左心耳切除，对改善心功能、预防心房颤动、栓塞则预后可能改观。

62. 吞咽诱发房性心动过速

【病情简介】 男性患者,58 岁,部队干部,于 1986 年来本院门诊,因 1 个多月来觉进食出现阵发性心跳快,曾在部队门诊检查心电图发现为阵发性房性心动过速,发作时觉心慌,平时无不适,无高血压病和糖尿病史,无心绞痛症状。

【查体】 血压、心率正常,心脏不大,未闻杂音,心律齐,肺清晰。患者带来饼干,当场试吃饼干,吞下后,听诊到阵发性心动过速。

【诊疗过程】 予患者行上消化道钡剂检查发现滑动性食管裂孔疝,左膈食管裂孔上方见有 4.5cm×3.5cm 柱形影,两侧有对称性切迹(食管-胃环),且有粗大胃黏膜至膈上,穿过膈肌,食管直径增宽达 3cm,俯卧腹部加压时才易显示。建议患者至消化科诊治食管裂孔疝,并予口服普罗帕酮,房性心动过速持续时间较长时可试服 150mg,数月后患者家属告知,经消化科治疗进餐时已无心慌症状。

【讨论】 食管裂孔疝与吞咽引发房性心动过速的机制尚不清楚。食管裂孔疝可影响食管括约肌张力松弛,此外,卧位时裂孔疝的部位有存水的作用,容易促使食管反流现象,并有迷走功能异常,不知诱起房性心动过速发作是否与此有关。

第7章

感染性心内膜炎

63. 缓慢发病感染性心内膜炎，并发瓣膜穿孔

【病情简介】 男性，60 岁，干部。于 1985 年 7 月 29 日入院，患者于半年前有低热 37.5℃，劳累后气促，无心悸、心前区疼痛等不适未就医，4 个月前始觉头晕在本市某三甲医院住院发现心脏杂音，血压 120/60mmHg，未确诊。经青、链霉素肌内注射治疗，体温恢复正常，其余症状气促加重为上楼诱发，夜间不能平卧，曾服用中药无显效，转另一医院诊为冠心病、心绞痛，服异山梨酯、双嘧达莫、氢氯噻嗪，间断服地高辛，近 10 余天前因天热睡眠差，气促加重，咳嗽咳血痰，憋气，乏力，地高辛加至每日 1 片，食欲、大小便无异常。

【既往史及家族史】 发现高血压 19 年，最高 170～180/100～110mmHg，吸烟 40 余年，以烟叶为主，近半年减至 3～4/d，8～9 年来有慢性支气管炎，嗜酒 40 年，250g/d，近 4 个月戒除，父母均血压高，分别死于“脑出血”和“心脏病”，爱人及子女均健康。

【查体】 体温 35.4℃，脉搏 104/min，呼吸 20/min，血压 120/60mmHg，发育正常，营养一般，半卧位，口唇轻度发绀。皮肤无黄疸、出血点，颈动脉搏动明显，颈动脉不怒张，两肺偶可闻及湿啰音，心向左扩大，心律齐，心率 104/min，胸骨左缘第 3、4 肋间有 2 级吹收缩期杂音、叹气样舒张期杂音，向心尖及右颈部传导，毛细血管征可疑，腹部平软，肝在右肋下 1cm，在剑突下 4.5cm，无压痛，脾未触及，腹水征(－)，下肢不肿。

【实验室检查】 血红蛋白 120g/L，白细胞 13.4×10^9/L，中性粒细胞 92%，淋巴细胞 8%，红细胞沉降率 63mm/h，入院当天做了 3 次血培养，以后间隔 2 次血培养均为(－)，尿常规(－)，康瓦反应

(－),C反应蛋白(－),抗链球菌溶血素"O"1∶400,血清总胆固醇2.86mmol/L,水试验(－),甲醛试验(－),蛋白电泳,清蛋白56.0%,α_1球蛋白1.6%,α_2球蛋白8.5%,β球蛋白11.2%,γ球蛋白22.7%。心电图为左心室肥厚,劳损。

【X线检查】 胸片示肺轻度淤血,无实变,升主动脉扩张,主动脉结凸出,左心室扩大,心胸比为0.5,提示主动脉瓣损害。

【超声心动图】 主动脉瓣开放幅度正常,关闭时瓣膜向左心室流出道脱垂,左心室舒张末径58mm,主动脉瓣脱垂关闭不全,原因待查,二尖瓣功能性狭窄,左心室功能减低。

【入院初步诊断】 高血压病,主动脉瓣关闭不全,心功能不全。

【诊疗过程】 应用利尿、强心,症状一度好转,患者白细胞一直很高,尚未用抗生素,观察体温,考虑不能排除亚急性感染性心内膜炎,但体温一直不高,予用抗生素,青霉素1200万U/d,链霉素0.75g/d,2周后,血白细胞仍高,17.20×10^9/L,考虑对青霉素耐药,曾换用庆大霉素,新青霉素Ⅱ,因尿蛋白(＋),又换用氨苄西林及先锋霉素等均不见效,因心功能不全加重两肺湿啰音增多,偶有哮鸣音,血压110～120/50～60mmHg主动脉瓣区吹风样有3级收缩期及舒张期杂音,向心尖传导,提示感染未控制,主动脉瓣关闭不全加重,请外科会诊认为有手术指征。1985年11月27日行主动脉瓣置换术,术中所见升主动脉明显延伸扩张,外膜很薄,根部直径约4.0cm,有双期震颤(术后消失),右心房室、左心房不大,左心室扩大,并有舒张震颤。主动脉瓣为三叶瓣,左-右瓣交界处为纤维结节,右叶有巨大穿孔约1.0cm,瓣叶及瓣环均脆弱,二尖瓣前叶外观正常,冠状动脉触诊较硬,但无结节,置换牛生物瓣,手术经过顺利。术后恢复好,1985年12月12日出院,切下主动脉瓣病理检查:右瓣有一穿孔,直径0.3cm左右。瓣膜轻度狭窄,慢性瓣膜炎,附有机化不全的赘生物。

【讨论】 本患者缓慢起病,发病为低热,发病2个月后因由心力衰竭才上医院就诊,发现心脏杂音,低热,未能确诊,估计发病不到2个月已发生瓣膜穿孔,用抗生素体温正常,但白细胞高,心力衰竭症状,多次血培养无致病菌生长,一般引起瓣膜穿孔,多见于毒力较强的感染,结合切下瓣膜病理检查来看可能是通过损伤-血栓-感染途径致感染性心内膜炎。临床发病缓慢,也可损伤瓣膜导致穿孔,引起严重主动脉瓣膜关闭不全。心脏扩大,心力衰竭,曾换用多种抗生素,因细菌和血栓形成的赘生物,抗感染不易奏效,是外科治疗的强适应证,外科主动脉瓣移植术后效果良好。

64. 金黄色葡萄球菌亚急性感染性心内膜炎，多种严重并发症，并发肺动脉细菌瘤破裂大咯血

【病情简介】 患者男性，27 岁砖瓦厂工人。发冷发热约 3 个月，入院前 20 余天加重，于 1967 年 5 月 5 日收入我院。患者自当年 2 月 11 日起经常发热，有时发冷，服用汤药，3 月 20 日至某医院就诊，检查有"肺炎"，入院予服四环素，体温下降至正常，食欲好转，10 余天出院。出院后 10 余天又开始发冷发热，20 余天前每日午夜 1:00～2:00 时先觉发冷，继以发热，口渴。食欲缺乏，每日只能吃一两粥，进食即吐，有时为稀水便，或 2～3d 大便一次。两侧小腿前外侧疼痛，脚后跟痛，不能行走，前晚突觉右手中指指甲中点状疼痛。

【既往史及家族史】 既往健康，能从事一般体力劳动，不觉心慌、气短。父已故，母及一兄健在，22 岁结婚，妻及一子均健康。

【查体】 体温 38℃，发育正常，营养差，慢性病容，斜卧位，皮肤黏膜无黄疸，两小腿皮肤有散在出血点，右扁桃体较大，不红，眼睑轻度水肿，口腔黏膜无出血点，颈软，甲状腺不大。两肺清晰，心界稍向左扩大，心律齐，心率 106/min，胸骨左缘第 3～4 肋间可闻及 4 级吹风样收缩期杂音，并有收缩期震颤，$P_2>A_2$，P_2 不亢进，血压 140/90mmHg，腹软，肝未及，脾在肋下 1.5cm，有压痛，右手中指及右足跟靠外有 Osler 结节，可疑杵状指，两足背动脉搏动正常。

【入院诊断】 先天性心脏病、室间隔缺损、亚急性感染性心内膜炎。

【实验室检查】 血红蛋白 55g/L、红细胞 1.36×10^{12}/L、白细胞 13×10^{9}/L、中性粒细胞 88%，红细胞沉降率 85mm/h。尿常规：蛋白(++)，镜检白细胞 3～6/HP、红细胞 40～50/HP、颗粒管型 0～1/HP。

心电图：窦性心动过速，不完全右束支阻滞。

【诊疗过程】 入院当天，体温上升至40℃，采血送两次血培养后，即予用大量青霉素＋链霉素，小量多次输血，治疗数日病情未见好转，持续高热，并有寒战，肢体疼痛不能触碰，皮肤、黏膜有新出血点，恶心、呕吐、食欲缺乏，身体不能翻动。5月11日两次血培养都有金黄葡萄球菌生长，根据药敏试验，换用红霉素、氯霉素、新青霉素，静脉滴注，体温38～39℃有下降趋势，但5月中旬心率增快至130～140/min，肺部有湿啰音，胸部听到摩擦音，用强心药，心率不减慢，心率和体温不成相应关系，考虑败血症影响心肌及胸膜，静脉注射大量维生素C。电解质紊乱，不能进食，血钠低，非蛋白氮上升至91.4mmol/L，二氧化碳结合力34.1vol%，尿蛋白（＋＋）及大量红细胞，有急性弥漫肾炎，氮质血症，轻度酸中毒，予用丙酸睾酮、丙种球蛋白，并调整血电解质。

5月22～27日，体温降至正常，食欲好转，非蛋白氮降至46.4mmol/L，血电解质逐渐恢复，心率减慢至110～120/min，肺部仍有啰音，病情较前一度好转。但于5月27日夜23:45时突然呛咳，咯出鲜红血，部分呈凝块。肌内注射哌替啶，静脉滴注毛花苷C 0.1mg，咯血暂停。10余分钟后又咳嗽、大量咯血，两次共500ml以上，左肺较右肺下部呼吸音较低，右下肺有湿啰音，予用镇咳和维生素K等止血药。咯血原因不详，不像左侧心力衰竭所致。请麻醉科和胸外科会诊，提出几种可能：①凝血机制不好；②支气管扩张；③肺脓肿。但临床都不很支持，无外科手术指征，予对症处理。次日咯血3次，共约80ml，第3日咯出一口暗黑色血块。床旁X线胸片未见明确病灶，出血时间3.5min，凝血时间6.5min，血红蛋白58g/L，血小板81×10^9/L，咯血原因不明。输血600ml。以后未再咯血。自咯血以来又有低热37℃以上，一直至7月上旬。患者精神、食欲日益好转，心率日益减慢至80余/min，体温正常。8月19日完全停用抗生素，红细胞沉降率正常。血红蛋白130g/L，白细胞6×10^9/L，尿蛋白（－），偶有红细胞0～1，心律齐，心率70/min，杂音同前，肺部呼吸音清晰，肝脾未及，下肢不肿。亚急性感染性心内膜炎已治愈。请外科会诊意见室间隔缺损先不考虑手术，推测缺损范围不大，以后继续随诊。患者于1967年10月17日出院，在门诊随诊至1967年底感染无复发现象。

【讨论】 患者为金黄葡萄球菌感染性心内膜炎，病情很严重，并发急性弥漫性肾炎、氮质血症、心肌受累、胸膜炎、大咯血，最后感染性心内膜炎治愈。但对大咯血原因百思不得其解。约在2年后又收治1例先天性心脏病、动脉导管未闭，并有亚急性感染性心内膜炎，也咯血，经手术证明并发肺动脉细菌瘤破裂。因而立即想起1967年底此例不知原因咯血的患者。这两例先天性心脏病都有左向右分流，细菌栓子通过分流进入肺循环，落入肺动脉壁滋养血管，形成细菌瘤，瘤体破裂引起大咯血。不明原因咯血的迷雾终于驱散。在临床实践中曾遇到难以解释的问题我都深深记住，以后有类似情况可从中获得启示，使原来存在的疑问顿时迎刃而解。

65. 感染性心内膜炎主动脉瓣穿孔误诊为梅毒性心脏病

【病情简介】 家庭妇女，61 岁，1964 年 4 月始觉胸闷及心前区疼痛，在医务室检查发现血压高 190/80mmHg，服利血平、降压灵效果不明显，胸前发闷，含硝酸甘油有效。1965 年 1 月至我院门诊就诊，门诊医生检查：血压 220/80mmHg，一般状态好，心向左扩大，心律齐，心率 78/min，心尖有 2 级吹风样收缩期杂音，主动脉区及第二主动脉瓣音区有 2 级双期吹风样杂音，向心尖传导，周围血管征阳性，两肺清朗，肝脾不大，两下肢有轻度水肿。患者 22 岁结婚，其夫有性病史，患者在 24～25 岁时妊娠 3 个月自行流产，以后未再孕，50 岁绝经。门诊检查心脏透视左心室增大，主动脉增宽，升部较凸出，符合梅毒性心脏病，怀疑主动脉炎或梭状动脉瘤，也不排除高血压性心脏病。眼底检查：双侧高血压性视网膜轻度硬化。后患者上皮肤性病研究所就诊，查康瓦反应均为阴性，荧光试验阳性，予用青霉素驱梅治疗 2 个月。

患者于 1965 年 3 月以来逐渐感到体力不支，食欲缺乏，但心前闷痛减少，1965 年 8 月午后觉发热，无冷感，9 月中有时感微冷，无痰，尿少，心悸，阵发性呼吸困难，于 1965 年 9 月 23 日以梅毒性心脏病、心力衰竭、发热收入院。患者呈慢性病容，皮肤苍白，体温 37.8℃，能平卧，心向左扩大，心律齐，心率 94/min，心杂音同前。两肺有散在湿啰音。肝在肋下 4cm，脾未及，两下肢有明显可凹性水肿。

【查体】 入院当天下午体温上升至 39℃。

【实验室检查】 查血红蛋白 85g/L，白细胞 15.9×10^9/L，中性白细胞 84%。尿蛋白(＋)，白细胞 0～1/HP、红细胞 0～1/HP。

【X 线检查】 胸部透视，右下肺透亮度减低，有密度不高的阴影，而肺纹理增强，心脏符合主动脉瓣关闭不全，右下肺炎症。

【心电图】 显示窦性心动过速，左心劳损及慢性冠状动脉供血不足。

【诊疗过程】 即予用四环素静脉滴注，毒毛花苷 K、氢氯噻嗪等抗感染、强心、利尿等措施，1 周后体温降至正常，心力衰竭症状明显好转。住院第 9 天(1960 年 10 月 1 日)发生缺血性脑卒中，右侧肢体瘫痪，语言障碍，体温再次上升至 38～39℃，神志逐渐不清。1960 年 10 月 14 日痰吸不出，行气管切开，胃内吸出大量咖啡色液体，隐血试验(＋＋)。心率加快，血压下降，呼吸减慢，当晚 19:30 时呼吸、心跳停止。

【病理检查】 尸体检查①心脏主动脉瓣及二尖瓣前瓣感染性心内膜炎(修复期)，引起主动脉瓣左后瓣穿孔(直径 0.4cm)，二尖瓣前瓣瘤样膨出，瓣膜未见梅毒及风湿性病变。左、右冠状动脉均有Ⅲ～Ⅳ级粥样硬化病变，以前降支为最严重。左、右心室肥厚扩张。②主动脉、脑底动脉有严重粥样硬化，主动脉未见梅毒性病变。③慢性肺、肝、脾淤血。④肺泡性肺气肿，支气管肺炎，右上肺叶纤维干酪性结核。⑤右侧颈内动脉及大脑中动脉血栓形成；右侧大脑白质部分软化累及纹状体，左侧底节软化。⑥肝先天性囊肿继发感染出血，不与胆道相通，胆囊结石，胃肠道未见溃疡或食管静脉曲张，消化道出血为渗血性。

【讨论】 本例患者误诊为梅毒性主动脉瓣关闭不全，一是其夫有性病史；二是出现杂音之前无发热史，而主动脉瓣已遭破坏穿孔。本例在瓣膜穿孔前及以后很长一段时期无发热是很特别之处。记得在 20 世纪 50 年代有一患者在小腿皮肤上凸出一动脉瘤并无发热史，收入院检查，才出现发热，证实为亚急性感染性心内膜炎，小腿动脉瘤为细菌性动脉瘤。本患者虽有贫血，但入院前半年食欲缺乏，进食少，患者 1 个多月来有发热，有支气管肺炎和肺结核，用四环素及金霉素体温下降较快，因而对感染性心内膜炎考虑较少。患者粥样硬化较重，冠状动脉尤其前降支较重，1964 年 4 月有心绞痛，当时血压 190/80mmHg，舒张压并不很低，心绞痛不能以主动脉瓣关闭不全解释，由于冠状动脉狭窄所致。患者住院后经抗感染、强心和利尿治疗，病情见好转。病情恶化转折点主要为脑底动脉粥样硬化和右颈动脉血栓形成致大范围脑软化，使支气管肺炎加重，加上冠心病，感染性心内膜炎并发主动脉瓣穿孔，加速了呼吸循环衰竭而致死。

66. 急性感染性心内膜炎，金黄色葡萄球菌感染

【病情简介】 男性，61岁，职员。1960年11月6日因发热1周来我院住院，前1周始觉全身不适，发热37.6℃，注射青霉素，体温迅即上升至39℃，有时迷糊，大小便失禁。既往多年前检查心脏有杂音，曾诊为"风湿性心脏病"。前不久(具体描述不清)右足后跟"发炎"，已经"愈合"。

【查体】 急性病态，精神萎靡，神志清楚，体温39℃，血压112/80mmHg，呼吸24/min。能平卧，睑结膜、口腔黏膜有出血点，四肢和躯干皮肤有散在性指甲大小出血瘀斑，肺部无干、湿啰音。心界不大，心律失常，有间歇，心尖有3级吹风样收缩期杂音，心率84/min，腹平软，肝脾未触及，无病理反射。右脚后跟有4cm直径干痂，表面色暗，无压痛。

【实验室检查】 血红蛋白110g/L，白细胞20.50×10^9/L，中性84%，红细胞沉降率35mm/h。尿常规蛋白(+)，糖(−)，白细胞10～20/HP，红细胞源4～8/HP，上皮细胞3～6/HP。考虑在"风湿性瓣膜病"基础上并发"亚急性感染性心内膜炎"。予用大量青霉素，入院当晚发现颈部稍强硬，Kernig征可疑，皮肤又有散在出血瘀斑，为排除流行性脑膜炎，行腰椎穿刺、脑脊液检查正常。患者体温一直很高，1960年11月10日血培养发现金黄色葡萄球菌生长，血浆凝固试验(+)。根据药敏试验，停用青霉素，应用四环素肌内注射每6h 1次，后加服金霉素。数日后体温明显下降，但未至正常，间断少量输血加服清热解毒中药，情况相对平稳。1960年12月10日7:00时：患者还能睁眼，呈无力状，血压132/78mmHg。7:40时四肢软瘫，昏迷，血压测不到，心率110/min，瞳孔散大，对光反射消失，两侧Babinski征(+)。立即呼吸机给氧，静脉滴注尼可刹米、去甲肾上腺素，血压80/？mmHg上午10:00时，神经科

医生检查后，行腰椎穿刺，脑脊液呈淡红色，混浊，潘迪试验(+)，红细胞 $25000/mm^3$，未见白细胞。考虑为脑动脉细菌瘤破裂脑出血，10:00 时心率 132/min，血压测不到，自主呼吸停止，下午 3 时，心搏亦停止而死亡。

【病理检查】 尸体检查发现：①感染性心内膜炎，累及心脏二尖瓣后瓣之中央根部至瓣缘形成菜花样赘生物，前瓣正常，心脏瓣膜未见风湿性病变，左、右心室扩大，冠状动脉无明显病变。②右大脑额叶、顶叶软化灶出血，破入脑室使脑室扩大；脑底血肿压迫该处所有神经根，脑底动脉左后交通支被栓子堵塞，左股动脉血栓性脉管炎及动脉周围炎。③右脚后跟金黄色葡萄球菌感染灶，且在干痂下有腐烂状物。④胸骨骨髓灶性坏死。

【讨论】 本例直接死亡原因是脑软化灶出血，脑软化原因，根据大脑后交通支血栓堵塞和额叶软化灶旁小血管栓子堵塞，考虑为二尖瓣赘生物附着血栓和炎性物脱落所致。心脏未见风湿性病变。二尖瓣赘生物、右足跟处分泌物：血液和肾脓肿之脓汁细菌培养均有金黄葡萄球菌生长。足后跟病变病程最长，又在体表，考虑为感染原发灶。肾脓肿及髂、股动脉炎症和胸骨骨髓灶性坏死均来源于心瓣膜带菌栓子。

本例深刻印象：①发病急骤，致病菌为金黄色葡萄球菌，毒性强，原无器质性心脏病，感染累及范围广，病程仅 6 周，属于急性感染性心膜炎。②临床上对右足跟原发灶认识不足，只见表面干痂，无急性炎症现象，如果入院早期对原发灶局部进行处理，可能更有利于金黄色葡萄球菌感染的控制。

第8章

心 脏 肿 瘤

67. 心脏脂肪瘤

【病情简介】 女性,1956 年出生,干部。于 1983(27 岁)年发现心脏杂音,从秦皇岛市医院转来我院。超声心动图检查示左心室占位病变。无自觉症状未治疗。1995 年织毛衣时突然心悸,无明显头晕、气短、胸闷等症状。当地检查为室性心动过速,用利多卡因静脉注射转为窦性心律,静脉滴注维持,未再发作,予服莫雷西嗪预防。再来我院检查心电图、动态心电图、超声心动图和磁共振,诊断为心脏肿瘤,以良性横纹肌瘤或纤维瘤可能性大,心律失常频发多源室性早搏,左前分支传导阻滞,阵发性室性心动过速。外科会诊因肿瘤未引起血流动力学障碍,暂时观察。用莫雷西嗪控制室性心律失常。1 年后自行停药。于 2002 年 2 月突然坐起时明显心悸、出汗持续 12h 左右,对利多卡因无效,患者逐渐头晕,意识丧失,电击一次转为窦性心律,以后仍间断有阵发性室性心动过速,外院予用胺碘酮,起始用负荷量,6d 后用维持量。患者精神尚好,食欲、睡眠和大小便正常。2002 年 3 月 26 日第三次入本院诊治。既往史无特殊可述,无烟酒嗜好,饮食清淡,无放射性和毒性物质接触,无家族遗传病史,25 岁结婚,丈夫及子女健康,无口服避孕药史。

【查体】 发育营养正常,神志清楚,自主体位,头颈部未见异常。肺清朗,心界不大,心率 60/min,胸骨左缘 2～3 肋间可听到 2～3 级吹性收缩期杂音,$A_2=P_2$,血压 125/85mmHg。腹部肝脾未及,下肢不肿。血钾、钠、氯离子正常。心电图检查呈窦性心律,频发多源室性早搏。超声心动图显示心包腔内有占位性病变,性质待定。磁共振在左心缘旁心包内有巨大占位性病变,以脂肪成分为主,考虑为心包内脂肪瘤可能性大。冠状动脉造影冠状动脉未发现狭窄病变。左心室造影示心脏外形不正常呈靴状,术中频发室性期前收缩。

【诊疗过程】 2002年4月18日行心脏肿物手术切除术，肿瘤位于室间隔6cm×6cm，呈黄色为脂肪组织，向右压向右心室流出道，左冠状动脉在肿瘤表面，前降支压向右侧，第一对角支向后扩展，另一对角支跨肿瘤表面，心包内无积液。切开心外膜，见瘤体包膜完整，避开冠状动脉对角支进行剥离。近肿瘤与心肌交界处分界欠清，且冠状血管丰富易于出血。术中术者决定仅能行肿瘤部分切除，以松解右心室流出道压迫。切下部分肿瘤病理检查为心外膜下脂肪瘤。术后愈合顺利，但仍有频发多源性室性早搏，有时出现短暂室性心动过速，无射频消融指征，继续药物治疗。2002年5月8日出院。

【讨论】 心脏脂肪瘤可见于任何年龄，男女性发病相同。肿瘤直径大多在1～15cm，偶见报道巨大脂肪瘤重达2kg者。大多数肿瘤不带蒂，息肉样，见于心内膜下或心包膜下，大约1/4患者肿瘤完全在心肌内。本例患者脂肪瘤位于心外膜下，虽有完整的包膜，但近肿瘤与心肌交界处则分界不清，肿瘤压迫右心室流出道并有严重的室性心律失常。脂肪瘤从组织学上看属良性，如影响心脏心律、传导系统障碍、心腔内或瓣膜阻塞，有潜在致命危险。本例如能在无症状前行手术，不知能否将肿瘤全切除，如果能全切除或许可改善预后。当时体内除颤器（ICD）尚未广泛应用，术后应用药物加ICD应有指征。

68. 右心房壁内血管肉瘤

【病情简介】 男性患者，39 岁，教师。因心慌、气短、疲乏 2 个月加重 1 周于 1986 年 7 月 28 日入院。患者于 1985 年 11 月因发热胸闷在某三甲医院超声心动图检查发现心包积液，拟诊为“结核性心包炎”，予以抗结核治疗，约 2 周后心包积液消失，X 线胸片示心影大小正常，患者无不适，出院诊为“病毒性心包炎”。1986 年 1 月 5 日去美国考察，在此期间体力活动时无胸闷、气短。回国后长途步行约 15km 感劳累，次日又觉发热(未试体温)，服用板蓝根，休息后好转。6 月初自觉心跳不规则，又去该三甲医院就诊，X 线胸片发现右心缘膨隆。心电图显示房室交界区心动过速。超声心动图：右心房室交界处有团块物，约 3cm×5cm。未予特殊处理。1986 年 7 月 8 日因心跳、气短加重遂来我院门诊就诊。X 线数字减影造影及超声心动图均提示心内占位病变，因而收入院。

【既往史及家族史】 患者既往体健，30 岁患“急性黄疸型肝炎”。5 年前期前收缩二联律约 1 个月消失。不嗜烟酒。其父 29 岁患“恶性淋巴瘤”，去年患“膀胱癌”，肝转移死亡。母患冠心病。姐三人中，两人心律失常。

【查体】 体温 38℃，脉搏 110/min，呼吸 23/min，血压 110/80mmHg。发育正常，营养中等，慢性病容，神志清楚，皮肤轻度黄染，无发绀，半卧位，两侧颈静脉充盈，气管轻度左移。两肺无干湿啰音，左侧呼吸音较低。心尖冲动在左锁骨中线外 1.5cm。心律齐，$P_2=A_2$，第二心音减弱，无病理性杂音。肝在剑突下 4.5cm，有压痛，脾未及，腹水征(+)，两下肢不肿。

【实验室检查】 血常规血红蛋白 123g/L，红细胞 4.3×10^{12}/L，白

细胞 18.50×10^9/L，中性 84%，淋巴细胞 16%。红细胞沉降率 24mm/h，尿常规正常。肝炎伴随抗原（－），谷氨酸丙酮酸转氨酶 474.0U/L，血肌酐 265.2μmol/L，肘静脉压 17.5cmH_2O（0.17kPa）。

【心电图】 窦性心动过速。

【X线检查】 胸片示肺血正常，心脏形态异常，右心缘见一弧形阴影向右肺突出，记波摄影搏动正常，断层未见肿物阴影，肺动脉较平直，心胸比为 0.62。

【数字减影造影】 右心房及上腔静脉近心端腔内充盈缺损，腔外并有压迹，右心室也有较大椭圆形肿物，心脏肿瘤病变侵及右心房、右心室并波及上腔静脉近心端，其性质以横纹肌瘤或纤维肌瘤可能性大。

【超声心动图】 连续检查几次，1986 年 7 月 8 日在本院门诊检查发现右心房室交界区有一实质性团状回声约 6cm×7cm，边界尚清楚，向右心腔膨突，使右心室流出道变窄，肿物似在心脏外，无活动性，仅受心脏搏动影响，心脏右前方占位病变，心包囊肿？入院当天（7 月 28 日）复查与门诊对比右心房、右心室外侧团块回声进一步压迫心脏，使右心室流出道更窄，右心室内膜尚可分辨，右心房内有异常回声，团块回声中有多个小灶性回声减低区或无声区，但图像欠佳，尚不能确定右心房内有占位病变。3 天后（7 月 31 日）再复查见到心室呈摆动状，右心室及左心室侧可见液性暗区，右心房内异常回声，心外肿瘤，右心室流出道严重受压，右心房异常回声考虑可能为占位病变，心包积液。从超声心动图检查结果在近期内病变发展很快。

【诊疗过程】 住院后应用利尿药，青霉素、链霉素，后改为青霉素加庆大霉素，体温一直在 38℃ 左右，病变进一步恶化，尿少，夜间不能平卧，肝区胀痛，食欲很差，咳嗽，咳白色泡沫痰、黏稠，无咯血，明显消瘦，疲乏无力。1986 年 7 月 30 日内外科大会诊，一致意见认为可能为心脏恶性肿瘤，究竟是原发瘤还是其他脏器转移的继发瘤不能确定。少数人认为不能除外压缩性心包炎，开胸手术探查至少可以明确诊断，如恶性肿瘤无法切除，则开胸后无后继治疗手段。开胸探查仍在犹豫。患者右侧卧位咳嗽无痰，可能是支气管受压。8 月 1 日突然出现短暂晕厥，一过性意识丧失，迅即清醒。血压 100～110/80mmHg。8 月 4 日呼吸更为急促，血气呈呼吸性碱中毒和代谢性酸中毒，家属同意了开胸探查，即转到外科。

1986 年 8 月 5 日上午在低温体外循环下进行，术中所见心包广泛粘连，在右心房处粘连极紧，无法游离开，右心房高度扩大，表面紫色质硬。肺动脉稍扩张，压力不高。手术切开右心房壁发现为血肿，看见断裂的右冠状动脉，中段完全断裂，近心端有 3 个小孔尚在漏血，远心端直径约 3mm，无血块亦无回血。右心房腔内也有数个球状突出，每个突出处直径约 4cm，压迫上腔静脉，三尖瓣及右心室推向左侧。三尖瓣前缘也被累及，瓣环扩大，前乳头肌已伸长。将右心房腔与血肿腔切开沟通，切除突出于心房腔之肿物、血肿及坏死组织等，血肿为大量机化紫色血块约 100g。解除上腔静脉之压迫。将右冠状动脉两个残端缝合结扎，修复三尖瓣，缩小三尖瓣瓣环。停体外循环机后心率慢，安装起搏器，起搏心率 100/min，血压低 40～60mmHg，渗血多，尿少，输入大量血浆及红细胞，多巴胺，血压仍低，给纤维蛋白原溶酶阻滞剂血压不升，第二次开胸止血，第二次关胸时心搏骤停，经多方治疗未恢复。

【病理检查】 尸检结果发现右心房壁内血管肉瘤，约 9cm×11cm，由许多新生毛细血管、内皮细胞、梭形细胞构成，浸润至上腔静脉入口，三尖瓣前瓣和隔瓣及瓣环，右心房室沟至室上嵴壁束。造成右心房腔填塞，右心室流出道狭窄，右冠状动脉断裂(被手术结扎状态)。肺淤血，水肿，心包积液，胸腔积液，腹水。肝淤血坏死，说明患者存在严重心力衰竭。肺小静脉内有多发性纤维素性血栓，胸腔大量渗血，说明患者存在血管内凝血(恶性肿瘤、体外循环诱发)。患者在心力衰竭、肺血管内凝血失血基础上，并发终末期肺炎，休克死亡。

心脏原发性恶性肿瘤极为少见，所见者几乎全是肉瘤，其中又以血管肉瘤为最常见的一种，其次是横纹肌肉瘤。血管肉瘤多见男性，男∶女为(2～3)∶1，多数在 20～50 岁发病，部位常在右侧心脏，尤其多见于右心房，手术前要做出组织学诊断很困难，甚至不可能，常因扩展范围广泛难于手术切除，预后不良。

69. ST段持续呈单向曲线抬高——心脏脂肪瘤

【病情简介】 患者男性,40 岁,于 1997 年 12 月阵发性心前区刺痛 1 年,发作心悸伴有头晕半年入院,一年多前无诱因游走性刺痛从左前胸至左腋下或至左背部,持续 10min 左右,可自行缓解,含硝酸甘油效果不明显,发作时活动不受限。曾在当地医院诊为"变异型心绞痛"。半年来无胸痛发作,但出现发作性心悸伴有头晕、出汗、脉率 170～180/min,发作时在内蒙古某旗医院心电图显示"室性心动过速",1 个月后无诱因突然晕厥,室性心动过速心率 200/min,直流电同步转复为窦性心律,服用胺碘酮无心悸发作,转来我院诊治。

【查体】 发育正常,神志清楚,肺(一),心浊音界在左锁骨中线外 1cm,心律齐,心率 56/min,无杂音,血压 115/75mmHg,肝脾不大,下肢不肿。心电图检查发现 ST 段 Ⅰ、aVL 导联上抬呈单向曲线,Ⅰ、aV_1、导联 T 波终末浅倒置,ST 段 Ⅱ、Ⅲ、aVF 导联轻度降低,多次心电图检查除偶见 ST 段 V_5、V_6 导联轻度抬高外,其余无变化。动态心电图监测发现室性早搏,偶有短暂室性心动过速。

【X 线检查】 胸片示左心室增大,心胸比为 0.57,肺血正常。

【冠状动脉造影】 未见狭窄病变。

【左心室造影】 左心腔基本正常。

【超声心动图】 各房室内径正常,室间隔及左心室后壁厚度正常,运动协调,于左心室外侧紧贴脏层心包处探及一偏实性欠均匀长椭圆形强回声的巨大团块,强回声间可见条纹状低回声,固状边缘尚光滑,随心肌收缩而被牵动,心包内无明显积液,提示左心室前壁、侧壁、正后壁巨大占位性病变,位于壁层心包内。

【磁共振成像】 左纵隔可见大量脂类高信号，聚集在心底部围绕大血管，印象为左纵隔脂肪瘤。

【电子束计算机断层摄影术】 左纵隔内占位病变，上起主动脉，下达心尖膈面处，与心脏邻近边缘不规则并有浸润，左缘边界完整，肿物似脂肪为主，可能为心包内巨大肿瘤侵及心肌。

【放射性核素心肌灌注显像】 运动和静态都显示左心室外侧靠心底部心肌放射性分布明显稀疏。血清肌酸激酶及其MB同工酶正常。

【诊疗过程】 1998年2月行开胸手术，发现心包内有少量积液，心脏左侧面可见巨大黄色肿物约30cm×30cm，上至肺动脉，下至心尖，前至前降支，后至左心室后壁。肿块质硬，血循环丰富，向心室肌内浸润，与心室紧密粘连，无法分离，易出血，但与心包无粘连，切除了部分肿物，术中多次室性心动过速，电击转复。切除肿物经病理检查证实为大量成熟脂肪细胞增生，侵及浅层心肌组织，为浸润性脂肪瘤。

【讨论】 术后仍有室性心动过速发作，予用胺碘酮控制出院。应用ICD指征、当时尚未广泛应用。这类患者首诊都是先检查心电图，易误导为变异型心绞痛或急性心肌梗死早期。当与临床症状不符时应注意做进一步检查，才不至于误诊。

70. 心电图呈陈旧性心肌梗死图形——左心室后壁淋巴管瘤

【病情简介】 患者男性,42岁,间断胸闷2年,1周前伴有阵发性心悸,于1995年9月入院。患者于两年前无诱因觉胸闷,持续10min左右,可自行缓解,以后偶有发作,1年前发作次数增多,约每月2次。胸闷憋气、呃逆、恶心、无腹痛,喝一点水即可缓解。1周前饮酒2h后突然胸闷、憋气较以前严重,心悸欲吐,持续12h,在当地医院就诊,测血压80/60mmHg,心电图示“阵发性室上性心动过速”,注射毛花苷C,5min上述症状缓解,据述3年前查体心电图发现“陈旧性侧壁心肌梗死”。既往吸烟20年,饮酒5年,每日100ml。为进一步检查来我院。

【查体】 心脏向左扩大,心律齐,心率78/min,无杂音,血压130/70mmHg,左肺下部偶有少许啰音,肝脾不大,下肢不肿。各项血脂水平正常。心电图:I、aVL、$V_{5\sim9}$导联呈qR形,T波对称倒置,$V_{1\sim3}$导联T波高尖,ST段$V_{1\sim4}$导联凹面向上抬高,类似陈旧性高侧壁、侧后壁心肌梗死图形。

【X线检查】 胸片示左心室增大,左心段不规则局限性膨凸,心胸比为0.55。

【超声心动图】 各房室未见明显增大,左心室下后从基底到心尖收缩明显减弱,左心室射血分数为0.51,左心室长轴和短轴心尖各切面均可探及左心室下壁及后侧壁以外在心包腔内可见4.3cm×2.5cm大小肿物,心外膜不清,肿物中央可见液性暗区,未探及左心腔与暗区间有明确相通,液性暗区外似有两层心包,提示不除外:①假性室壁瘤;②心肌心包肿物。

【电子束计算机断层摄影术】 左心室侧后壁自心底部至心尖大片

低密度病灶，其厚度为4.6cm，收缩期可见其局部增强，心尖心肌变薄收缩期与病灶呈蒂状相连，提示假性室壁瘤。

【磁共振成像】 亦见左心室外侧壁后壁外方可见巨大“肿物”，其内有高信号血流，随心肌收缩-舒张信号强度有改变，“肿物”无矛盾运动，提示假性室壁瘤，估计破口小。

【放射性核素门电路心肌灌注显像】 左心室后侧局部放射缺损，无收缩。

【核素左心室造影】 左心室射血分数为0.75. 左心室侧壁有一细蒂相连的血池影，收缩时体积略大，结合心肌显像，提示陈旧性心肌梗死，假性室壁瘤。

【冠状动脉造影】 各支冠状动脉无狭窄病变，前降支造影剂流向左心室腔。左心室造影，前基底段运动欠协调，未见造影剂流向左心腔外，印象为前降支-左心室瘘。经多种检查左心外缘肿物性质尚不能确定。

【诊疗过程】 1996年4月行开胸手术，发现左心室后壁有5cm×6cm范围呈半球形膨出物，有较弱的运动，将膨出物切开，发现无完整腔，不与左心室腔或冠状动脉相通，腔内充满海绵样肌束与纤维束交织组织，无血栓。将海绵肌性纤维组织团块广泛切除，术中曾出现较多室性心律失常，术后恢复窦性心律。病理检查切下组织一面光滑，一面粗糙，质软，海绵状，大量大小不等的窦隙，内衬扁平内皮，腔内未见红细胞，窦隙间隔纤维组织无变性，散在淋巴细胞浸润。窦隙与部分心肌组织交错，分界不清，心肌细胞肥大变性，病理诊断：左心室后壁淋巴管瘤。

【讨论】 本例进行了多种检查未能正确诊断，肿瘤影响了心肌除极和复极，心电图似心肌梗死图形，冠状动脉造影剂和电子束计算机断层摄影术、放射性核素等显像剂都进入肿瘤区显影，因而分别误认为前降支-左心室瘘和假性室壁瘤。但切开瘤体未见其与左心室或冠状动脉相通，并未见其中有红细胞。心脏内有丰富淋巴管，沿冠状动脉并有淋巴管伴行，推测造影剂和显像剂通过毛细血管至淋巴管使淋巴管瘤延迟显影导致误诊。本例原发性心脏淋巴管瘤主要累及心室壁，有的则可累及心包。此病临床较少见，有文献报道艾滋病和心脏移植接受免疫抑制药的患者心脏淋巴管瘤发生率有所增加。

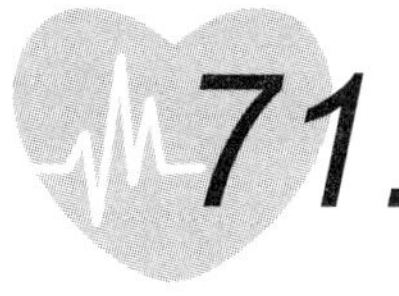

71. 恶性网状细胞增多症累及心包心肌并伴有原发性肥厚型心肌病

【病情简介】 患者，男性，51 岁，工人，于 1976 年 10 月无意中发现右下肢有结节性红斑，微痛，约 2 个月蔓延至胸、腹和上下肢，同时出现心慌、气短。1976 年 11 月在院外发现心脏扩大，遂来我院门诊就诊，X 线心脏相显示心影向两侧对称性扩大，半个月间心胸比从 0.60 增至 0.64，心缘搏动弱至消失，考虑为心包积液，不能除外心包心肌疾病。下列检查：心电图显示电轴左偏－90°，ST-T 改变，I、aVL、V_3、V_4 导联有异常 Q 波，超声心动图示心间隔与左心室后壁不对称性肥厚，左心室流出道狭窄，符合肥厚型心肌病，少至中量心包积液。放射性核素心血池扫描认为肥厚型心肌病可能性大，不除外心包积液。个人史除吸烟 6～7 支/d 外，无酗酒和其他化学药物接触史。母亲已亡故，病因不明，其父患高血压，兄弟妹及子女均健康。患者曾在外院用泼尼松、普萘洛尔、链霉素和利尿药未见效，因皮疹与心脏病病因及两者间关系不明，于 1977 年 1 月 4 日转来我院。

【查体】 体温 37.8℃，无急性病容，皮肤周身潮红，躯干和四肢广泛分布大小不等圆形、椭圆形结节红斑，色鲜红或色暗，压痛明显，色鲜者压之可褪色，两颌下及腹股沟有黄豆大小淋巴结，无压痛，颈静脉不怒张，肺清朗，心界向两侧轻度扩大，心律齐，心率 106/min，在心尖及胸骨左缘第 4～5 肋间可闻及 2～3 级粗糙吹风样收缩期杂音，心音不减弱，$A_2 > P_2$ 不亢进，血压 120～130/60～70mmHg，肝在肋下 2cm 有压痛，脾未及，外生殖器龟头有小片溃疡，下肢不肿。

入院后有间歇不规则发热，入院初期为 37.5～38.5℃，3 个月后高达 39～40℃。间断出现频繁房性期前收缩，短阵房性心动过速或心房颤动。皮肤结节红斑处活检为“皮肤网状细胞增生”，骨髓涂片结果不除外网状细胞增多症，临床考虑恶性网状细胞增多症心脏型可能引起心脏扩大。与皮肤科研究，先用泼尼松 60mg/d，6～8 周减量后加用环磷酰胺，用泼尼松半个多月后皮疹明显减少，以后又出现新皮疹，血糖升高，尿糖＋＋＋＋，3 个月后出现鼻出血，黑色大便，便隐血＋＋＋，黄疸，谷丙转氨酶升高，泼尼松减量，加用环磷酰胺，白细胞降至 1.7×10^9/L，后遂停用，患者高热，吞咽困难，终未挽回，于 1977 年 4 月 14 日去世。

【病理检查】 ①恶性网状细胞增多症：累及皮肤、胸腹淋巴结、心包心肌及脾。两下肢内侧可见直径 1～4cm 大小微隆起暗红色斑块 4 个，胸腹部有散在的粟粒大小暗红色结节。真皮浅层内可见网状细胞向表皮浸润，大量恶性网状细胞出现在胸腹淋巴结中，尤其是纵隔淋巴结、气管支气管旁淋巴结为甚，结构均遭破坏。心包腔内有浅黄色积液 300ml，心外形普遍增大，心外膜灰白色斑块有大量恶性网状细胞浸润，右心室前壁可见大量恶性网状细胞浸润室壁全层，左心室前壁、侧壁未见肿瘤细胞。脾整个被恶性网状细胞弥漫浸润，其重量约大于正常者 3 倍。②肥厚型心肌病：主动脉瓣下狭窄，左、右心房心室肥厚增大，以左心室为主。左心室内左右冠状窦联合处主动脉右瓣的左缘下可见直径 0.7cm 长 4.5cm 的肌性隆起物，其下界与前乳头肌根部相连，同时在膜部室间隔下方有一环状隆起，条索状肌性隆起部室间隔厚 2.4cm，室间隔基底部厚 2.2cm，肌性隆起部心肌肥大，肌纤维明显增粗，排列紊乱，心肌间质纤维化较明显。③右肺上下叶支气管肺炎，左肺上叶肺小动脉血栓形成。④急性肝炎。

【讨论】 恶性网状细胞增多症是罕见的疾病。一般多累及淋巴结、肝和脾，预后差，病程仅 3～6 个月，本例患者在肝未发现肿瘤细胞，发现皮疹同时出现心慌气短症状，检查发现心包积液和心肌肥厚，尸检证实了患者原有肥厚型心肌病，主动脉瓣下狭窄，心肌也有肿瘤细胞浸润，使诊断更加困难，这是难以治疗的疾病，也是令人难忘的患者。

72. 左心室淋巴管瘤

【病情简介】 待业人员，男性 21 岁。发现心脏杂音 1 年余，患者于 1984 年 7 月因发高热至医院就诊，发现心脏有杂音，心电图示左心室劳损。在此之前均无自觉症状，能劳动，无心慌气短。1985 年 5 月起有时偶尔觉胸闷、胸痛，检查超声心动图发现心脏有肿物。于 1985 年 8 月 1 日转来我院。

【查体】 发育正常，营养一般，神志清，自由体位，皮肤无黄染，表浅淋巴结无肿大。除龋齿外，头颅无异常。肺清朗，心向左扩大，心律齐，心率 100/min，心音响亮，心尖可闻及 2 级舒张期杂音，血压 120/80mmHg。腹平软，无压痛，肝脾未触及，脊柱四肢无畸形，两腿无水肿，生理反射正常，病理发射未引出。体温正常。

【实验室检查】 血红蛋白 131g/L，红细胞 4.52×10^{12}/L，白细胞 14.20×10^{9}/L，中性粒细胞 74%，淋巴细胞 26%。尿常规(－)。

【心电图】 左心室肥厚及劳损。

【X 线检查】 胸片示中间型心脏，各房室不大，心胸比为 0.48。临床印象左心室肿物性质待定。

【诊疗过程】 入院后第 9 天在低温、全身麻醉体外循环下行左心室腔探查术。术中见心脏外观正常，先切开主动脉根部，主动脉瓣正常，未见腔内肿物，再沿前降支后缘 1.5cm 处纵行切开左心室壁，发现主要是前乳头肌广泛增粗肥大，表面为灰白性组织，肥厚的乳头肌与左心室壁间无明确界限，相邻左心室壁也明显增厚，约 2.0cm，左心室腔内无任何肿物，室间隔光滑，腱索及二尖瓣叶大致正常。将前乳头肌根部肿大处切取一块心肌连同心内膜送检病理，诊断为左心室淋巴管瘤。1985 年 8 月 28 日出院,嘱避免过劳,定期来复查。但以后未再来复查。心脏淋巴管瘤不常见,常是淋巴管弥散性增生,常无明确肿瘤界限,组织学属良性,因其掺杂在心肌间,可能引起心律失常。手术不易切除,因而出院。

73. 左心房黏液瘤，先天性冠状动脉-肺动脉瘘

【病情简介】 女性患者，60 岁，干部。1995 岁末夜间胸闷、气短，坐起后症状减轻，躺下加重，持续一夜。次日中午又出现此症状。无心前区疼痛，无咳嗽、咳痰、晕厥或发绀。至 307 医院就诊，超声心动图检查发现左心房黏液瘤，于 1996 年 1 月 2 日转来我院。

【查体】 体温 36.2℃，呼吸 20/min，慢性病容，自动体位，无发绀，两肺清晰。心界在左锁骨中线上，心律齐，心音正常，心率 70/min，心尖部可听到 2 级吹风样收缩期杂音。血压 120/75mmHg。腹部无压痛，肝、脾未触及，下肢不肿。

【心电图】 窦性心律，ST 段Ⅰ、Ⅱ、Ⅲ、aVF 导联降低，TⅢ导联倒置。

【X 线检查】 胸片示心胸比为 0.55，双肺有淤血，主动脉不宽，肺动脉段较突，左心房可疑增大，结合临床不除外二尖瓣梗阻性病变，包括左心房黏液瘤。

【超声心动图】 左心室内径正常高限，左心房近房间隔中部可见 7.5cm×7.5cm×7.5cm 的中低回声团块，附着边缘清晰，其内回声均匀，基底部较宽，随左心房轻微搏动，左心房占位病变，以黏液瘤可能性大。

【冠状动脉造影】 显示左冠状动脉前降支近端相当于左圆锥动脉处发出一屈曲扩张之血管，向前走行于肺动脉圆锥区，其远端显示不清楚。左回旋支发出之上、下两支左心房旋支其末梢血管扭曲扩张，实质性瘤体有染色，瘤体静脉提前显影，且扩张增粗。右冠状动脉之窦房结支也参与了该瘤体血供。冠状动脉呈右优势型，前降支近段有<50%狭

窄。考虑左心房占位病变以左心房黏液瘤可能性大，左冠状动脉前降支近端屈曲扩张之异常血管可能为冠状动脉瘘或动静脉畸形，前降支轻度狭窄、左回旋支近心端管腔不光整，余未见异常。

【诊疗过程】 转心外科，有手术指征。在全身麻醉体外循环下，行左心房肿物切除，切下瘤体 4cm×4cm×5cm，质软半透明状，为黏液瘤。本拟行冠状动脉瘘手术，因术中出血多而终止。术后恢复顺利出院。

以后偶有后背及左腋下不适，于劳累后出现，休息可缓解，无心前区疼痛。曾在门诊复查超声心动图，无黏液瘤复发现象。2000 年 9 月以来自我感觉易疲劳，稍活动即觉胸痛，发作次数较前增多，持续时间较长，曾有 30min 不缓解，且休息时亦有发作。于 2000 年 11 月 7 日第二次入院。查体：心界大小同前，心律齐，心率 52/min，$A_2=P_2$，心尖有 3 级吹风样收缩期杂音，血压 140/60mmHg，肝脾未及，两下肢不肿。心电图检查，ST 段Ⅱ、Ⅲ、aVF 导联下降 0.05～0.1mV 或 $TV_{1\sim6}$导联有切迹，房内传导阻滞延长，P 波有切迹。X 线心脏远达片心脏大小同前，心胸比为 0.55。冠状动脉及左心室造影，左心室室壁运动未见异常，二尖瓣无反流，左心室射血分数 0.70。左冠状动脉前降支近端管腔 30%～40%狭窄，第一对角支与肺动脉形成瘘，左回旋支有散在斑块，右冠状动脉未见异常。超声心动图左心室内径为正常值高限，余房室内径正常。二尖瓣和主动脉瓣少量反流，无黏液瘤复发。^{99m}锝运动和静息心肌灌注显像未见心肌缺血及其他异常。根据以上检查提示冠状动脉粥样硬化狭窄程度轻，冠状动脉-肺动脉瘘分流量也不大，黏液瘤未复发，可继续采用药物治疗。

【讨论】 本例冠状动脉-肺动脉瘘与左心房黏液瘤实为偶合，前者为先天性畸形，左心房黏液瘤为原发性心脏肿瘤。黏液瘤占原发性心脏肿瘤约为 50%，其中 90%以上发生于左心房。临床表现为多种多样，主要有三种征象：①栓塞；②血流堵塞；③全身表现为发热、红细胞沉降率增快、贫血等。黏液瘤本身属于良性，因其可堵塞血流，特别是蒂长和体积大者可完全堵住二尖瓣或三尖瓣口或肿瘤碎片或肿瘤附着血栓脱落造成血管栓塞，都可以造成猝死。本院曾有在住院等待手术时猝死的患者。此病诊断明确应立即手术，以免不测。

第9章

心脏挫伤

74. 心脏挫伤主动脉瓣撕裂关闭不全

【病情简介】 男性患者，38岁，公安干部。于1977年5月6日因公务乘坐小汽车外出，坐在副驾驶位置上，行驶车速80km/h，途中车头撞击于大树上，当即昏迷，左前额部轻度出血，急送宣武医院腰椎穿刺脑脊液未见异常，转至公安医院，6h后神志恢复。此时诉憋气，心慌，咳嗽，痰中带血，不能平卧，心脏检查闻及心尖部及主动脉瓣听诊区有3级收缩期杂音。胸部透视发现胸腔积液。按心力衰竭处理，服用地高辛上述症状明显好转，10余天后出院。出院3d后症状又加重，心慌、憋气、咳嗽，但不咯血，再次入该院，仍用地高辛，并予用青霉素，因考虑心脏挫伤，于1977年6月28日转来我院。

患者出生于黑龙江省克山病地区，但无克山病史，来京工作已2年，曾有反复关节疼痛史10余年，冬天及阴天时明显，无红肿现象，据称曾患“大骨节病”。1966年至1977年4月曾在公安医院查体未发现心脏杂音。在10余年前及2年前先后曾2次在睡梦中出现夜游，并摔伤一次。家族史无特殊。

【查体】 发育营养正常，高枕卧位，唇无发绀。咽不充血，颈静脉不怒张。胸廓无畸形，无外伤瘢痕，心浊音界向左轻度扩大，心尖冲动弥散，未触及震颤，心律齐，心率92/min，心尖部有Ⅲ级吹风样收缩期杂音，伴有喀喇音。胸骨右缘第2肋间有Ⅱ级收缩期杂音，左缘1～4肋骨有Ⅱ～Ⅲ级吹风样双期杂音，不向颈部传导，$P_2 > A_2$，P_2不亢进，双肺清晰，未闻及干湿啰音，腹软，肝脾未及，下肢不肿，指甲见毛细血管搏动，血压双上肢140/50mmHg，双下肢192/50mmHg，桡动脉及股动脉无明显枪击音。四肢、指、趾关节较粗大。

【实验室检查】 血常规、红细胞沉降率、肝肾功能、血胆固醇、血糖均正常。咽拭子培养无致病菌生长。抗溶血链球菌素O为600U。

【心电图】 左心室肥厚。

【X线检查】 胸片示双肺淤血，心脏近似二尖瓣型，主动脉结基本正常，肺动脉段轻凸，左心室圆隆，左心房轻大，食管Ⅰ度压迹，心胸比率0.54，记波摄影主动脉搏动偏强。提示左心室受损疾病，结合临床考虑主动脉瓣损伤。

【超声心动图示】 主动脉瓣狭窄并关闭不全。

【诊疗过程】 入院后予以强心、利尿治疗，症状好转，能平卧，在病区活动。行主动脉及左心室造影，升主动脉管壁光滑无扩张，于心室舒张期见中量造影剂反流至左心室，心室收缩期主动脉瓣开放情况观察不满意，冠状动脉显影无异常。左心室造影示左心室腔轻至中度扩大，二尖瓣无狭窄和关闭不良征象。外科会诊考虑主动脉瓣病变由外伤引起，有手术指征。

1977年8月24日在全身麻醉、低温体外循环下行主动脉瓣置换术。术中病理所见心包无粘连，心包液稍多，主动脉均匀一致性扩张，直径约4cm，主动脉瓣根部未见血肿或异常，左心室高度肥厚扩大，右心房、室正常，心尖及左心室有舒张期震颤，主动脉无震颤，主动脉瓣左、右瓣叶稍厚，大致正常，后瓣增大下垂，右前方交界处有撕裂，瓣环稍大。切开主动脉切除病变3个瓣叶，替换牛心包生物瓣，手术顺利。术后主动脉瓣听诊区及心尖部未闻及明显杂音，心功能明显改善。1977年10月4日出院。

1987年1月22日术后将近10年来院随诊，能上3～4层楼，无症状，能做一般家务活，偶有胸闷，下肢不肿，未服用药物，血压150/90mmHg，心律齐，心率60/min，未闻及器质性杂音，心电图大致正常，X线心脏像左心室不大，心胸比为0.56。超声心动图示所换瓣膜边缘偏厚，回声偏高，关闭尚佳。

【讨论】 汽车前排，当汽车猛烈撞击时最易引起心脏挫伤，本例患者即时昏迷住院，并出现左侧心力衰竭，如无这些症状的患者亦应认真查体，检查心电图有无心肌损伤改变，应心电图检测2天，因有时可出现严重心律失常，处理此类患者不能疏忽嘱患者查血压。

75. 心脏挫伤，冠状动脉狭窄，心室壁瘤

【病情简介】 女性，21岁，西藏汽车修配厂车工。河北任丘籍。胸部被石头击伤已21个多月。患者于1975年1月16日工厂内空地上被厂外施工工地爆破石头飞来的一块拳头大小石头砸在下颌上，再飞落到胸部，当时即不省人事，约10min后清醒，觉胸痛，憋气，即送西藏军区医院，从胸腔抽出血色液体450ml，心包腔抽出血色液体35ml，诊为"损伤性心脏病"，心脏损伤部位因条件所限不能肯定。同时发现左胸部有2根肋骨骨折，下颌骨骨折伴有下颌外伤，胸壁有皮下出血。在该院住院2个多月，出院后不能胜任一般劳动，活动即觉心跳、憋气。近来感头晕，两手发麻。于1976年10月6日收入我院诊治。

【既往史】 患者一直体健，在原籍上学，初中毕业后，志愿到西藏，入厂前检查身体正常，对高原环境适应良好，无不良嗜好。

【查体】 体温36.6℃，脉搏100/min，血压120/80mmHg，神志清楚，发育营养良好，自由体位，无发绀、黄染，五官端正，颈部活动自如，无颈静脉怒张，颈动脉处无杂音。胸廓两侧对称，心浊音界向左扩大，胸骨左缘第2肋间触到舒张期震颤，可听到3级粗糙性舒张期杂音，外带有喀喇音，P_2听不清与杂音相混，两肺清晰。腹平软，无压痛，肝肋下1cm，质较硬，脾未及，脊柱、四肢正常。生理反射正常，病理反射未引出。

【实验室检查】 血、尿常规正常，血电解质正常，肝、肾功能无异常，C反应蛋白(－)，抗溶血性链球菌素"O"<400。

【心电图】 Ⅰ、aVL有异常Q波，胸前导联V_1～V_4呈rs型，$rV_1>rV_2>rV_3$，$V_5R/s=1$，左前分支传导阻滞，频发房性期前收缩，伴差异性传导，部分未下传。

【X线检查】 胸片示肺纹理重，未见实变，心脏呈主动脉型，主动脉结正常，左心室增大，右斜位服钡食管轻度压迹，摄影示心搏不齐，搏动减弱。心脏面积增大49%，考虑心肌疾病可能性大，右侧第6肋骨和左侧第1前肋骨陈旧性骨折。

【心音图】 左胸骨第2～3肋间可见两期性杂音，以舒张期为主，第2肋间杂音呼气时增强，吸气时减弱，第3肋间则与上相反，心尖部可见频率与前频率不同的舒张期和收缩期杂音。

结合临床，患者有外伤史、杂音、心电图、X线心脏像，考虑心脏挫伤，冠状动脉狭窄可能性大。应行冠状动脉及左心室造影进一步检查，当时正值唐山大地震后余震频繁，不能进行造影，患者暂先出院。

【诊疗过程】 1976年11月16日仍觉心慌、气短、头发麻，两足冰凉再次入院。予服普拉洛尔，于1976年12月10日行左心室及冠状动脉造影：左心室明显扩张，以前壁中下段向前下方扩张为著，内壁呈波浪状，延伸至心尖形成囊袋状膨凸，该部室壁运动明显减弱至消失，但未见明显反向运动，膈面舒缩功能存在，但亦明显减弱，排空延迟。二尖瓣无异常，左心房未见造影剂充盈。主动脉瓣及主动脉升、弓、降各部无异常。左、右冠状动脉主干及回旋支近心端显影未见异常。左冠状动脉回旋支、钝缘支粗大，前降支细小，延迟显影浅淡，断续可接近心尖区未见有分支，右冠状动脉较粗大，圆锥支、锐缘支及后降支显影不满意。造影提示左心室前壁至心尖显巨大室壁瘤，约占左心室腔50%，与之相应左冠状动脉前降支自起始部严重狭窄，累及范围不能肯定，病变区侧支循环不甚丰富，符合左冠状动脉前降支近端外伤性狭窄及其并发性改变，二尖瓣及主动脉瓣无异常，冠状动脉—右心无交通支。

内、外科、放射科会诊有手术指征，1977年1月8日转外科，因等待组织上派人从西藏来才能决定手术，因而延至1977年3月14日在体外循环全身麻醉下行室壁瘤切除术。术中所见心脏明显增大，主要为左心室室壁瘤切除术。室壁瘤占左心室腔50%，室壁瘤与正常心肌界限不清，室壁瘤位于左心室前侧壁，壁厚0.3～0.5cm，局部心肌呈斑点状浅黄色瘢痕，局部无收缩功能，轻度反向搏动。冠状动脉右优势型，左冠状动脉前降支很细，分布于室壁瘤体部位，左心室后壁心肌功能正常，心包无粘连，行心室壁瘤切除术后，前降支不需搭桥。手术顺利。

切下室壁组织病理检查，心内膜有不等程度的纤维增生，近心内腔侧有一薄层心肌细胞和近心外膜侧散在多少不等的心肌细胞外，心室壁大部分为纤维结缔组织和脂肪组织所代替，其间有散在淋巴细胞浸润，部分纤维组织呈玻璃样变性，残留的心肌细胞有不同程度的肥大，尤以心内膜侧较明显。冠状动脉有偏心性内膜纤维增生。左心室符合外伤性室壁瘤。

术后切口愈合良好，有结性期前收缩，予用普拉洛尔后消失，心律整齐，已听不到心杂音，心脏明显缩小，X线心脏面积术前较正常扩大49%，术后降至22%，自觉良好。带双嘧达莫、复方硝酸甘油于1977年4月22日出院，嘱休息3个月，建议今后不适合高原工作，患者未再来院复查。

【讨论】 本例患者胸部外伤史明确，早期发现有肋骨骨折，胸腔、心包有血性积液。活动即觉心慌、气短，不能从事一般劳动，1年多后来我院时发现胸骨左缘有舒张期杂音，结合X线心脏像，心脏扩大，心脏搏动减弱，考虑冠状动脉损损狭窄，狭窄近端涡流，引起舒张期杂音，患者无周围血管征，脉压不大，心脏搏动减弱，不支持主动脉瓣撕裂所致主动脉瓣关闭不全。经冠状动脉及左心室造影和手术证实为外伤性左冠状动脉前降支狭窄，心肌受损范围与前降支供血范围一致，因受损范围大形成室壁瘤，影响心功能，如外伤虽未累及冠状动脉，有时可直接使心肌挫伤、坏死。甚至非贯通伤不在胸部也可引起心脏挫伤。急性非贯通外伤的患者应做心电图检查和监测，以免遗漏心脏挫伤诊断，急性期可引起心脏急性心包压塞或严重性心律失常的危险。

76. 心脏挫伤：主动脉右冠瓣残缺，室间隔夹层血肿，三束支传导阻滞，主动脉机械瓣置换及室间隔夹层修复术后

【病情简介】 男性，44岁（1943年生），干部。患者自1983年起劳累后就觉气短。偶有头晕，数秒钟即消失，无意识障碍及摔倒，未引起注意。1988年2月20日陪其父看病，偶然机会查心电图示一度房室传导阻滞，完全性左束支传导阻滞，频发室性早搏，有时呈三联律，2周后复查心电图示二度房室传导阻滞及完全性左束支传导阻滞，心率58/min。超声心动图示主动脉窦病。当时在华北石油管理局总医院急诊室留观了9d，静脉滴注曲克芦丁，服硝酸异山梨酯、硝苯地平、“心宝”等药，未见好转，遂于1988年3月19日收入本院。

患者于1964年查体发现“心脏有问题”，未确诊，未治疗。1966年发现左上肢脉弱，无症状，未加注意。1976年钡剂胃肠检查，诊为“胃窦炎”。1978年后无胃肠症状。1977年乘汽车急刹车时，前胸撞在铁架上，出现胸壁软组织挫伤，后软组织受伤处好转。患者原籍河北河间，1965年参军，1985年转业，在河间做行政工作。吸烟36年，40支/d，经常喝酒，最多一次饮500ml，近3年几乎每日饮250ml。父健在，母早年去世，死因不明，兄妹各一均健康，1965年结婚，妻子及子女三人均健康。

【查体】 体温36.5℃，脉搏60/min，呼吸14/min，血压140/80mmHg（右上肢），160/80mmHg（左上肢），170/80mmHg（左下肢）。发育正常，营养中等，神志清楚，语言流利，自动体位，皮肤无黄疸、出血点，全身表浅淋巴结不大，口唇无发绀，头颈部无异常。胸廓近似桶状，

两肺叩诊呈清音，左肺下部可闻少许干啰音，心浊音界在左锁骨中线上，心前区无隆起，心律失常，心率 60/min，每分钟期前收缩 4～5 次，第一心音不低，$A_2=P_2$ 均较低，心尖部可听到 3 级吹风样收缩期杂音及舒张期叹气样杂音，向腋下传导，胸骨右缘第一、二肋间和胸骨左缘第三、四肋间可闻及Ⅳ级吹风样收缩期杂音及舒张期叹气样杂音，向颈部及胸骨左、右缘传导。腹部平软，肝在右肋下 1.5cm，无触痛，脾未及。双下肢无水肿，左上肢桡动脉，肱动脉搏动较右侧弱，双侧足背动脉触不清。生理反射存在，病理反射未引出。

【实验室检查】 血、尿、便常规正常。丙氨酸转氨酶正常，肝炎伴随抗原(一)。心电图:窦性心律不齐，一度房室传导阻滞(有时二度或三度房室传导阻滞)，完全性左束支传导阻滞，偶有室性早搏，有时则为频发。

【超声心动图】 提示室间隔瘤，待排除室间隔其他畸形，多普勒示室间隔上段夹层(可能是主动脉根部)，主动脉瓣关闭不全。

【X 线胸片】 两肺有淤血并肺多血，心脏呈主动脉型，升主动脉扩张，肺动脉段平直，心脏双心室增大，以左心室增大为主，左侧胸壁及右肋膈角胸膜肥厚粘连，心胸比为 0.54。印象主动脉窦瘤破裂和(或)主动脉瓣关闭不全，可能合并室间隔缺损。

【磁共振心脏扫描】 ①左心室轻度扩张，肌部室间隔后上部增厚，该部信号不均，中心部分信号较低，性质待定，局部占位病变？②右心房室，左心房及升主动脉及其根部均未见异常。

【升主动脉、左心室造影】 ①升主动脉造影示有中等量造影剂逆流入左心室。②主动脉及左心室造影于主动脉根部有一卵圆形囊腔充盈，与右冠状窦底部连通，居中凸向左侧。并压迫室间隔上部，囊腔似与左心室不相通。右冠状窦未见异常变形。③左、右冠状动脉未见异常。

【诊断考虑】 主动脉瓣关闭不全(中度)；主动脉根部囊腔，以动脉瘤尤以假性动脉瘤可能性大。上述改变均考虑为创伤性所致。先天性或其他性质的可能性较小。

【血流图检查】 左前臂及左侧手指血管紧张度增高，搏动性血流量偏低，右前臂及右侧手指血流量正常，左侧腿除搏动性血流量偏低外，余正常，右侧腿血流图正常。

【诊疗过程】 经过上述检查内、外放射科讨论，诊断为室间隔占位性病变，主动脉瓣关闭不全，三度房室传导阻滞，住院期间用复方丹参片、硝酸异山梨酯、维生素C无任何效果。建议患者手术治疗，其严重性向患者家属讲明但患者及家属均拒绝手术，因而于1988年5月27日出院。

患者出院后未服药，无明显心悸气短，能胜任轻体力活动。但2个月来，胸憋气短明显加重，在当地医院间断静脉滴注氨茶碱，地塞米松及酚妥拉明，自觉用药后胸憋、气短尚可消失，1993年1月8日第二次入院。

查体：无发热，心浊音界在左锁骨中线外1cm，心律齐，心率45/min，心脏较前扩大，心率减慢，心杂音同前，$A_2>P_2$ 双肺可听到中小湿啰音，可闻喘鸣音。肝在右肋下5cm，无压痛，肝颈静脉回流征(－)，双下肢不肿。心脏较前扩大。

心电图变成完全性右束支传导阻滞，左前分支传导阻滞，为三束支传导阻滞。X线检查：主动脉右冠窦瘤凸入室间隔内，继发性主动脉瓣关闭不全，左心室功能受损，心胸比为0.62。磁共振心脏扫描：与上次住院对比左心房、室较前扩大，室间隔中上段“增厚”范围及程度亦有扩展，主动脉右冠窦瘤凸入室间隔内。继发性动脉瓣关闭不全，左心室功能受损，病情较前进展。主动脉及左心室造影：升主动脉囊腔较前扩大，囊腔造影剂排空延迟，未与心腔相通，主动脉瓣关闭不全中、重度，主动脉根部囊腔为主动脉瘤，以假性动脉瘤可能性大，其相对解剖位置可能已波及室间隔上部，结合病史考虑为创伤有关。冠状动脉造影：冠状动脉正常。呼吸功能检查：肺活量正常，但最大通气量，第一秒时间肺活量及呼吸中期流速较正常值偏低，残气量增加，屏气功能中度受损，以阻塞性障碍为主，血气分析正常。

住院后用利尿药、氨茶碱、沙丁胺醇、长效心痛治，无胸憋、心悸，无咳嗽、饮食好，患者及家属要求手术治疗。

1993年5月12日在全身麻醉、低温体外循环下行主动脉瓣置换，主动脉窦瘤切除术。

【术中病理检查】 全心扩大，尤以左心室为显著，主动脉根部可触及双期震颤，术后为轻度收缩期震颤。主动脉瓣关闭不全，右冠瓣残缺，其面积约为正常 2/3，下方有一巨大囊腔约 5cm×4cm×6cm 大小，不与左心室相通，囊腔壁由室间隔心肌构成，上缘增厚，腔内可见血栓形成，内膜纤维化，考虑此夹层瘤为创伤所致，主动脉瓣环扩大，无冠瓣及左冠瓣边缘增厚，形态正常。

置换主动脉机械瓣及室间隔夹层瘤闭合术，手术顺利。放置心尖起搏器电极。术后起搏心率 88/min，血压 110/70mmHg。机械瓣活动正常，瓣膜音脆，无杂音。肺呼吸稍粗，左侧呼吸音较低。术后 10d 复查超声心动图，左心室径较术前缩小（84～76mm）。室间隔上段仍可见一束状回声为暗区（约 1.95cm×4.14cm×1.32cm）亦较术前缩小。主动脉瓣置换术后，瓣架固定，瓣叶灵活，瓣功能未见异常，心包少量积液；术后 1 个月 X 线心脏像心胸比为 0.57，术前最大时为 0.67，心脏较前缩小，术后三度房室传导阻滞未恢复，自身心率仅为 46/min，1993 年 6 月 16 日安装永久起搏器（VVI），起搏功能良好，肺听诊清晰。1993 年 7 月 2 日带华法林，地高辛、呋塞米出院，嘱来门诊复查。

1994 年，患者查出有糖尿病后，一直服用格列本脲治疗。1997 年 9 月 5 日因“感冒”后胸闷憋气 20 余天第 3 次入院。平卧时症状加重，夜间有阵发性呼吸困难，尿量少，两下肢水肿，心力衰竭征象。查体心尖部有Ⅲ级吹风样收缩期杂音，在急诊室观察时用利尿药，肺部无啰音，腿肿消失。血糖 4.5mmol/L，血电解质正常，超声心动图复查，左心房径 41mm，左心室舒张末径 68mm，射血分数 0.47，较术后复查时扩大，回到与术前相近。左心壁及室间隔不厚，室间隔厚度 9mm，运动幅度平坦，主动脉机械瓣架固定，无异常回声，功能正常，二尖瓣、三尖瓣少量反流，起搏器功能好。予以用硝普钠、地高辛、利尿药，迅速好转，住院 11d 出院。

患者出院后服用地高辛、利尿药、华法林。2000 年 1 月 3 日因劳累后心悸、气短加重半个月，伴咳嗽，少量白痰，夜间不能平卧，双下肢、颜面水肿第四次入院，体温正常，自动体位，皮肤无黄染，颈静脉充盈，双肺呼吸音较粗，左肺底有少许湿啰音，心浊音界在左锁骨中线外 1cm，心律齐，心率 70/min，主动脉金属瓣清晰，可疑叹气样舒张期杂音，肝在肋下 3cm，无压痛，脾未及，双下肢水肿。复查超声心动图：左心室扩大，搏动减弱，舒张末期径为75mm，射血分数0.38，室间隔厚度11mm，主动脉机械瓣未见反流，三尖瓣中、大量反流。X线胸片心胸比为0.67，心脏情况较1997年住院时增重。加强利尿布美他尼、呋塞米、螺内酯、硝普钠、地高辛、格列本脲、雷米普利、青霉素、舒氟美等。肺部湿啰音消失，肝缩小至右肋下1cm，下肢不肿。2000年1月12日带药出院。

出院后服药不规律，4个月来病情更重，曾多次来急诊滴注硝普钠、多巴胺、利尿药，2000年5月24日第五次入院。重病容，高枕卧位，神志清，无发绀，巩膜有黄染，颈动脉怒张，肺呼吸音粗，两肺有湿啰音，心浊音界在锁骨中线外2cm，主动脉瓣膜音区有Ⅲ级收缩期杂音，可疑舒张期杂音，肝在肋下4.5cm，剑突下6cm，可疑腹水？两下肢可疑性水肿。体温36～37℃，血红蛋白125g/L，白细胞5.50×10^9/L，中性粒细胞75.9%。电解质紊乱，低钠血症，低氯血症。血肌酐622μmol/L，丙氨酸转氨酶及天冬氨酸转氨酶尚正常，总胆红素65.6μmol/L，直接胆红素6.8μmol/L，血糖在三餐饭后为16.4mmol/L，18.4mmol/L，16.2mmol/L。X线胸片：双肺淤血，左肺中部可见模糊斑片及条索影，左侧胸腔积液，左心室增大。床旁超声心动图：左心室巨大，舒张末前后径85mm，射血分数0.20。左心房大，右心房较大，右心室不大，主动脉机械瓣未见异常。三尖瓣中度反流。心电图监测：起搏心律，交界区及加速性室性自搏心率，交替出现。

入院用硝普钠、多巴胺静滴，尿量多于入量，补氯化钠，少量氯化钾，常规胰岛素控制血糖，痰培养肺炎杆菌生长，肺部感染，按药敏应用丁胺卡那、悉复欢、复方阿莫西林。患者有长期吸烟史，呼吸功能较差，血压维持在90～110/60mmHg，心率75～85/min，尿量平均在1600ml以上，有时达到2400ml/d，经治疗，患者觉憋气，改善不明显，患者及家属要求出院，经医生劝说无果，于2000年6月12日自动出院。

该患者1964年查体据说“心脏有问题”具体情况不详。1965年，参军入伍前查体情况亦不得而知。1977年乘汽车时因急刹车胸部撞到铁架上，胸部软组织挫伤，这段病史很明确。未提及当时心脏的检查。1983年起偶于体力劳动较重时觉气短，偶发作数秒钟，但无意识丧失，未引起注意，直至1988年于偶然机会检查心电图发现二至三度房室传导阻滞，完全性左束支传导阻滞，后又检查到完全右束支传导阻滞，经进一步检查发现主动脉瓣关闭不全，室间隔占位病变。建议患者手术探查及治疗，遭到患者及其家属的拒绝。直到1993年才行手术，证实为主动脉右冠瓣残缺，其下方为室间隔夹层瘤，其内有血栓形成。室间隔部位分布有房室束传导系统，室间隔受损，可以解释并有三束支传导阻滞。结合胸部创伤病史，心脏病变可为心脏挫伤所致。经手术治疗后一直到2000年检查置入主动脉机械瓣功能正常，室间隔夹层瘤也一直闭合，但心脏已明显扩大，心力衰竭重，很难控制。术后安装永久起搏器VVI型，起搏功能尚正常，有时起搏心律与加速性心室自搏心律交替出现，长期双室起搏不同步和无顺序房室起搏，其对血流负面影响可能是心脏明显扩大的原因。当年尚未开展心脏再同步疗法。心脏扩大，充血性心力衰竭，肝、肾、肺功能损伤，出现黄疸，凝血酶原时间延长，牙龈出血，华法林抗凝常需中断，肾功能减退，血肌酐增高，患者既往长期吸烟史，呼吸已有一定受损，肺淤血、糖尿病合并肺部感染处于此状态，对治疗反应差，预后不良。

患者一系列的心脏问题，可用心脏挫伤来解释，胸部闭合性创伤，易引起心脏挫伤。有时挫伤即使不影响胸部，如电梯处故障快速降落着地，也可引起心脏挫伤，因而在身体创伤后，应即时进行心脏检查，不可忽视。

第10章

肺动脉栓塞　肺动脉高压

77. 心电图从左心室肥厚到明显右心室肥厚的病例

【病情简介】 患者男，1965年，42岁时开始觉头晕，头痛，发现血压高（170～190/110～130mmHg），断续服用降压药，1968年因气喘，不能平卧，咳粉色泡沫痰，诊为高血压动脉硬化性心脏病，急性肺水肿收入院，平卧位，嘴唇发绀，两肺有较多湿啰音，心尖有轻度吹风样杂音，A_2和P_2无记录，血压150/100mmHg，肝在肋下1cm，下肢不水肿，心电图显示左心室肥厚，劳损，心力衰竭好转后出院，1969—1971年因心慌，憋气上腹胀满先后又住院3次。1969年第二次住院时，曾少量咯血，两肺持续性存在小湿啰音，心音低，P_2亢进分裂，脉压小110～120/100～110mmHg，下肢不水肿，心电图从原来左心室肥厚变成右心室肥厚，电轴右偏，心脏像显示：主动脉纡曲延长扩张，心脏中度增大，左心室为主，肺动脉段轻突，两肺门血管扩张，外周变细，出现肺动脉高压征象，对其发生原因未明确，肺野无梗死阴影，活动耐量极低，稍活动即气喘，与心力衰竭体征不相称，进行心力衰竭治疗效果不明显。

最后一次住院为1971年6月，频繁呕吐，口唇发绀，血压110/100mmHg，P_2亢进分裂，左肺少许啰音，腹部无压痛，肝脾触诊不满意，下肢不水肿，入院后第7天呕血及便血，出现黄疸。经输血、止血药、抗感染治疗，效果不明显，当天死亡。

【病理检查】 ①心脏增大，右心房室明显肥厚、扩张，右心室壁厚0.6cm，左心室稍扩大，室壁厚1.5cm，二、三尖瓣正常心腔内无血栓，心肌无梗死及瘢痕，冠状动脉仅前降支有2级粥样硬化病变。②肺动脉干明显扩张，于主肺动脉瓣下2cm后壁处开始有一长条形血栓，占据大部分管腔，向左、右肺下叶后侧较小的血管延伸，血栓之中段有棕黄和灰白相间的分层，在左、右肺动脉血栓与内膜紧贴，内膜处机化再通，肺段肺动脉血栓已完全机化再通。血栓表面脱落的动脉壁组织内有较多的革兰阳性球菌团，肺部无梗死区。③肝小叶结构大部消失，中央静脉扩张充血，其周围肝细胞坏死。④胃、小肠和结肠壁充血，未见溃疡及其他病变。

①符合高血压性心脏病。②肺动脉有巨大陈旧性血栓并有新的血栓，引起肺动脉高压、肺源性心脏病、右侧心力衰竭。肺动脉血栓形成可能因肺动脉内膜下斑块，内膜纤维增厚并继发感染引起，肺动脉壁革兰阳性球菌侵入，对血栓可能起了促进作用。③直接死亡原因，是重度右侧心力衰竭组织缺氧使胃肠道血管壁渗透性增加，同时肝淤血导致肝小叶中心静脉周围肝细胞坏死，可能影响凝血机制失调，引起胃肠道大量渗血以致休克而死亡。

通过本病例获得不少启示，肺动脉血栓形成在那年代虽然较少见，但肺动脉栓塞却较为常见。患者出现明显气短，右心负荷增重受损，应警惕除外肺血管疾病，当今已具备多种无创的检查方法，超声心动图、放射性核素肺灌注显像、计算机断层摄影术（CT）等检查，血氧分压和二氧化碳分压降低，都能明确诊断或提供线索，溶栓治疗、导管取栓治疗尽早采用，均能取得较好疗效。

78. 缺血性脑卒中、主肺动脉血栓栓塞、猝死

【病情简介】 男性，58 岁，干部。左侧肢体麻木，活动不灵便，于 1978 年 10 月 31 日入院。5d 前觉全身不适，似“感冒”症状，同时左侧肢体麻木活动不灵便。入院前晚腹泻，水样大便 7 次，无腹痛，服药后止住。但觉头晕、头痛、出冷汗、气短。

【既往史】 既往 7～8 年前发现血压高，间断服用降压药。6 年前发现糖尿病，服苯乙双胍，控制效果不好。多年前曾患“急性肝炎”。

【查体】 神志清楚，精神尚可，肥胖体型，皮肤无黄染，稍湿冷。颈部无血管性杂音，两肺呼吸音清，心界不大，心律齐，心率 90/min，未闻杂音，$A_2=P_2$，血压 180/120mmHg。腹平软，肝在右肋下 2.5cm，剑突下 4cm，质硬有压痛，脾未及。两下肢有轻度水肿，未见静脉曲张。神经生理反射正常，未引出病理反射。心电图检查显示窦性心律，STⅡ、Ⅲ、aVF、V_5 稍降低，TⅢ、aVF 低平。

【诊疗过程】 入院第 2 天出现左侧肢体软瘫，以上肢为重，左侧面瘫，左侧 Babinski 征(＋)。考虑为脑动脉血栓形成。予用川芎注射液、羟乙基淀粉、高压氧舱及青霉素等治疗，一般情况有所好转。1978 年 11 月 9 日晚餐时陪伴人员正给喂饭，患者突然抽搐，呼吸、心跳相继停止，经抢救无效死亡。

【病理检查】 ①心脏仅轻度扩大，右心房三尖瓣上方和下腔静脉有大块混合性血栓，有纤维素样不规则分层排列，其间有大量红细胞和白细胞，大的血栓栓子急性堵塞主肺动脉，并累及左、右肺动脉，右肺有广泛淤血出血，尚无肺梗死。左、右冠状动脉无明显狭窄，左心室前壁、侧壁和后壁有散在陈旧性梗死瘢痕。②脑动脉有广泛粥样硬化病变，左、

右大脑中动脉有广泛粥样硬化病变，使管腔严重狭窄。左侧大脑中动脉粥样斑块出血使管腔完全闭塞。左大脑底节左上方有不规则形状脑软化和轻度脑水肿。③主动脉升部和弓部有轻度粥样硬化，腹主动脉有广泛 4 级粥样硬化病变，两侧肾动脉狭窄。④轻度肾小动脉硬化性肾硬化。

【讨论】 该患者直接死亡原因是主肺动脉急性栓塞导致猝死。血栓栓子主要为混合性血栓，主要来自右心房。如来自静脉系统应为红血栓。右心房发生血栓，右心房并无明显扩大，也无心房颤动等心律失常，多次心电图均为窦性心律，右心房发生大块血栓是为独特之处。本例另一特点缺血性脑卒中，并非脑动脉血栓形成，而是斑块出血堵塞血管腔。因而把缺血性脑卒中统称为脑血栓形成是不准确的，动脉粥样硬化病变引起急性管腔堵塞，多数为斑块破裂或破损导致血栓形成，有时则见到斑块破裂处出血血肿或碎裂斑块也可堵塞管腔。

79. 陈旧性心肌梗死，室壁瘤，主肺动脉栓塞导致猝死

【病情简介】 男性，63岁退休干部。患者于1964年4月15日上阳台看焰火突觉心窝部闷胀不适，伴左上肢酸胀和全身出大汗，无明显心慌、气短，随即下楼休息，闷胀持续约40min，当晚尚能入睡。次日午间又发作1次，伴大汗。嗣后常有短暂发作，含硝酸甘油可缓解，最频繁一天发作5次。心慌、气短、呼吸困难、不能平卧已1周，加重1d，于1964年5月7日住入本院。

【既往史】 1953年，患者感冒发热发现血压高180～190/110mmHg，除偶觉头晕无其他不适，服中药雪羹汤1年余，血压偏低。但至1955年血压又升高至170～200/110mmHg，用利血平效果不明显，近两三年来稍活动或上楼即明显气短。吸烟、嗜酒30年，已戒除10年，喜吃肥肉，自幼年起较胖。

【查体】 体温37.9℃，脉率120/min，呼吸26/min，血压150/110mmHg，发育正常，营养好，不能平卧，嘴唇轻度发绀，皮肤无黄染。咽轻度充血，颈静脉怒张，胸部两季肋及两背部下2/3有散在湿啰音。心脏向左扩大，心律齐，心率120/min，无明显杂音，心前区有弥漫心包摩擦音，$A_2 > P_2$。腹平软，肝在右肋下5cm，轻度压痛，脾未及，无移动性浊音，两下肢有轻度可陷性水肿。生理反射正常，病理反射未引出。

【实验室检查】 血白细胞11.10×10^9/L，中性粒细胞70%，尿常规：大致正常，天冬氨酸转氨酶正常，血糖6.28mmol/L。心电图：$V_{1 \sim 4}$呈QS型，$V_{5 \sim 6}$呈qRS型，Ⅱ，Ⅲ，aVF呈qR型，$V_{1 \sim 6}$ST段明显抬高，$V_{1 \sim 6}$T波倒置，Ⅲ、aVF、ST段抬高，急性广泛前壁及下壁心肌梗死。住院过程中抬高的ST段一直未下降。

【X 线检查】　胸片心脏主动脉型，主动脉结宽，主动脉纡曲延长，左心室扩大，左上肺有钙化灶，肺未见明显实变。

根据临床症状急性梗死发病约在住院前 3 周，天冬氨酸转氨酶已降至正常，抬高 ST 段始终未下降，但 T 波倒置，可能因室壁运动差。患者有心力衰竭予用毛花苷 C、利尿药，后将毛花苷 C 改为口服洋地黄毒苷，曾有一过性心房扑动，听到室性奔马律，试用奎尼丁，住院 8d 后心力衰竭情况稍好转，心律齐，心率每分钟 80 余次，可以平卧，但肺部湿啰音一直未消失，5 月 18 日患者心包摩擦音消失，5 月底患者因感冒心力衰竭又加重，再次出现室性奔马律，交界区期前收缩，房性心动过速，用奎尼丁纠正。7 月 20 日患者因情况较平稳，试行下床，但心率增快至 94/min，食欲好转。但活动耐量差，上卫生间即至 100 次/分以上肺部啰音一直未消失，肝在右肋下 2cm。患者卧床时间较长，已用双香豆素乙酯抗凝治疗，最后一阶段凝血酶原时间维持在 17～20s，活动度在 40%上下。1964 年 8 月 12 日下午 14:00 时患者与护士交谈中，突然语音中断，面色变灰白，呼吸、心跳停止，抢救未成功。

【病理检查】　主肺动脉血栓栓塞是猝死的原因。主肺动脉腔内有一细长子弹头状 8cm×1cm 血栓，使管腔完全堵塞。血栓镜检白细胞、红细胞、纤维素分布不均匀，在纤维素间隔之中红细胞与白细胞集聚，部分白细胞退变，无机化现象。肺表面及切面均为充血状，有轻度水肿，未见炎症和梗死。肺泡过度扩张或萎缩，泡腔中有水肿液及含褐色吞噬细胞。

心脏重 465g，向两侧扩大，以左心为甚。心外膜充血，与心包为广泛纤维性粘连，使心包腔闭锁。心尖为左心室构成，明显膨胀形成室壁瘤(4cm×4cm)。室壁为灰白色胶原纤维构成，厚度不足 1mm。瘤的范围涉及左心室及室间隔心尖部。左心室扩大及肥厚，心肌间有纤维化，纤维化程度向心尖处逐渐严重。心室壁厚度向心尖逐渐变薄。心内膜有广泛纤维化，以瘤处最为明显，其邻近室间隔附薄层血栓。左心室壁厚 1.3cm，右心室厚 0.5cm。左心房及右心房均扩张及肥大，但程度不及左心室明显。左前乳头肌有心肌纤维断裂，左后乳头肌有广泛纤维瘢痕。左、右冠状动脉均有严重广泛陈旧性粥样硬化灶，左前降支中、下段管腔完全闭塞，左旋支全程均Ⅱ级粥样硬化病变，右冠状动脉近、中段均为Ⅳ级粥样硬化病变。

主动脉及其大分支呈严重Ⅳ级动脉粥样硬化。肾动脉开口以下至下肠系膜动脉开口以上主动脉前壁有溃疡并向前膨出。

脑动脉主干有Ⅲ级粥样硬化病变，脑底动脉粥样硬化Ⅳ级。

肝轻度淤血。慢性胆囊炎及混合型胆囊结石。

【讨论】 本例患者如未行病理检查很难与心源性猝死鉴别。患者心腔内血栓见于左心室壁瘤周边，右侧心腔未见血栓，肺动脉栓塞，栓子来自静脉系统。虽用双香豆素乙酯抗凝治疗，终未能预防血栓栓塞。

患者并发心力衰竭不易控制，心功能差。判断在住院3周前心肌梗死已发病，未得到相应的治疗，前降支闭塞，心肌梗死范围广泛，已形成室壁瘤，影响左心室收缩功能。另一病理特点是心外膜与心包广泛纤维化粘连，心包腔闭锁，同时影响心脏舒张功能。

心肌梗死早期心包炎，在发病后12h至10d听到心包摩擦音，有时为心脏破裂、心包积血。患者是在发病后3周住院，入院时即在心前区有弥漫心包摩擦音，持续11d后消失，入院时有低热、血白细胞升高，可惜红细胞沉降率数据已丢失。从病理检查也符合梗死后综合征，弥漫性纤维蛋白心包炎症粘连，如持续时间更长，可能出现心包缩窄。心肌梗死早期心包炎则不同，炎症似补丁交叠存在梗死区。梗死后综合征的机制不是很清楚，一般认为是抗心肌抗体导致自身免疫。开展急性心肌梗死再灌注治疗后梗死后综合征已较为少见。

第11章

药 物 问 题

80. 阿司匹林过敏诱发支气管哮喘和变异型心绞痛

【病情简介】 男性,41 岁,工人。患者于 1997 年 2 月下旬因右侧肢体发麻,3 月 5 日入职工医院,诊为“高黏滞血症,脑梗死?”。入院当天下午在闲谈中突觉剧烈头痛,无恶心、呕吐,当时血压 180/110mmHg,继以心前区压迫感、气憋,该院考虑为“高血压,急性左心功能不全”,予以对应处理。此后休息或活动时出现心前区疼痛,多发生在 1~2am 或 9pm.,持续 2h,甚至 4~5h,疼痛时多伴有气喘,发作时心电图 TⅡ、Ⅲ、aVF、V_4~V_6 在原轻度倒置基础上加深或由倒置转为直立,有时伴有心动过速或血压升高。疼痛发作每日 3~4 次,遂转辽宁某三甲医院急诊做冠状动脉造影,显示前降支“近端有血栓影”,应用重组纤维蛋白溶酶激活剂溶栓,血栓影消失,冠状动脉血流从 TIMIⅠ级至Ⅲ级,疼痛缓解,复查造影冠状动脉无器质性狭窄,但血流较缓慢,麦角新碱激发试验(+),重用钙拮抗剂,疼痛减轻,每次持续 10~20min,3~5d 发作 1 次。5 月 7 日出院。2 周前因心前区疼痛加重,每日发作 1~2 次,每次持续 30~60min。再住入职工医院,予用肝素、华法林、吗啡等治疗,疼痛控制不满意,为进一步诊治,于 1997 年 6 月 9 日转来本院。既往对青霉素、先锋霉素过敏,无食物过敏史。吸烟 20 年,20~40 支/d,饮酒 10 余年,每日 250ml,家族史无特殊。

【查体】 体温 37.2℃,身体偏胖,斜卧位,皮肤无皮疹、出血点或黄染,全身表浅淋巴结无肿大,颈静脉无怒张,两肺呼吸音偏低,有散在哮鸣音,无湿啰音。心界不大,心律齐,心率 90 次/min,$A_2=P_2$,无杂音,血压 105/75mmHg,腹平软,肝脾未触及,双下肢无水肿,双侧上、下肢脉搏正常,运动正常,生理神经反射正常,病理反射未引出。

【诊疗过程】 入院即按不稳定型心绞痛治疗，即予用异山梨酯 10mg1/6h，硝苯地平 10mg/6h，肠溶阿司匹林 0.3mg/d。当日中午突然感到心前区剧痛，不能忍受，未伴出汗，心率 95/min，血压 105/75mmHg，双肺清晰，心电图肢体导联 T 波低平，Tv_5、v_6 倒置与发作前改变不明显，含服硝酸甘油 2 片，效果不明显，再含服硝苯地平 10mg，10min 后疼痛完全缓解。次日 10am. 下床去做胸部 X 线检查，10:50 见其家属情绪激动，主诉气喘、憋气、心前区疼痛，双肺出现哮鸣音，静脉注射喘定 0.25g，10min 后疼痛缓解，双肺哮鸣音消失，发作时 Tv_5、v_6 由倒置变直立，哮喘消失后 Tv_5、v_6 又倒置。从 6 月 9 日入院至 6 月 16 日每日均有哮喘，心前区疼痛 1～3 次发作，发作时两肺均有哮鸣音，心电图发作时 STv_3、v_4 抬高 0.1～0.15mV 或倒置 T 波变直立，血压不高 110/70mmHg，哮喘发作时床旁 X 线胸片两肺纹理重，未见肺淤血，床旁超声心动图左心房、右心室稍大，未见心功能不全征象。故考虑为支气管哮喘，非心源性喘息，加喘定口服，氨茶碱静脉滴注。予特布他林等药，喘时心前疼痛发现 ST 段抬高，或倒置 T 渐变直立，同时存在变异型心绞痛。将异山梨酯加量 20mg，1/6h，硝苯地平 20mg，1/6h，硫氮䓬酮 45mg，1/6h，症状依旧，因而考虑药物过敏问题，首先怀疑阿司匹林，拟 6 月 17 日停用肠溶阿司匹林，改用盐酸噻氯匹定 0.25，1/d。自停用阿司匹林后自第二天起即无胸痛、哮喘发作。6 月 24 日 23:30 时睡前感胸闷、气短，右上胸部有哮鸣音。硝酸甘油 1.2mg 含服，喘定静滴 10min 后缓解。以后一直至 7 月 8 日出院均无哮喘和心绞痛发作，已减硝苯地平至 10mg，1/6h，异山梨酯 10mg 1/6h，停用喘定。心电图完全正常。

再向患者进一步追溯既往史，以往从无哮鸣和心绞痛史。当年因手麻住职工医院，予口服阿司匹林 50mg 后即出现哮喘胸闷发作，随剂量增大至 300mg/d，服用天数增加，症状逐渐加重，喘息与心绞痛伴发。当时未疑及阿司匹林过敏问题。冠状动脉造影资料，未发现血栓，但冠脉血流缓慢。7 月 3 日停用阿司匹林 17d 后在我院复查冠状动脉造影，结果正常，已无血流缓慢现象。

【讨论】 阿司匹林过敏引起皮疹常见，但导致支气管哮喘同时合并冠状动脉痉挛极为少见。对本例患者院外服药情况了解得不够详尽，临床上予以对应治疗，疗效不佳，甚至加剧，两种钙拮抗药及硝酸盐剂量加得很大，心绞痛发作持续时间长，不易缓解，且伴有哮喘，就应从多方面去考虑，有否其他原因。在本院期间，未发现有脑血管问题。因阿司匹林过敏，支气管哮喘伴冠状动脉痉挛发作迁延 3 个多月之久，应引以为教训。

81. 克林霉素与胺碘酮不良作用的叠加导致更严重的影响

【病情简介】 女性，50 岁，干部。患者因风湿性瓣膜病二尖瓣及主动脉瓣病变于 2007 年 6 月住我院行二尖瓣和主动脉瓣机械瓣替换术，手术顺利，于 2007 年 6 月 20 日出院。患者术后未再出现胸闷气短，出院后当日开始出现咽痛伴低热，体温最高 37.8℃，就诊于某医院，疑为亚急性感染性心内膜炎，予用头孢哌酮，2d 后加用克林霉素。2007 年 6 月 25 日晨 6:00 时突然出现肢体抽搐，呼之不应，血压测不到，下颌式呼吸。心电图示心室颤动，予以非同步除颤两次，简易呼吸器辅以通气，多次肾上腺素、阿托品静脉注射，多巴胺调至 7μg/(min·kg)，10min 后转为心房颤动。随后再次出现心室颤动，呼吸停止，转复后以 5%碳酸氢钠 250ml 静脉滴注。胺碘酮 150mg 静脉注射后，继以 1mg/(min·kg) 维持泵入。7:10 患者生命体征平稳，但神志未恢复，轻度躁动，予地塞米松，甘露醇减轻脑水肿，约 3h 后神志恢复。当日夜患者出现两次持续室性心动过速，同步 200W/s 转复，又发作 3 次短阵室性心动过速，自行转复，6 月 26 日晨心电图 Q-T 间期延长，考虑不排除药物所致，停用胺碘酮(累计量 1000mg)，为进一步诊治转我院。

于 6 月 26 日 17:30 时在急诊监测示短阵室性心动过速，逸搏心律，Q-T 间期长达 0.92s，予用异丙肾上腺素，安装临时起搏器。术中突然发作尖端扭转性室性心动过速，心室颤动，意识丧失，予用非同步 200J 转复一次，转为交界区心律，心率 50/min，于 18:10 时安装好起搏器，起搏频率 80/min，收入病房。

【既往史】 20 年前在本院诊断为风湿性瓣膜性心脏病，无烟酒嗜好，24 岁结婚，生男一名，爱人及子健康，月经正常，父母健在。

【查体】 体温 35.5℃，脉搏 81/min，呼吸 20/min，血压 100/60mmHg，发育正常，营养良好，神志清楚，无病容，咽不充血，扁桃体不大，前胸有一个长约 10cm 手术瘢痕。心脏浊音界不大，机械瓣心音，无杂音，心律齐，心率 81/min，$A_2 > P_2$，两肺未闻及啰音。腹平软，肝脾未及，两下肢不肿，生理反射正常，未引出病理反射。

【诊疗过程】 安装临时起搏器之后，未再发生室性心动过速和心室颤动。7 月 3 日停用多巴胺，将起搏频率调慢到 70/min，起搏心率与自主心率交替出现。7 月 5 日起搏器感知不良停用，心律为心房颤动，7 月 9 日转成窦性心律，Q-T 间期已逐渐缩短至 0.40s，心律、血压平稳。住院后体温正常，血培养阴性，超声心动图检查未发现置入机械瓣膜和心内膜有赘生物。无亚急性感染性心内膜炎证据，于 2007 年 7 月 13 日出院。

【讨论】 文献上偶有克林霉素引起心律失常的报道。包括继发于 Q-T 间期延长、严重室性心律失常和房室传导阻滞。本例患者在加服克林霉素后，突发心室颤动，未发现低血钾，考虑是药物所致，以克林霉素可能性大，又加用胺碘酮，频发严重室性心律失常。转至本院急诊时，Q-T 间期长达 0.92s，甚为罕见，是克林霉素与胺碘酮对 Q-T 间期延长作用叠加的结果。安装临时起搏器后，起搏心率在 80/min，未再用抗心律失常药物，无室性心律失常发作。故药物治疗时，发生不良反应，考虑为药物所致、应立即停药，不应同时使用有类似不良反应的药物，以免不良反应叠加，导致更严重的影响。

第12章

其　他

82. 原发性腹膜炎，并发膈下脓肿，造成多种严重并发症

【病情简介】 家庭妇女，22 岁。患者 1976 年 2 月始觉腹痛、腰痛，未予在意。2 个月后就诊于某医院，诊为“结核性腹膜炎”，予用青霉素、链霉素未见明显效果。改服中药共 30 余剂也不见效，后考虑为“大动脉炎并腹主动脉瘤”，遂于 1976 年 7 月 16 日转来我院。

【查体】 体温 39℃，呼吸 26/min，重病容，一般状态差，能平卧，皮肤无黄染。头颈部无异常。心界不大，心律齐，心率 140/min，未闻杂音，血压 150/110mmHg。两肺未闻及啰音。左上腹部膨隆与季肋下相连处有一 10cm×13cm×10cm 肿块，有明显压痛，无波动感。肝、脾未触及，脐上左右两侧可听到血管性杂音。四肢活动尚可，两上肢脉搏正常，两侧股动脉搏动摸不到，血压测不出，双足冰凉，无水肿。生理反射正常，病理反射(－)。

【实验室检查】 明显贫血，血红蛋白 75～66g/L，白细胞(13.0～5.8)$\times10^9$/L，中性粒细胞 0.91～0.65，红细胞沉降率 40mm/h，C 反应蛋白(＋)，抗溶血性链球菌素“O”1∶400。尿常规蛋白(±)，镜检(－)。血钾 2.6～2.2mmol/L，血钠 125～127.5mmol/L，血氯化物 85～101mmol/L。心电图窦性心动过速，其余大致正常。X 线心脏像心肺正常。放射性核素腹部血池扫描显示胃区有一放射性浓聚区，放射强度接近心腔，肿块区血供丰富可能为血管瘤，胸骨及肝脏均显影。上消化道造影见左肾受压。腰椎 X 线片结果考虑为腹膜后巨大占位性病变，第 1、第 2 腰椎前缘有骨质侵蚀现象，病变性质待定，推测为腹膜后血供丰富的恶性肿物或为腹主动脉瘤。

【诊疗过程】 入院后体温一直在 38～39℃，予用大量青霉素、链霉

素、补钾等治疗,1周后发现左侧胸腔积液,抽胸腔积液5次,每次220～400ml,橘红色浑浊,比重1.016,蛋白定量30g/L,白细胞6000/ml,多形核粒细胞88%。抽胸腔积液后气促减轻。7月31日即入院半个月后晨7:15时感胸部剧痛难忍,呕血200ml,血压降至零,吸氧,输入706羟乙基淀粉,8:30时死亡。

【病理检查】 发现左上腹部膈下有一脓肿,位于脾和肝之间,并侵入其实质内。脓肿内多数为革兰阳性球菌。在膈前部脓肿穿入左胸腔,在左肺的基底与横膈间形成局限性脓胸,脓肿的右下方有一巨大动脉瘤,两者紧密粘连,动脉瘤起自腹主动脉前侧壁,动脉瘤开口部内壁有皱褶,其余则为致密纤维,表面有广泛血栓附着。组织学检查,瘤壁大部为纤维组织构成,其间有散在慢性炎细胞浸润和破碎弹力纤维,仅与脓肿相连部位有中性多形核白细胞浸润。由于主动脉本身无广泛病变,故能排除大动脉炎,动脉瘤为膈下脓肿腐蚀主动脉壁所致。小肠及肠系膜呈暗红色,肠腔内充满血性物,为动脉瘤急剧扩张压迫,致使小肠出血性梗死,休克致死。

【讨论】 大多数膈下脓肿多因膈下部位直接感染所引起,感染来自局部病变、损伤,最常见发生于手术之后。膈下脓肿可由其他原因,如腹部内脏穿孔引起继发性腹膜炎所造成,亦可因邻近器官的脓肿蔓延形成,但最常见的还是腹部手术,特别是胆道、十二指肠或胃手术后所引起。本例尢上述原因,起病为腹痛症状,为少见原发性腹膜炎引起的膈下脓肿,并引起多处严重并发症。膈下脓肿病死率为25%～40%,往往死于感染无法控制。治疗需采取手术或经皮插管引流,当时限于检查条件,未能及时诊断,来院也较晚,而失去了手术和引流机会。

83. 多发性胸腹主动脉假性动脉瘤

【病情简介】 女性患者，43 岁，农民，河北籍。每年初夏发热腹痛已 4 年，于 1998 年 6 月 1 日入院。患者于 4 年前开始每年 5 月或 6 月无诱因发热，以午后为著，体温在 38～39℃，偶有 40℃以上，晨起体温为低热，偶为正常。体温在 38℃以上时出现上腹部隐痛，呈针刺样疼痛，疼痛区为手掌大小，向后背正中处放射，伴恶心呕吐，身体蜷曲位腹痛可减轻，体温降至正常则腹痛消失。无腹泻、纳差，无明显乏力、盗汗，无咳嗽、咳痰，无关节疼痛、肌肉酸痛，无尿急、尿痛，无皮疹、口腔溃疡等。每年发热应用氨苄西林或先锋霉素等，20 余天发热可消退。入院前 1 个月余再次发热、腹痛用上述抗生素未见效，至山东某医科大学附属医院求治。查血白细胞 29.8×10^9/L，中性粒细胞 98.1%，尿淀粉酶正常。腹部计算机断层摄影术(CT)显示“腹主动脉夹层瘤”。静脉滴注青霉素或氨苄西林 3 天，体温上升至 41℃，且出现寒战，仍腹痛，遂来我院。既往 10 年前曾患“风湿热”“结节性红斑”。有“胃窦炎史”，居住农村曾养过羊。

【查体】 体温 38.4℃，一般状况尚可，体位自如，无皮疹，头颈部无异常，口腔黏膜无溃疡。周身无肿大淋巴结。两肺清朗。心界不大，心律齐，心率 94/min，未闻及杂音，$P_2>A_2$，P_2 分裂，血压 90/60mmHg。腹平软，无压痛，未触及包块，肝脾未及，肠鸣音正常，未闻及血管性杂音。双下肢无水肿，双足背动脉较弱。

【实验室检查】 血红蛋白 111g/L，白细胞 24.3×10^9/L，中性粒细胞 91.9%，血钾偏低 3.0mmol/L。红细胞沉降率 116mm/h，抗链球菌溶血素“O”195U，C 反应蛋白 170mg/L，类风湿因子<20.0U/ml。血培养无致病菌生长，布氏杆菌凝集试验(－)，结核杆菌聚合酶反应(－)。

尿、大便常规正常。X 线胸片示两肺血正常，主动脉弓降部有一阴影，左前斜位疑为主动脉瘤。电子束 CT 血管造影显示头臂动脉正常，升主动脉中段向后部有一破口，有造影剂进入瘤腔，腔内有血栓，病变局限。在穿膈水平面主动脉正常，管壁光滑，腹主动脉右前内侧壁有一瘤腔向前压迫胰腺，腹主动脉干扩张，肠系膜上动脉开口扩张，远端无闭塞，左、右肾动脉正常。至左、右髂动脉以上腹主动脉内膜不光滑，有小的瘤腔。放射科意见为胸、腹主动脉多发性假性动脉瘤，内有大量血栓，考虑感染引起。超声心动图检查心腔大小、心内结构及血流未见异常，升主动脉轻度扩张，至降主动脉有局限性不规则扩张，腔内有血栓，腹主动脉在剑突下2～3cm 处扩张，内有大血栓 3cm×4cm，为胸、腹主动脉假性动脉瘤。眼底检查正常。

【诊疗过程】 患者在急诊室应用头孢曲松 2.0g 静脉滴注 2 次，补钾，次日收入重症监护病房，用头孢曲松 2.0g 静脉滴注一次后即停用，一面检查一面观察，6 月 1 日入院体温 38.4℃，为弛张热，逐渐下降，6 月 6 日已降至正常，白细胞随之下降至 5.0×10^{9}/L，红细胞沉降率由 116mm/h 降至 73mm/h，C 反应蛋白 170mg/L 降至 53.3mg/L。体温正常后，患者情况好，无不适。经科内联合查房讨论，患者几年来反复发热、腹痛，症状相同，唯本次发热时间较长，并发现胸、腹主动脉有多发性假性动脉瘤，因前几次发热均未做 CT 检查，假性动脉瘤何时开始发生，不得其详。

【讨论】 假性动脉瘤的病因多为外伤；手术损伤；慢性炎症，如动脉粥样硬化病变均有不同程度的炎症；经血管注射毒品无消毒情况引起的感染；似可排除。感染也可引起假性动脉瘤，患者有反复发热，偶有寒战，白细胞总数和中性粒细胞很高，感染现象，主动脉周围未发现脓肿或淋巴结结核，最可能为未发现的隐匿性病灶细菌释放到血液中对主动脉壁的侵害。腹痛可能因假性动脉瘤压迫胰腺。但难以解释的是仅用抗生素数日后体温降至正常，体温正常腹痛即消失，如为假性动脉瘤压迫胰腺，则如何解释？无论病因如何，假性动脉瘤应手术治疗，防止破裂、大出血导致死亡，且可探索病因。因患者坚持先出院，再决定来院手术否，1998 年 6 月 26 日出院后再无消息。

84. 坐起即憋气、发绀的心脏病患者

【病情简介】 20 世纪 90 年代中期，1 例 30 余岁的男性患者，曾因心脏挫伤撕裂了三尖瓣，引起了三尖瓣明显关闭不全，行三尖瓣人工机械瓣置换术，术后一直口服华法林抗凝治疗。手术后恢复良好，生活和工作正常，在术后 1 年余，情况突然恶化，只能平卧，坐起时严重憋气和发绀，立即被迫躺下。因而来院急诊。

【检查】 平躺时查体无异常，超声心动图检查人工机械瓣开闭无异常，心外科医生检查称置换的瓣膜无异常，心内科专家联合会诊，患者一坐起憋气、发绀极重，认为不像肺栓塞，憋气、发绀原因不明。

【诊疗过程】 最后决定冒一定风险让患者坐起，立即行超声心动图检查，发现人工机械瓣处有血栓，坐位时使机械瓣不能开放，从而明确了患者不能坐起的原因。立即急诊手术，清除血栓，在三尖瓣处置换了新的人工机械瓣，加强抗凝治疗，问题迎刃而解了。

此后不久，又有 1 例三尖瓣人工机械术后的患者，出现与上例同样的症状，经历了上例的经验，本例患者来急诊时立即识辨出来是机械瓣处血栓，坐位时使机械瓣不能开放。急诊手术清除血栓，重新置换了人工机械瓣，问题迅即解决。

【讨论】 右心室系统压力和血流与左心室者有所不同，三尖瓣置换术后较二尖瓣者血栓形成的概率更多，加强抗凝治疗更为重要。心脏病患者的功能障碍时，常需坐起或半卧位使症状能减轻者居多，唯此情况三尖瓣处机械瓣因血栓影响瓣开放，不能坐起。未经历过的医生一时难以判断其原因，但这却是需急诊手术的问题，否则有生命之虞。

85. 胃溃疡导致左心室破裂

【病情简介】 患者男，70岁，1980年因消化道出血入院，追溯既往史于8年前发现胃贲门腺癌，行胃大部分和食管远端切除，食管与胃残留部行吻合术，以后无消化道症状，两年后查体时心电图发现陈旧性前壁和下壁心肌梗死，发病时间不详，患者追忆在此前数月曾有阵发性胸部刺痛、气短约1个月，自后从无心绞痛症状。

本次入院前突然大量呕血3次，共计约1000ml左右，入院时查体，血压100/70mmHg，心律失常，期前收缩6～7/min，心率98/min，腹部无明显压痛，肠鸣音活跃，肝脾不大，下肢不水肿，血红蛋白63～84g/L，疑为胃癌复发，住院经治疗后呕血止，6d后进流质饮食，胃部又出血，开始发热体温最高时39.2℃，次晨6时神志差，迅即呼吸停止，心电图为心室自搏心律，抢救无效死亡。

【病理检查】 尸检发现，因食管胃残部吻合，胃提高置于胸腔内，与心脏紧相贴，检查胃幽门处有消化性溃疡，未发现腺癌复发，溃疡穿孔，将贴近的左心室后壁穿破，造成大出血导致死亡。

检查心脏冠状动脉主干有Ⅱ级纤粥斑，前降支有Ⅳ级病变，中段管腔仅针尖大小，左旋支Ⅱ级病变，右冠状动脉Ⅲ级病变。前间壁：心尖部靠下有透壁性陈旧性心肌梗死，未发现急性病变。

【讨论】 胃与心脏在正常解剖位置上并不毗连，胃穿孔不至于直接累及心脏受损破裂，由于行食管胃吻合术，使胃紧贴心脏后壁。患者死前一天呕血、发热可能当时胃已穿孔，在腹部未查出急腹症的体征，因手术使解剖位置改变，对患者具体情况要加以考虑，判断才能更准确。否则，导致心脏破裂大出血，就难以再挽回了。

86. 血吸虫病引起肺动脉高压心力衰竭

【病情简介】 患者女性，15 岁，湖北汉阳人，1962 年因危重心力衰竭入院。

【现病史】 10 个月前目右踝关节肿痛曾往某院，诊断为“心脏病”，以后经常发热、咽部疼痛，3 个月前颜面及下肢出现水肿，又入该院治疗，病情日趋严重而转来我院。

【查体】 患者重病容，斜卧位，嘴唇、指甲发绀，呼吸急促，血压测不到，心脏向左侧扩大，心律齐，心率 120/min，胸骨左缘第 2 肋间有 3 级吹风性收缩期杂音，$P_2 > A_2$，P_2 亢进分裂，两肺无啰音，肝大平脐，中度硬，脾在肋下刚可触及，鉴于骶部和下肢有可陷性水肿，腹水征可疑。考虑为先天性心脏病，房间隔缺损，肺动脉高压，右心衰竭。经强心、利尿和升压药治疗，毫无效果，入院 5h 后死亡。

【病理检查】 患者为血吸虫病，累及多脏器。①肺组织内较广泛充血水肿，有小脓肿形成。在脓肿中可见血吸虫卵，虫卵周围肺组织纤维化，肺段肺动脉内皮细胞肿胀，内膜增厚，形成球状体，增厚内膜使管腔狭窄，甚至闭塞，造成肺动脉高压，肺动脉主干轻度扩大，圆锥段轻度突出，导致右心室、右心房扩大，三尖瓣相对性关闭不全，有胸腔积液和腹水，严重右侧心力衰竭，是直接死亡的原因。心脏本身无先天性结构畸形，心内膜无肥厚，患者有类似风湿热的病史，但心肌未见到有风湿性结节。②血吸虫性肝炎、肝硬化，在虫卵附近纤维组织增生极为显著。③血吸虫结肠炎和结肠溃疡，在溃疡部位有大量血吸虫卵，部分虫卵已钙化。④肾脏中亦有血吸虫卵。

【讨论】 人体接触血吸虫尾蚴污染的水而被感染。在人体发育为成虫排卵，部分虫卵经粪便或尿排出体外，虫卵可通过血液循环散布到身体各处。成虫及其在血流中的产物可引起过敏反应，如发热荨麻疹等，但不严重，虫卵的炎症及其后的纤维化是本病的主要病理改变，与致病和危及生命相关联，本例患者的病因是血吸虫病，因始料未及，未能追溯相关的往史。

于 5 年前另收治 1 例 50 岁的男性患者，症状为典型劳力型心绞痛，心电图运动试验强阳性，但冠状动脉造影正常，故考虑病变在心肌内小冠状动脉，因心绞痛程度较严重，且日益增重，比一般 X 综合征微小冠状动脉舒缩功能障碍引起的症状程度严重。患者无高血压和糖尿病及其他能引起小冠状动脉器质性改变的病史，早年患血吸虫病，曾经过治疗，立即令我想起上述女性患者，此患者虽经治疗，但不能排除体内成虫在治疗前已排卵，虫卵可滞留于心肌引起肉芽肿反应，发生纤维化，影响小冠状动脉舒张，或虫卵也可堵塞在小冠状动脉内，都能影响心肌供血，可能血吸虫病是这位患者心绞痛的病因，惜未经心肌活检证实。血吸虫病只有发现仍在排泄虫卵者才需驱虫治疗，对早已滞留在体内虫卵驱虫治疗已不能起作用。

又回忆起在 1951 年时，曾收治 1 例血吸虫病肝硬化的患者，后出现血压升高，尿常规检查尿蛋白阳性，有颗粒管型及血细胞，当时认为慢性肾小球肾炎是另一疾病，回想起来肾病可能也是血吸虫病所致，由于成虫及虫卵的抗原抗体复合物在肾小球基底膜沉着而引起肾小球肾炎。

87. 甲状腺功能减退性心脏病

【病情简介】 患者女性，66岁，于1981年1月因劳累后气喘10多年加重3d入院，患者长期高血压病史30余年，血压最高190/130mmHg，常在150/100mmHg左右，未服用降压药。无明确心绞痛史。颜面及下肢水肿已20年，9年前加重乃至全身水肿，间断服用氢氯噻嗪和氯化钾。10多年来劳累时感气喘，入院前3d气喘加重，咳白色黏痰，既往4年前发现手指、脚趾变形。曾在某著名综合性医院就诊，诊断为“高血压动脉硬化性心脏病，类风湿关节炎”。

【查体】 神志清，呼吸困难，嘴唇轻度发绀，甲状腺不大，两肺有湿啰音，心浊界至左腋前线，心律齐，心率80/min，心音低，无杂音，主动脉瓣第二心音大于肺动脉瓣第二心音，血压180/100mmHg，腹膨隆，可疑移动性浊音，肝脾触诊不满意，颜面及下肢有明显非可陷性水肿，下肢皮肤粗糙有褐黑色色素沉着，双手指、脚趾关节变形。入院后初步印象：高血压动脉硬化性心脏病，心力衰竭不能除外呼吸道感染，类风湿关节炎。

【诊疗过程】 经用利尿药、强心药、抗感染治疗后，气喘、咳痰虽稍有好转，但进步不明显，发现患者嗜睡，表情淡漠，舌大，说话不清，声音嘶哑。综合各项检查，心电图肢体导联低电压，胸前导联T波平坦，X线心脏像，心脏呈普大型，左、右心室增大，心胸比为0.73，结合胸部透视，疑有心包积液，超声心动图检查发现心包腔有液性暗区，血清胆固醇8.92mmol/L，C反应蛋白(－)，抗链“O”<1∶400，红斑狼疮细胞(－)，红细胞沉降率55mm/h，考虑到甲状腺功能减退症(甲减)的可能性。遂查血三碘甲腺原氨酸(T_3)、甲状腺素(T_4)，结果$T_4$0.318μg/dl(正常值2.6～16.7μg/dl)，$T_3$16 6ng/dl(正常值54.3～204.5ng/dl)都明显降低，当时尚不能检查促甲状腺激素(TSH)，为排除甲减继发于垂体疾

病，检查 X 线颅骨像，蝶鞍在正常高限，无骨质破坏，无视神经压迫征，因而确诊甲状腺功能减退症为原发性并累及心脏。应用替代疗法，甲状腺片起始为 15mg/d，逐渐加量至 90mg/d，病症奇迹般地好转，一直服用此剂量，仅服这一种药，迄今已 22 年，健康状况良好，今年 88 岁高龄。

【讨论】 甲状腺功能减退症轻中度时因周围动脉阻力增加常伴有高血压，严重时为低血压。甲状腺功能减退症导致显著的高胆固醇血症，由于高血压、高血脂这些危险因素，导致冠心病早发。高血压病和冠心病是多发常见病，老年患者神志稍迟钝，常被认为并有脑动脉硬化等因素，若不予注意甲状腺功能减退症易于漏诊。甲减多见于 30～60 岁女性患者，若能及早诊断甲状腺功能减退症，替代疗法则可取得显著效果，适当掌握剂量，高血压和冠心病也都能获益。本例患者手指、脚趾关节畸形，甲状腺功能减退症可使滑液膜增厚，关节腔积液类似类风湿关节炎。成年人甲减最常见原因是由自身免疫引起。抗甲状腺抗体并能直接对抗其他内分泌器官，如胰腺、肾上腺、副甲状腺，出现多腺体的内分泌缺乏状态。甲减也增加非内分泌自体免疫所致的疾病，如恶性贫血、红斑性狼疮和类风湿关节炎等。

最近收治 1 例女性高血压、冠心病患者，52 岁，因心电图显示肢体导联明显低电压，与一般高血压所见不相符，警惕有甲减，经仔细检查患者，询问临床症状，查血 T_3、T_4 明显降低，促甲状腺激素明显升高，胆固醇显著增高肯定了甲状腺功能减退症的诊断。

88. 急性出血性胰腺炎、猝死、石头心

【病情简介】 患者男性，53 岁，我院心外科医师。1971 年 9 月 9 日下午在病房开会，5 时许从一楼回到四楼办公室，晚 7 时左右发现他躺在地上，呼吸、心跳已停止。立即送手术室拟开胸心脏按压，后发现心脏停在收缩期，坚硬如石，无法按压。故要使其心脏舒张，采用措施均无反应，经内外科医师会诊，最后于心脏内注入氯化钾溶液，心脏始稍松开，然后心脏按压，心外膜电极起搏均无效，抢救共 4h 余才终止。

【病理检查】 胰腺极度松软，表面暗红色，切面有广泛出血坏死。切片有大小不等广泛局灶性坏死和出血，其中有极少中性白细胞，符合急性出血性胰腺炎，为致死病因。主动脉根部及冠状动脉开口部有轻度黄色粥样斑块，左冠状动脉主干及前降支上端 1/3 处有不整形黄色斑块，但管腔无狭窄，左旋支和右冠状动脉有轻度黄色斑块条纹，左心室心肌肥厚，心室腔小。

【讨论】 急性胰腺炎病理改变分为水肿或坏死和出血为主。水肿型胰腺炎，炎症反应仅限于胰腺，其病死率低于 5%。后者则情况严重，其炎症广泛不仅局限于胰腺，病死率极高。引起坏死的主要原因在于若干种胰酶，其中包括已激活的胰蛋白酶和已激活的磷酸酯酶 A。出血的原因主要由于胰弹性蛋白酶溶解血管壁弹性蛋白纤维。胰腺的渗出液中含有毒素和已激活的酶，这种液体渗入到腹膜后腔，有时渗入腹腔，从而诱发化学性灼伤，并增加血管的通透性，遂引起大量富含蛋白液体从体液循环中外渗，致低血容量和休克。这些激活的酶和毒素进入体循环后，可引起全身毛细血管通透性升高，降低外周张力，从而加重了低血压休克，并可直接损伤组织。患者死亡时间在当天 17：00～19：00 时，推测

发病后很快即休克,摔倒在地。抢救开胸发现心脏坚硬如石,即所谓石头心。石头心是加速型缺血损伤,心脏停搏于心肌搐搦时或死后强直。见于肥厚易损心脏,也可能与缺血触发内源性儿茶酚胺有关。偶见于心脏手术时,多为左心室肥厚型心脏,如主动脉瓣狭窄或瓣下狭窄、肥厚型心肌病等,自采用低温心肌停跳液后较罕见。石头心心室腔可或为一条缝,本例虽已注射氯化钾,心腔仍较小,既往有多年高血压,原已有心肌肥厚基础。有的学者观察石头心超微结构,虽其术后为缺血,但与典型心肌梗死有所不同,前者肌原纤维变性很广泛。并发现间质出血和显著淋巴水肿,生物化学改变很复杂,仍存在争议。心脏强直,可能由于能源储备为无氧代谢耗竭,导致三磷腺苷(ATP)水平极度降低,肌动蛋白与肌凝蛋白之间形成肌节"强直综合物"。关键的概念为肌肉松弛是自动过程也需要形成 ATP 的能量来源,ATP 缺乏影响心肌松弛。正常肌肉自动收缩时,钙存储在细胞肌浆网中,缺血时钙泄漏到含有肌原纤维的细胞内空间,产生钙激活收缩,钙离子化本身加速肌凝蛋白 ATP 酶的激活,也明显影响 ATP 的降低。心肌强直状态与细胞内 ATP 和钙离子水平密切相关。

记得曾在急诊抢救一位猝死的患者,做心腔内注射,几次注射均未成功。可能是遇到了石头心,未能行尸检证实。

89. 神经源性肺水肿

【病情简介】 患者头部创伤，由于中枢神经障碍，虽然此前并无心脏疾病，也可以发生急性肺水肿。心脏科医生很少遇到此情况。16岁男性在本院附近马路上因车祸头部受伤，由交警及其同学送到我院急诊。

【查体】 患者神志不清，头部皮下出血，无开放伤口，呼吸急促30～40/min，口腔及鼻腔有淡红色泡沫溢出，两肺布满粗湿啰音，心律齐，心率120/min，未闻及杂音，血压130/90mmHg。据其同学称，患者平素健康，车祸前无任何不适。《心脏病学》中有介绍急性肺水肿可由于神经源性所致，此例患者头部受伤后发生急性肺水肿，正符合这种情况。即予呼吸机面罩加压给氧，30～40min后肺水肿情况明显好转，患者主要问题为头部外伤，神志仍不清楚，救护车立即转送有神经内外科的医院救治。

【讨论】 头部创伤、卒中发作或蛛网膜下腔出血，在无左心室功能障碍的情况可引起肺水肿。其发生机制可能由于中枢神经系统急性功能障碍时，出现一过性交感神经过度兴奋所致。交感神经过度兴奋可致心排血量增加、左心室容量增加和心率增加。根据Starting定律心肌纤维收缩期前初长度愈长，其收缩力及释放能量愈大，若心肌纤维收缩期前初长度超过适当限度对其收缩力、能量释放和心搏量影响则与之相反。交感神经过度兴奋，左心室容量过度增加，心肌纤维收缩期前初长度远超过适当长度，左心室收缩力反而下降，加上心率增快，心室舒张期缩短，心肌供血减少，也降低心肌收缩力，因而左心室收缩减弱，使左心房、肺毛细血管压力增高，当肺毛细血管压力超过血浆渗透压将出现肺水肿。急性交感神经过度兴奋，可导致严重肺水肿。本例头部创伤后，发生严重肺水肿，经加压给氧数十分钟肺泡内液体才消退。最严重神经源性肺水肿可致猝死。

1969年底，我曾在驻坦桑尼亚中国大使馆出差，为期数月。在此期间有一位我国援外人员，男性，30余岁，正在讲课时突然晕厥猝死，为搞清死因，进行尸检病理检查，由一名英国籍病理医生负责，使馆领导嘱我去观察尸检情况。开颅取出全脑切成5大片，当即发现脑组织有许多散在小米粒大小棕褐色病灶，开胸取出肺，发现肺很重，放入水盆立即沉底，从大体标本已初步判断为恶性脑部疟疾，并发神经源性肺水肿是猝死直接原因后经标本固定、切片、染色显微镜观察进一步证实上述诊断。心脏和身体其他部位未发现有其他疾病。说明脑部原虫感染所致脑损伤也可引起急性神经源性肺水肿，其严重程度足以致猝死。在非洲大陆有的疟疾发病十分严重，尤其对于外来人员。

90. 原发性醛固酮增多症、透明细胞肾癌

【病情简介】 女性，58岁，本院研究员。发现高血压7年，周身乏力和胸闷1周于1988年8月1日入院。患者于7年前发现血压高，最高为160/100mmHg，无明显头痛、头晕，间断服用复方降压片，近一年来规则服用每日1片，血压130～140/80～90mmHg。一周来感周身乏力，胸前发闷，上保健室就诊，查血压140/90mmHg，心率82/min，血钾3.2mmol/L，予服缓释钾0.5g，3/d和15%枸橼钾5ml，3/d，2d后查血钾3.3mmol/L，仍觉乏力，睡眠、饮食尚可，夜尿多2～3次，无瘫痪、周身麻木感和周期性瘫痪史，入院检查。

【既往史】 1986年9月患结核性胸膜炎，抗结核治疗1年。

【查体】 发育营养良好，无病容，皮肤无黄染，表浅淋巴结不肿大，头颈部无异常；肺清朗，心不大，心律齐，心率88/min，A_2，$=P_2$，未闻及杂音，血压130/80mmHg；腹平软，肝脾未及，四肢正常；肌张力正常，生理发射存在，病理反射未引出。

【实验室检查】 血、尿、便常规正常，红细胞沉降率20mm/h，血钾3.3mmol/L，钠138mmol/L，氯101mmol/L，血尿素氮、肌酐、二氧化碳结合力、葡糖糖均正常，天冬氨酸转氨酶正常，肝炎伴随抗体(－)。

【X线检查】 胸片示右肺上有陈旧性结核，心脏大小正常。心电图正常，超声心动图各房室内径均正常，运动幅度正常，室间隔明显增厚，EF斜率低，A峰偏高，符合高血压改变。

【诊疗过程】 因患者服复方降压片持续1年未补钾，入院后服缓释钾1.0g，3次/d，静脉滴注15%氯化钾10ml/d，4d后血钾上升至4.7mmol/L，降压药改用硝苯地平。仍觉全身无力于1988年10月7日

再次入院检查：血压150/94mmHg，心律齐，心率82～88/min，心电图偶有室性早搏，短阵房性心动过速，无ST-T改变，QT间期正常；眼底双侧视网膜小动脉轻度硬化；腹部超声检查，肝右肋下（一），剑突下4cm，回声均匀，门静脉1.0cm，脾厚3.0cm，肋下（一），双肾大小形态及结构未见异常，双肾上腺区未见异常。放射性核素肾显影示，腹主动脉显像时右肾显影，左肾显影略延迟，右肾体积正常，左肾体积明显缩小，右肾核素分布均匀，左肾则分布稀疏，清除速度比右肾减慢，提示右肾正常，左肾缺血可能性大。腹部计算机断层摄影术（CT）平扫，肝、脾、肾未见异常，右肾上腺未见异常，左侧肾上腺内肢增粗，呈椭圆形，考虑为腺瘤。患者入院即予服钾盐和降压药，予以低钠饮食，1周之后测定餐前后血钾、钠、氯，24h尿钾、钠、氯和肌酐含量，血浆、醛固酮、肾素，结果如表1。

表1　患者实验室检查结果

膳食	血电解质（mmol/L）			血肌酐（μmol/L）	24h尿电解质（μmol/L）			尿肌酐（g/24h）	血浆醛固酮（pg/L）		血浆肾素（ng/ml）	
	钾	钠	氯		钾	钠	氯		立位	卧位	立位	卧位
普食	3.2	139.5	98.0	70.72	37.0	324	195.2	0.206	91.3	87.0	0.0878	0.4191
低钠饮食	3.7	137.0	96.1	53.04	12.8	84	15.2	0.808	160.9	100.0	1.1930	—

【其他检查】　24h肌酐清除率＝65.9ml/min，血气分析：pH7.490，$PCO_2$34.0mmHg，$PO_2$80mmHg，HCO_3^- 25.9mmol/L，BE ＋2.6，$SaO_2$95.8％，呈呼吸性碱中毒。

内科主任联合查房讨论：认为目前血钾不很低，血钠不高，血清醛固酮为正常低值，不支持原发性醛固酮增多症。患者停用利尿排钾降压药，无恶心、呕吐、腹泻等，尿素氮、肌酐正常，肾性可能性小，考虑患者患有胸膜炎史，胸膜有肥厚，造成过度通气，呼吸性碱中毒，可能是导致低血钾症的原因。

院外内分泌科会诊意见认为：CT检查结果提示肾上腺腺瘤，但化验结果不符合，建议再复查血浆醛固酮、肾素浓度及血尿钾、肌酐等，放射性核素检查左肾明显缩小，需明确肾缩小原因。若能证明是肾上腺瘤，还是手术切除为好。约1个月后复查上述指标，结果与前相似。院外泌尿外科会诊意见：本例患者怀疑是原发性醛固酮增多症，主要由于全身乏力，血清钾偏低，CT 示左侧肾上腺内肢增粗，呈椭圆形，认为肌无力症状仅为临床表现之一，以双下肢或双上肢无力多见，也可以出现不能抬头。严重者出现呼吸困难，一般全身乏力较少见，血清钾低为尿钾增高所致。CT 片所示左肾上腺呈棒槌样增粗，不能完全排除正常变异所致，右侧肾上腺增生不明显，左侧肾上腺改变究竟是腺瘤、增生还是正常变异尚难定论。血浆醛固酮正常或偏低，原发性醛固酮增多症不太像，但不能除外，手术问题暂不考虑。可以连续查血钾、尿钾 2～3 次，可用螺内酯治疗 1～2 个月，看症状有否改善，然后继续螺内酯治疗，观察症状及血钾、尿钾，必要时可查血浆醛固酮和血浆肾素活性，随诊半年再确定诊断和进一步治疗方案。

1988 年 12 月 26 日患者开始服用螺内酯 20mg，3/d，降压药为尼群地平，于 1989 年 1 月 27 日日出院。此后在保健室随诊，1 个月后血钾上升至 4.0mmol/L 以上，血压降至 100～120/70～80mmHg。1993 年因肺炎住院时经过 3 年螺内酯治疗，观察血压、血钾一直正常，结合低钾血症史确定原发性高醛固酮血症诊断。2004 年因三叉神经痛，拟行神经根切断术，术前行全身体检因而发现肾癌，转中国医学科学院肿瘤医院行根治性左肾切除术，病理证实为左肾透明细胞癌，左肾上腺皮质增生，术后恢复良好。用甘乐能（干扰素）和泉奇（免疫调节剂）。最终因肺转移，于 2007 年 3 月 4 日去世。

【讨论】 本例患者发现高血压已多年，一直认为是原发性高血压，成人中血压高易忽略继发性高血压问题。据卫生部心血管病防治研究中心中国心血管病报道，2012 年全国 15 岁以上人口高血压患病率为 24%，估算全国高血压患者至少 2.66 亿，继发性高血压的患病率缺乏大样本资料，估计占高血压的 5%～10%。住院患者中继发性高血压亚型分布以原发性醛固酮增多为第一位，占 40%。症状性高血压与高血压病的鉴别对治疗很重要，如原发性醛固酮增多症为肾上腺腺瘤所致，手术可以根治。本例为肾上腺皮质增生所致，发病 7～8 年后，诊断虽未完全确立，因低钾血症、全身乏力、血压高，试行用抗醛固酮制剂治疗，低血钾、高血压恢复正常，全身乏力好转，维持 16 年情况良好。待发现肾癌行根治性手术治疗，证明左肾上腺皮质增生才正式确定为高血压原因。

肾癌三大主要症状是血尿、疼痛和肿块。这些症状的出现已预示肾癌已进入晚期。本例患者出现三叉神经痛,神经系统的症状可表现为多发性神经炎、肌肉营养障碍、神经肌肉或运动神经功能紊乱等。这些改变可能与体内的抗原一抗体反应有关。患者体内产生较多数量抗胸腺组织的特殊抗体,这种抗体及蛋白的产生是自身对肿瘤的反应,并且具有相当的特异性。曾有肾癌切除 1 年后,神经病变完全治愈的病例报道。

实质性肾癌中,透明细胞肾癌是恶性程度较轻的一种,但也可侵犯肾静脉,在静脉中形成瘤栓,瘤栓能伸入下腔静脉,可以解释肾癌肺转移发生率高的原因。

91. 哑性风湿性二尖瓣狭窄导致误诊

【病情简介】 男性，45 岁，国棉厂工人。患者于 1971 年开始经常心慌、气短，活动后加重，有时咳嗽，痰中带血丝，逐渐加重。1972 年 4 月在天津第一中心医院检查称心脏扩大。同年 8 月在本院门诊诊为“心肌病”，予服地高辛、利尿药，以后在当地医院取药。1974 年 1 月发热 1 周。体温 39℃，之后，心慌、气短、下肢水肿、不能平卧、消瘦。1974 年 9 月 28 日至本院住院诊治。

【既往史】 患疝气，1957 年手术；1962 年患“坐骨神经痛”。无烟酒嗜好，父 20 年前“水肿”病故，母去年去世，病因不明。18 年前已离婚。

【查体】 体温 36.2℃，呼吸平稳，无发绀、黄疸，发育正常，营养佳，咽充血，扁桃体不大，颈静脉充盈，胸部对称，运动不受限制。两肺有散在干、湿啰音，心向左扩大，心尖冲动在左胸 5～6 肋间，无震颤，心浊音界在左锁骨中线外，心律齐，心率 88/min。胸左第 5 肋间有Ⅲ级吹风样高调收缩期杂音，向腋部及背部传导，无舒张期杂音；胸骨左缘 3～4 肋间有Ⅱ级收缩期杂音及舒张早期吹风样杂音；$P_2 > A_2$，P_2 增强。血压 120/80mmHg。腹平软，肝在右肋下 5cm，质硬，压痛不明显。脾刚可及，下肢不肿，脊柱及四肢关节正常，腱反射存在，未引出病理反射。

【实验室检查】 血、尿、便常规大致正常。血电解质，葡萄糖正常，红细胞沉降率 10mm/h，抗溶血性链球菌素“O”<400，C 反应蛋白(－)，血总胆红素 28.72μmol/L，直接胆红素 14.2μmol/L。丙氨酸转氨酶正常。

【X 线心脏相】 肺纹理强，两下有“B”线，肺门血管扩张，外周较细，主动脉结稍宽，肺动脉段中度突出，心室明显增大，除右心室增大外，左心室亦有增大。吞服钡剂后,食管普遍压迹,心脏左缘下段搏动偏弱,心表面积较正常增大 88%,心脏高度增大,肺动脉高压,需与心肌病鉴别。

【心电图】 右心室肥厚,左心房大,洋地黄影响样 ST-T 改变。

【诊疗过程】 心脏病性质不能确定,按心力衰竭治疗,予地高辛、氢氯噻嗪、氨苯蝶啶及中药制剂,1 月余情况好转出院。半年后又因呼吸急促、下肢水肿,肝在右肋下 6cm 再次入院。心脏杂音同前。X 线心脏像无改变。偶有室性早搏,右下肺有少许湿啰音,经休息、药物调理后腿肿消失,肝缩小,住院月余后出院。诊断为心肌病。

1975 年 5 月因心力衰竭加重第 3 次入院。患者自停地高辛 2 周,1 周以来不能平卧,心脏向左扩大,心尖可触及收缩期震颤,闻及Ⅳ级吹风样收缩期杂音,两肺底有湿啰音,肝在右肋下 4cm,剑突下 5cm,有腹水征,两下肢明显水肿,除心力衰竭外出现心律失常。曾发生心搏骤停,经心脏按压,数分钟恢复窦性心律失常。1975 年 6 月 12 日发生心房颤动,用普鲁卡因胺静脉滴注,继以口服奎尼丁,心房颤动转为窦性心律,心力衰竭情况好转,但数月后又转为心房颤动。心房颤动时心力衰竭重。同年 11 月用同步直流电 75ws 转复,一次转为窦性心律,但有不完全房室分离,静脉滴注阿托品房室分离消失,曾一度为结性心律,后转为窦性心律,口服奎尼丁为房性心动过速,1∶1 至 4∶2 房室传导,后为窦性心律。心率 60~68/min 时,心力衰竭情况好转,不足 1 个月又转为心房颤动。患者进食极少,常出现血电解质紊乱,低钾、低钠和低氯,交替用利尿药(螺内酯或氨苯蝶啶),补钾或盐水。肝功能不正常,考虑为心源性肝硬化,天冬氨酸转氨酶 166μg 丙酮酸/ml,丙酮酸转氨酶 208μg 丙酮酸/ml,总胆红素 47.88μmol/L,直接胆红素 24.62μmol/L。1977 年 3 月 16 日患者嗜睡,呼之能醒,血氨 117μmol/L,血压 90/70mmHg,心率 90/min,输液,尿量 2000ml,尿蛋白(+)。次日高热,体温 39.1℃,静脉滴注抗生素,呼吸 28/min,心律失常,心率 90/min。翌晨 6:00 时呼吸停止,约 10min 后心电图呈直线。最后高热考虑肺部感染,不能除外并有肺栓塞,心脏临床诊断为扩张型心肌病,慢性心力衰竭,心源性肝硬化。

【病理检查】 ①心脏:慢性风湿性心脏病,以二尖瓣狭窄为主,漏斗形,伴轻度关闭不全,主动脉瓣关闭不全,三尖瓣相对关闭不全,肺动脉瓣环扩大。心脏重650g,右心房、右心室高度扩大。右侧心腔及大静脉充满大量凝血块,心室呈顺钟向转位,左心室不大,左心房中度扩大。二尖瓣呈高度狭窄,只能勉强通过一小手指尖,瓣膜纤维化增厚皱缩,轻度钙化,粘连变形,腱索消失,瓣膜与乳头肌粘连。主动脉瓣和三尖瓣有纤维增厚皱缩,轻度钙化,瓣间无粘连,不狭窄。三尖瓣口可通过三指多,瓣膜无病损,肺动脉瓣正常。右心房、右心室心肌急性小灶性变性,肌浆凝集、空泡变性、间质纤维化,各房室心肌未见风湿性活动病变。左心耳附壁机化血栓,右心耳附壁机化血栓及新鲜血栓。心包积液70ml。冠状动脉呈右优势型,冠状动脉正常。②肺栓塞(为直接死因),肺动脉高压:右肺大,小动脉有少量机化血栓及大量新鲜血栓(可能来自右心耳),左下肺出血性肺梗死。肺小动脉,肺静脉内膜纤维性增厚,肺主动脉扩大,为继发性肺动脉高压改变,左支气管被痰堵塞,是呼吸停止的原因。③脑:无异常。④脾、肾:陈旧性梗死,可能来自左心耳。⑤心源性肝硬化。⑥甲状腺、肾上腺皮质萎缩功能不全的表现。⑦高度消瘦,全身衰竭状态。

【讨论】 风湿性二尖瓣狭窄患者心尖区有典型雷鸣样舒张期杂音,凭听诊即能确诊。本例误诊由于一直未能听到舒张期杂音。当时只能查X线心脏像及心电图。心脏扩大很明显,右心室较左心室更大。扩张型心肌病也有可表现右心室为主要表现者。因反复肺栓塞也可导致肺动脉高压,且心室左下缘搏动减弱,故临床考虑为扩张型心肌病。病理证实为风湿性二尖瓣狭窄,未闻及相关杂音,是为哑性二尖瓣狭窄。本例因重度二尖瓣狭窄,通过二尖瓣口血流量明显减少,伴有重度肺动脉高压,右心房、右心室扩大,三尖瓣环扩张,相对性三尖瓣关闭不全。右心室极度扩大,顺钟向转位,右心室处于心尖区,左心室向后旋转,因而在心尖区听不到二尖瓣狭窄杂音,以致误诊。若当时已开展超声心动图,哑性二尖瓣狭窄不难确诊,如更早期行换瓣手术,预后则可改观。

92. 头颈部急性蜂窝织炎，冠心病，高血压病，肺水肿铜绿假单胞菌感染，败血症

【病情简介】 男性，79岁，制眼镜工人。1974年4月13日入院。患者前一天发热38℃，摔倒在床旁，发现右面颊发红发热。入院当日晨咳血痰两口，右面颊红肿，至中午右眼眶肿胀，不能睁眼。午后出现神志不清，遂来急诊。

【既往史】 患者既往高血压史30余年，血压180～230/100～120mmHg，未正规治疗。无心绞痛史，近3周有时觉心慌，无糖尿病、脑血管病。曾患气管炎、肺炎。

【查体】 体温38.6℃，右颊红肿，右眼眶肿胀，眼皮不能睁，身体肥胖，神志模糊，能平卧，两肺有湿啰音，心浊音界无明显扩大，心律齐，心率100/min，无明显杂音，血压140/90mmHg，腹部无压痛，肝脾触诊不满意，两下肢有可凹性水肿。

【实验室检查】 白细胞17.50×10^9/L，中性粒细胞85%，红细胞沉降率85mm/h，血培养无菌生长。肌酸激酶1810U/L，天冬氨酸转氨酶329U/L，丙氨酸转氨酶174U/L。

【心电图】 ST V_1、V_2抬高，T波在Ⅰ、aVL、$V_{2\sim5}$明显倒置。入院次日QT间期延长至0.52s，考虑急性心膜下心肌梗死。

【诊疗过程】 头颈部红肿为急性蜂窝织炎，入院予用大量青霉素加庆大霉素，但未能控制，红肿蔓延很快，延及右颞、颈后及右耳处。1974年4月17日气喘、两肺湿啰音增多，20:00时呈半昏迷状，静脉滴注喘定，利依他尼酸、氨茶碱、气喘稍减轻。白细胞上升至66.00×10^9/L，中性粒细胞95%。23:48时突然有痰鸣阻塞音，随即呼吸、心搏骤停，经吸

痰、胸外按压心脏后好转，后出现室性心动过速，心室颤动等心律失常，心率最快至 180/min，曾电复律 5 次，3 次转为窦性心律，最后 2 次未成功，于 1974 年 4 月 18 日 2：00 时死亡。

【病理检查】（家属只同意做头胸部） 身长 162cm，体重 84kg，肥胖，皮肤头面部广泛肿胀发绀，表皮部分已脱失，直达颈部，皮下松软有水肿，蜂窝织炎，颈部柔软，有肿大淋巴结，气管居中，胸廓两侧对称，皮下脂肪厚 2.0cm，心脏显著扩大，左胸腔有约 200ml 橙黄色液体，右侧胸腔有广泛纤维性粘连。胸腺已经脂肪化，心血及痰培养有铜绿假单胞菌生长。

器官所见：①心脏重 690g，心外膜下脂肪较厚，心脏有明显扩大与肥厚，左冠状动脉、前降支中远端及左旋支和右冠状动脉粥样硬化均为Ⅱ级，前降支近端管壁有夹层血肿，占管腔约Ⅳ级，尚未完全堵塞，左心室前壁、室间隔及乳头肌有局灶性陈旧性心肌梗死，以心内膜下为甚。心肌有小灶或点状坏死以心内膜下显著，考虑可能与感染毒素有关。②两肺广泛急性肺水肿，合并铜绿假单胞菌感染。③脑：脑膜有轻度充血，脑表面未见明显异常，脑底动脉广泛动脉粥样硬化及钙化。

【讨论】 头颈部蜂窝织炎，与丹毒两病不易分开，病理医生把其归之为广泛蜂窝织炎性丹毒。蜂窝织炎与丹毒常为溶血性链球菌感染，前者皮下组织松弛易于扩散。本例入院时血培养无菌生长。尸检时采心腔血及肺部痰液，培养均为铜绿假单胞菌。感染未能控制，死前已有败血症，败血症累及心肌小灶点状坏死和肺部炎症，加上高热增加心脏负担，在冠心病的基础上迅速发生急性左侧心力衰竭，并发急性肺水肿，可能是患者死亡的直接原因。

93. 颅内感染与脑血管病混淆不清

【病情简介】 家庭主妇，65岁，患者于1976年8月24日晚畏寒，未试体温，次日早起觉头晕、恶心并有呕吐，至校医院检查血压190/110mmHg，当时神志尚清楚，处理情况不详。8月26日嗜睡，说话不清即来我院急诊，体温39.5℃，神志欠清，左侧肢体运动不灵，嘴角歪斜，颈项强直，凯尔尼格征(－)，白细胞24.62×10^9/L，中性粒细胞91%，淋巴细胞9%，为排除颅内感染，行腰椎穿刺，颅内压140mmH_2O，1976年8月27日收入院。

【既往史】 患者于5年前发现血压高160～190/100～110mmHg，间断服药，未坚持持续治疗，血压不平稳，家族中无特殊。

【查体】 体温39℃，脉搏90/min，呼吸16/min，血压150/80mmHg，发育营养良好，神志不清，皮肤无黄染，眼球斜向左侧，瞳孔等大等圆，对光反射存在，角膜反射左侧较迟钝。颈强直，未触及肿大淋巴结。右肺底部可闻及湿啰音，心界不大，心律齐，心率90/min，无明显杂音，腹平软，肝、脾未触及。左上肢软瘫，右上肢和两下肢强直，生理反射存在，腱反射亢进，巴宾斯基征(－)，凯尔尼格征(－)。

【实验室检查】 尿常规：糖(－)，蛋白(＋)，红细胞16～19/HP，白细胞5～9/HP；便常规：除蛔虫卵外，无其他发现。

【X线胸片】 两肺未见明确实变，心脏不大，气管向左移，可能为增大甲状腺推压所致。

【心电图】 左心室肥厚劳损。

【眼底检查】 无视神经盘水肿。

【诊疗过程】 在急诊室即开始应用青霉素和氯霉素。入院当日白细胞上升至42.95×10^9/L，中性粒细胞86%，淋巴细胞14%，8月28日再次腰椎穿刺，颅内压 110mmH_2O，脑脊液：无色透明，未见红、白细胞，生化检查：蛋白 68mg/ml，糖 91mg/dl，氯化物 112mmol/L。

根据两次腰椎穿刺检查结果，考虑可以除外颅内感染，认为系脑血管病并有继发感染，用羟乙基淀粉，后继用高张葡萄糖及甘露醇，一直高热至 8 月 30 日降至 37℃，深度昏迷，9 月 1 日 2:00 时面色苍白，血压升至 220/80mmHg，心率 132/min，两肺有干性啰音，右肺有湿啰音，呼吸机给氧，注射呋塞米，呼吸急促 60/min，5:50 时全身大汗，两肺满布湿啰音，静脉注射毛花苷 C。血压逐渐降低，心率减慢，四肢冰冷、应用间羟胺静脉滴注，9:55 时心跳、呼吸骤停，抢救未能成功。

【病理检查】 脑重 1275g，脑膜未见炎性渗出或粘连，蛛网膜下腔无脓性分泌物，软脑膜轻度充血。脑回变宽，脑沟变深，固定后左脑半球稍膨隆，右脑前稍突。扁桃体切迹较清楚，脑底无粘连或分泌物，未见脑疝。脑组织柔软，切面脑组织未见异常。主要发现右大脑、底节、右内囊及丘脑、脑桥中有散在病灶，包括神经 β 细胞退变伴胶质细胞噬节现象，有灶性圆细胞及少量中性粒细胞浸润，脑血管充血，周围有淋巴细胞浸润，蛛网膜下有单核细胞、淋巴细胞、红细胞等渗出。这种病变符合病毒性脑炎。颈内、外动脉无血栓，颅内无出血，左、右脑中动脉及基底动脉有中度粥样硬化，右大脑中动脉及基底动脉有大血块，其余脑血管未见异常。冠状动脉：左右及其主支未见明显病变，心肌肥大，尤以左心室明显。气管、支气管，肺内、外有急性炎症为继发于脑炎临终合并支气管肺炎改变，结合临床及病理发现，患者死于急性病毒性脑炎合并支气管肺炎，呼吸循环功能失调乃中枢神经病变所致。

老年患者伴有高血压，出现神经系统问题，易与脑血管病联系，脑血管病也常继发呼吸道感染，本例起病似感染，两次腰椎穿刺，因系病毒感染，脑脊液改变不像细菌感染明显，因而倾向是脑血管病，继发身体其他部位感染。

94. 多动脉炎中西医结合治疗

【病情简介】 患者男性，农民，21岁。发现高血压4年，气短、水肿1年余。患者1963年查体发现高血压180/100mmHg，伴有头痛，眼花，未经特殊诊治，仍参加挖河重体力劳动，一年多来上述症状加重，并出现尿少、色红，全身水肿，心悸，气短，慢步行走也有症状。在当地医院予用洋地黄制剂和降压药2个多月，血压不降，症状依旧，且出现左足第4、5趾尖发红疼痛，皮肤紫红色花纹，继以上两趾发黑，疼痛加重，彻夜难眠，遂于1967年1月13日转来我院。

【既往史】 患者以往健康，无经常咽痛史，家族中无类似疾病。

【查体】 发育正常，营养中等，自由体位，表情痛苦，全身皮肤有散在紫红色花纹，无出血点，表浅淋巴结无明显肿大，咽无充血，两侧颈静脉充盈，两肺清晰。心浊音界向左扩大，心律齐，心率80/min，心尖有2级吹风收缩期杂音，$A_2>P_2$，血压左上肢180/120mmHg，右上肢200/120mmHg，腹平软，肝在右肋下4.5cm，剑突下10cm，质中等硬度，有压痛，脾未及。脊柱无畸形。两下肢有明显可凹性水肿。两足背动脉搏动尚正常，两桡动脉搏动良好，膝反射正常，无病理反射。

【实验室检查】 血常规：血红蛋白126g/L，红细胞3.64×10^{12}/L，白细胞10.56×10^{9}/L，中性粒细胞86%，淋巴细胞11%，单核细胞3%。红细胞沉降率5mm/h，住院过程曾上升至41mm/h。尿常规：蛋白（++～++），镜检白细胞0～2/HP、红细胞0～2/HP、颗粒管型0～2/HP。便常规（－），隐血（＋）。丙氨酸转氨酶573U/L，凝血酶原时间17.6s，活动度42.7%。血非蛋白氮28.1mmol/L，二氧化碳结合力36.5mmol/L，酚红排泄试验第1小时18%，第2小时16%，红斑狼疮细胞（－），血胆固醇4.52mmol/L，24h尿中3-甲氧基-4-羟基扁桃酸

(VMA)1.5μg/mg肌酐。

【眼底检查】 高血压视网膜动脉狭窄。

【心电图】 左心室肥厚劳累。

【诊疗过程】 入院时体温正常,以后偶有低热,心、肝、肾功能不正常,血压高,多脏器和两足末梢动脉受累。住院中发现嘴角发歪,说话不利落,左手握力较差,神经系统亦受影响,皮肤上有紫红色花纹,考虑多动脉类可能性较大。应用利血平、氢氯噻嗪及洋地黄制剂,青、链霉素抗感染,1月16日开始用泼尼松20mg/d,后加量至30mg/d,并加用低分子右旋糖酐和烟草酸静脉滴注。患者最突出症状是左足趾剧痛难忍,大汗淋漓,肢端厥冷,不得不用哌替啶、阿法罗定等强镇痛药,2月3日右足趾也出现疼痛。外科会诊左足节4、5趾干性坏死,侵入趾间第二趾节,跖面有小点状坏死,做腰交感神经封闭,对疼痛不见效。请院外骨科会诊认为左足疼痛剧烈,足趾功能已丧失,如不切除可能继发感染,病变蔓延越广,自左踝关节以下截肢有适应证,但术后可能出现幻肢痛,右足趾疼痛加重,伤口愈合不良等并发症。对截肢正犹豫不决,3～4d后发现左足趾已化脓,2月14日将左足第4趾近趾骨远端切开排出较多坏死组织及稠脓液。细菌培养有大肠埃希菌生长,换用合霉素及链霉素抗感染。次日请广安门中医院朱仁康老中医会诊,予用补气、活血通络清热解毒的方剂(当归、参三七、炙乳没、香附、黄芪、赤芍、桃仁、红花、干地龙、金银花、淮牛夕膝,外加醒消丸),3d后足趾疼痛已明显减轻,除换药时已不需用哌替啶等镇痛药。2月21日即排脓及服中药1周后两足变红润,循环改善,已完全不需用哌替啶等镇痛药,血压下降至140/60mmHg。中药再加服西黄丸。3月3日患者已能用足跟着地上厕所,同时肝肾功能尿常规亦恢复正常,说明除两足外其他脏器动脉炎亦好转,患者精神食欲好,无不适症状。2月20日将泼尼松30mg/d减至20mg/d,1周后减至7.5mg/d,缓慢减量至3月18日全停。同日低分子右旋糖酐及烟草酸亦停用,中药继续服用。3月底左足第4、5趾已脱落。随后创口完全愈合。心率减低至60/min,血压160～170/60～70mmHg,特别是舒张压明显降低。皮肤上花纹仅隐约可见,嘴歪、说话不利落均恢复。肝在右肋下已触不到。剑突下8～9cm已无压痛,下肢不肿。红细胞沉降率38mm/h,尚未正常,与1967年5月13日带降压药及中药方出院，患者未因复发再来院。

【讨论】 患者病变涉及多脏器，神经系统及双足，足趾剧痛，使患者最难忍受，几乎要考虑截肢，足趾疼痛最明显减轻是切开排脓清除坏死组织并开始服用中药，两足皮肤循环好转，但同时其他脏器功能亦好转，就不好单用局部手术切开解释。患者已用泼尼松，低分子右旋糖酐、烟草酸数周，多处血管等改善可能与中药，外科共同治疗综合所起的作用有关。看来治疗血管炎是根本，截肢不可取。

多动脉炎过去亦称为结节性多动脉炎或结节性周围动脉炎，是累及中、小动脉为主的坏死性炎症，症状根据累及范围而异，是一种少见病。大多数中年发病，但也可发生于任何年龄。病因尚不完全明了，一些报道认为是抗体、抗原相互作用的结果。病毒可能是主要致病因素，乙型肝类病毒常与本病并存。后又发现人类免疫缺陷与本病一种亚型有关，此外巨细胞病毒、甲型肝类病毒也可能有一定关系。现今治疗仍用肾上腺皮质激素，活动期加用免疫抑制剂如环磷酰胺等。本例是许多年前治疗的病例，回想起来中西医结合治疗仍可借鉴。

95. 多系统坏死性血管炎——“重叠综合征”

【病情简介】 患者，女性，辽宁籍，1952 年生，6 岁曾在包头学习，后做办公室工作。患者 1966 年 14 岁来京，咽痛，发热，踝关节肿痛，在朝阳医院诊为“风湿热”，住院治疗约 1 个月好转出院，1967—1968 间断低热，下肢出现“结节性红斑”和“环形红斑”，伴心悸、气短，根据心电图为二至三度房室传导阻滞，ST-T 改变，红细胞沉降率 70mm/h，抗链球菌素“O”增高，当地医院诊为“风湿性心肌炎”，用泼尼松治疗。1969 年心慌、气短加重，一般体力活动即觉心跳气短，休息后减轻。觉恶心，纳差，发现肝大，肝功能不正常，并出现头晕，伴腰痛，少尿，面部水肿，血压增高至 180/130mmHg，尿常规蛋白阳性，并有红、白细胞和管型，血非蛋白氮 68.54mmol/L，用泼尼松和中药治疗，1973 年血压、尿常规、肾功能恢复正常。但出现夜间阵发性呼吸困难，严重时咳粉色泡沫痰，心率快，经处理暂时缓解，但发作程度及频率逐渐增加。有时无明显诱因，大便前后左下腹部阵发性剧痛，便血，每日 3～4 次，为黏液血便，在包钢医院经乙状结肠镜及钡剂灌肠诊为“溃疡性结肠炎”，曾用小檗碱、云南白药治疗，间断大便发黑。1974 年后上述症状反复发作，低热，心跳气短，室上性心动过速，偶达 200/min，呕血，呕吐物咖啡样，便血，每年口腔黏膜发生小溃疡 2～3 次，服肾上腺皮质激素 6～7d 即可愈合。曾多次在包钢医院住院，1979 年 1 月因病情反复加重不愿进食和输液，体重下降约 5kg，遂来京途中因劳累、心慌、气短、不能平卧，心率 160/min，两下肢水肿。1979 年 1 月 4 日第一次收入我院，至 1983 年 12 月 29 日先后 5 次在我院住院。

【既往史】 1958 年 6 岁时常患化脓性扁桃体炎，1974 年行扁桃体切除术。否认结核病史，月经初潮17岁，每28天为一个周期，每个周期4d，量中等，父死于肺癌，母患“肺心病”，兄弟姐妹健在，无家族遗传病史。

【查体】 第一次住院时查体：体温37.1℃，呼吸28/min，慢性病容，平卧位，神志清，无发绀、黄染和皮疹。浅表淋巴结不大，咽稍红，甲状腺不大，颈静脉无明显怒张，胸廓无畸形，心尖冲动不明显，心浊音界在第5肋间，锁骨中线内4cm，左侧心界偏小，心律齐，心率108/min，坐起时心率立即增至120/min，并出现舒张晚期奔马律，无明显瓣膜杂音，$P_2>A_2$，P_2轻度亢进，血压116/80mmHg，两肺吸呼音正常，无干湿啰音，腹部平软，肝在右肋下刚可触及，在剑突下3cm有触痛，脾未及，四肢关节及脊柱无畸形，关节活动正常，两下肢有可陷性水肿。

【实验室检查】 血常规正常，尿蛋白(＋)—(－)。白细胞0～1/HP，红细胞0～2/HP，大便黄，隐血(－)，有时带血，潜血(＋＋)。狼疮细胞多次检查(－)。C反应蛋白(－)，抗链球菌素“O”＜400U，类风湿因子(－)，肝肾功能检查正常，肝炎相关抗原(－)，红细胞沉降率多次检查正常(1978年在院外查红细胞沉降率70mm/h，抗抗链球菌素“O”1∶1000，C反应蛋白阳性)。抗心肌抗体1∶16，痰抗酸杆菌(－)，血气分析正常。

【诊疗过程】 住院期间患者一直有低热，用抗生素对体温无影响，用毛花苷C和利尿药呋塞米等仍有轻度腿肿。患者有时突感气急，端坐，心率快，140～160/min，恶心，咯鲜红色血痰，肺无干湿啰音，无发绀，应用毛花苷C、β受体阻滞药、胺碘酮均无效，静脉滴注硝普钠12.5μg/min，25min效果明显，心率减慢98/min，血压96/60mmHg，患者自觉明显好转，不觉气憋，安静入睡。患者常无诱因发作。支气管镜检查：黏膜未见明显异常，未见病孔与外缘变形及新生物狭窄现象。放射性核素肺灌注扫描：两肺血分布未见异常。右心导管检查：右心室压力38.4/12.8mmHg，肺动脉压20.48/17.92mmHg，肺毛细血管压12.8mmHg，右心室压力及肺毛细血管压轻度升高，提示左、右心室轻度功能不全，右心室造影：左右心显影满意，心脏大血管未见异常。院内内科、放射科联合诊断，认为患者既往有类似风湿热的病史，左、右心室功能不全，以右心室为主，胃肠道、肝、肾都损害，诊断可能为多发性脉管炎，累及小动脉血管，造成全身多系统小血管病变，坏死，出血。患者阵发性憋气，咯血痰，不像肺水肿，可以排除肺栓塞。于入院后 4 周予用泼尼松 10mg，4/d，1 周后仍有发热，请北京协和医院内科会诊，排除多种咯血原因，认为患者无瓣膜病，考虑为类风湿关节炎合并少见胶原病累及中小动脉的脉管炎，建议在服用泼尼松基础上加服硫唑嘌呤，以后逐渐将泼尼松减量。随后体温正常，情况平稳，于 1979 年 4 月 29 日出院，带药泼尼松 10mg/d，硫唑嘌呤 25mg，2/d。

1979 年 11 月 8 日，3 个月来症状复发，第二次入院呈慢性病容，体温 37℃，呼吸 28/min，脉率 150/min，血压 110/70mmHg，呼吸音低，未闻及啰音，心浊音在锁骨中线内 4cm，心律齐，无杂音，腹平软，肝在右肋下 1cm，左下腹部有压痛，双下肢至足背有水肿。

住院后常有低热，仍有心动过速伴有咯血发作，泼尼松用至 60mg/d，及辅酶 Q10，有时上腹剧痛，累及后背及两侧腹部，有时恶心，少量血痰，剧痛难忍时，需用哌替啶强镇痛药，1980 年 2 月 28 日，嗜睡至神志不清，出现呼吸暂停，抽搐，心率 125～134/min，血压 114～80/70～50mmHg。昏迷 6h 后行腰椎穿刺，脑脊液压 23.5cmH_2O，脑脊液淡黄色透明，检查基本正常。眼底检查：视盘无水肿，请协和医院神经科会诊，检查患者左上、下肢轻瘫，右侧鼻唇沟变浅，左侧 Hoffman 征（一），左膝反射＞右侧，右瞳孔＞左侧，疑病变可能在右侧大脑，瞳孔改变可能影响了第Ⅲ对脑神经，神经系统现象与全身血管病变有关，可能是脑中小血管基础上合并栓塞及缺血。可用丹参注射液、羟乙基淀粉静脉滴注，颅内压高用甘露醇脱水。3 月 1 日神志渐清醒，能点头示意，两天后说话清晰，3 月 13 日左上、下肢肌张力稍恢复，3 月 18 日头撕裂痛伴恶心、呕吐，颈软，再次脱水治疗病情减轻。

取右腿外侧瘢痕处脂肪，淋巴结，皮肤活检，病理检查：增生纤维结缔组织和慢性炎症肉芽组织网状细胞结节增生，病变符合变态反应淋巴网状细胞增生症，符合自身免疫性病，血管病变考虑为多系统性免疫性脉管炎。1980 年 7 月 8 日病情平稳出院。

患者 1980 年 11 月 7 日高热 39℃，继而间断发热已一个半月，咯血，呕血，粪黑，发作时伴有心率快 170～180/min，在当地医院治疗未见好转，于 1980 年 12 月 20 日第 3 次入院。肺无啰音，心律齐，心率 120/

min，反复腹部剧痛，并累及腰背部，呕吐咖啡样液体，粪黑，量不大，不需输血，应用冬眠疗法镇痛，剧烈时需用吗啡。1980 年底出现肢体频发抽搐，神志不清，身体角弓反张，成癫痫持续状态，心律齐，心率 94/min。大剂量泼尼松、镇静药抽搐发作控制。1981 年初主要症状为胸痛，心慌，再次放射性核素肺灌注扫描结果未见异常。经北京协和医院内科消化、免疫和神经科专家会诊，考虑为多系统脉管炎。1981 年 1 月 17 日转至该院加用免疫抑制药治疗后，症状缓解，出院后一般情况尚可，能上班轻微工作。

1981 年 10 月来京出差，不慎着凉，症状复发，1981 年 10 月 19 日第 4 次入我院，经抗生素，泼尼松、环磷酰胺 200mg/周，共用 4～6g，强心利尿症状缓解，1982 年 1 月 19 日出院。

1983 年 10 月感冒后症状复发，心悸、气短、咯血，上腹痛伴呕血，便血，1983 年 11 月 1 日第 5 次入院有低热，皮肤未见皮疹及瘢痕，上腹部及脐周围有压痛，肝脾未及，用泼尼松和对症治疗，腹痛、呕血、咯血反复发作，不能控制。11 月 19 日又发作头痛，意识丧失，肢体抽搐；呼吸暂停，给予对症处理，抽搐停止，静脉滴注用氯丙嗪镇静，甘露醇及地塞米松脱水治疗，冬眠期间心率、血压、呼吸平稳，神经系统检查无占位体征，情况平稳后，1983 年 12 月 29 日出院。出院带药，哌唑嗪 1mg，每日 3 次，地高辛、硝苯地平、呋塞米，泼尼松 20mg，每日 4 次等。

1987 年 5 月 18 日在当地住院，来我院门诊复查，情况尚好，每日服泼尼松 10mg，上楼觉气短，夜间能平卧，有时觉呼吸困难需坐起。血压 130/80mmHg，心率 112/min，心律齐，肺清朗，胸骨左缘有Ⅱ级收缩期杂音，肝刚及，下肢可陷性水肿。超声心动图，左心室内径正常，室壁不厚，运动尚可，二尖瓣呈单峰样改变，肺动脉观察不理想。其余无发现。心电图：窦性心动过速，心率 147/min，V_1 导联 R/S＞1，R 波＝0.3mV，Ⅰ、aVL r/s＜1，STⅡ、Ⅲ、aVF 下降，T 波双向，V_1～V_6J 点降低。X 线心脏像：心脏外形及肺部与前比无显著改变，心胸比为 0.34。1994 年 8 月 22 日单位派人开诊断证明，称患者仍在，来人对病情不很清楚。

【讨论】 本患者血管炎累及多系统器官，如心、肺、肝、肾、脑、胃肠、皮肤、关节多部位，不同部位间断反复发作，以各阶段病情，病程和治疗反应来看，属免疫性血管炎范畴。从组织活检处虽无血管，但瘢痕处脂肪、淋巴结、皮肤发现结缔组织和慢性肉芽组织网状组织，结缔组织增生病变符合变态反应淋巴网状细胞增生症，符合自身免疫性。免疫性血管炎，种类繁多，有结节性多动脉、过敏性高反应脉管炎、肉芽肿性血管炎、韦格纳肉芽肿，Goodpasture 综合征、白塞症、巨细胞动脉炎等，每种又都不是独立的。本患者像综合各类中一部分的症状，故是一种重叠综合征。血管炎是以血管为原发部位，血管是炎症攻击的目标，重者可以产生血管壁的破坏，即组织学中的纤维素样坏死及坏死性血管炎命名的由来。血管发生炎症后，如为局灶性可导致血管瘤形成甚至破裂，如为节段性血管全周径受损，则管腔狭窄，最终闭塞，血管炎症状往往由于血管供血区供血不足，出血或梗死。本例为 Fauci 分类中，系统性坏死性血管炎——“重叠综合征”极为贴切。

此患者最特别之处，心脏较正常为小，且有逐渐缩小的趋势，心胸比从 0.41 减至 0.34，曾有文献报道，心脏变小可能系心肌内小血管受损，心肌纤维形成瘢痕纤维化，以致心脏缩小。患者极易心跳加速，可能因心搏量低，加快心率代偿之故。

心慌、憋气、咯血时，肺从未闻及啰音，心率很快，仅对硝普钠缓解症状作用明显，其他药物均无效，推测使病变血管扩张，故缓解症状。

患者咯血、呕血、便血、尿血，均未引起血红蛋白明显下降至需要输血，估计出血血管较小，在短期内出血量不太大。但出血时往往伴有严重疼痛，需用强镇痛药，可能伴有组织坏死。

患者虽影响了多器官，病情重，但病程维持较长。用了免疫抑制药及肾上腺皮质激素可能起了作用，患者发病常能及时入院，在当地包钢医院住院次数很多，与具备一定医疗条件也有关。

96. 原发性动脉炎致主动脉瓣关闭不全、心力衰竭

【病例简介】 男性，51 岁，干部。因阵发性左胸痛 6 年余，心慌气短两年，于 1977 年 1 月 18 日入我院。患者 1971 年在劳力时觉心前区闷痛，向左肩放射，持续 2～3min，休息或含硝酸甘油可缓解。校医生发现胸骨左缘有 2 级吹风样舒张期杂音，心电图有 ST-T 改变，康瓦反应(－)，血胆固醇 4.21～6.29mmol/L。患者原有高血压 20 余年，最高为 180/110mmHg，服一般降压药可降至 150/90～100mmHg。在干校诊为高血压病，冠心病心绞痛。1974 年出现头晕、一过性意识丧失。1975 年在外院查血糖 8.05mmol/L 诊为隐性糖尿病，后又因在心尖听到双期杂音，曾考虑为风湿性瓣膜病。1976 年底因气短加重不能平卧出现心力衰竭，应用毛花苷 C，效果不明显。

【查体】 高枕位，血压 150/50mmHg，无发绀。说话气短，颈静脉充盈，心向左明显扩大，心律不齐，心率 120/min，期前收缩 4～6/min，心尖部有 2 级吹风样收缩期杂音，向左腋下传导，并有 2 级中、早期舒张期杂音，无晚期加强，主动脉瓣区及第二听诊区 3 级哈气样舒张期杂音，肺动脉瓣第 2 音(P2)＞主动脉瓣第 2 音(A2)，P2 不亢进，两肺有少量湿啰音，肝在右肋下 4cm、有压痛，脾未及，有水样脉及毛细血管搏动，两下肢无水肿。

【化验检查】 血红蛋白、红细胞正常，白细胞 13.7×10^{9}/L，中性 0.80；红细胞沉降率 40mm/h；尿、粪常规，肝、肾功能，抗链球菌素“O”，C-反应蛋白，胆固醇，蛋白电池均正常。康氏反应(－)，血培养 3 次(－)，痰结核菌 4 次(－)。心电图示左心房大，左心室肥厚劳损，频发室性早搏。X 线心脏相符合主动脉瓣关闭不全，伴有左心室功能衰竭。超

声心动图显示左心房、左心室大，室间隔运动偏强，主动脉瓣舒张期呈不规则双线状，符合左心室负荷加重，以主动脉瓣关闭不全为主。

【入院诊断】 心脏病性质待查，风湿性心脏病？冠心病？高血压。

【诊疗过程】 经强心、利尿治疗，气短稍好，能平卧，肝脏缩小，无压痛，室性早搏消失。心率仍快 90～100/min，对地高辛、毛花苷 C 无效，服异山梨酯、静脉滴注硝酸甘油均不见效。红细胞沉降率 40～46mm/L h，白细胞 11.4～20.7×10^9/L，体温正常，曾用链霉素、庆大霉素，红细胞沉降率、白细无变化。1978 年 1 月 11 日稍感感冒，夜间心率 90/min，次晨 4:00 时护士查房，患者安稳入睡，7:00 时发现患者呼吸、心跳已停止，同房病友反映患者无临床挣扎表现。

【病理检查】 原发性动脉炎，以主动脉为主，累及主动脉瓣、主动脉窦及主动脉各大分支，如颈内外动脉、锁骨下动脉、冠状动脉主干、双髂内外动脉，以上动脉累及开口，但其管腔均未闭塞，左侧椎动脉堵塞合并机化性血栓，继发动脉粥样硬化 2 级，主动脉及其主要分支镜检，管壁为内膜增厚，主要为胶原纤维，夹有纤细的弹力纤维，其中基质增多。中膜内弹力纤维板和弹力纤维完整，外膜主要为较陈旧致密胶原纤维，其中毛细血管充血，营养小动脉壁增生，散在性炎症细胞浸润。心脏明显增大，重 619g，以左心为主。主动脉瓣普遍增厚缩短，导致明显关闭不全，无期限地粘连畸形。其他瓣膜均未见病变，冠状动脉前降支上 1/3 处约有 4 级纤维斑，左旋支、右冠状动脉未见异常。

【讨论】 该患者为原因不明的原发性动脉炎。由于主动脉炎累及主动脉瓣引起心脏扩大，心力衰竭。因动脉炎未引起管腔明显狭窄，虽然以解释的红细胞沉降率快，白细胞一直增高，临床未能认出心脏问题的元凶是动脉炎，患者心绞痛症状发生早于心力衰竭 4 年，当时脉压不大，血压 150/90mmHg 左右，由于炎症已经累及主动脉窦，并影响了冠状动脉主干开口及近端，因而发生劳力型心绞痛，以后待主动脉瓣关闭不全更为严重，才引起收缩性心力衰竭。临床上老年人主动脉瓣关闭不全很常见，除了动脉二瓣化畸形，先引起狭窄，继而合并有关不全外，常考虑瓣膜为退行性改变，这位患者使我们认识到少见的动脉炎也可导致明显的主动脉瓣关闭不全。

97. 嗜酸粒细胞增多综合征

【病情简介】 患者男性,23 岁,冶炼厂炼铜车间工人,平素体健,为冰球和长跑业余运动员。于 1977 年 2 月上山区参加战备劳动,山高 600 多米,能快步登山。但每于爆破崩山洞炸药冒烟时即剧烈咳嗽,眼睑水肿,自觉运动耐量逐日下降。当年 5 月经常颜面和眼结合膜水肿,心悸、气短,咳嗽,下肢水肿,至 6 月底症状加重需端坐呼吸,遂回城治疗 1 周,服中药水肿消退返回工地,改做安装雷管轻工作,但接触相关物质即觉咽部发甜,两手、面部水肿,心悸、气短加重。当年 7 月回长春市人民医院就诊,发现心脏明显扩大,血白细胞 27.00×10^9/L,查骨髓,以中晚幼粒细胞为主,嗜酸粒细胞为多,无白血病证据,初步诊断为心肌炎,性质不能肯定。曾用强心、利尿、细胞色素 C、辅酶 A、三磷腺苷等治疗,一度症状稍好转,8 月份出现低热,咳嗽加重,一过性胸腔积液,心慌、气短加重,不能平卧,因诊断不清遂于 1977 年 10 月转来我院。

【既往史及家族史】 患者 7～8 年前曾有反复荨麻疹发作史。以往常于夏季去野外打猎及捕鱼,野炊常吃半生不熟的猎物。未到过克山病流行区。父母及兄妹均健康,无家族遗传病史。

【查体】 体温 37.8℃,脉率 90/min,血压 110/80mmHg,发育正常,半卧位,轻喘,口唇无发绀,皮肤无黄染、皮疹或出血点,浅表淋巴结不肿大,眼睑水肿,扁桃体不大,甲状腺正常,颈静脉怒张。肺叩诊正常,右肩胛下呼吸音较低,未闻干湿啰音。心浊音界向左右均扩大,心律齐,心率 90/min。心尖部有Ⅲ级吹性双期杂音,胸骨左缘第 2～3 肋间有Ⅱ级吹性双期杂音,第 3 肋间可听到第 3 心音,P_2 亢进及分裂,腹部肝在右肋下 3cm,剑突下 6cm,轻度压痛,脾在肋下 0.5cm。两下肢有可陷性水肿,肾区无压痛,生理反射存在,未引出病理反射。

【实验室检查】 血常规：血红蛋白119g/L，白细胞$12.60\times10^9/L$，分类中性粒细胞32%，嗜酸粒细胞51%，淋巴细胞17%，住院过程中白细胞$(10.00\sim48.40)\times10^9/L$，嗜酸粒细胞33%～81%(直接计数1128～$36058/mm^3$)，血小板计数$60.0\times10^9/L$，红细胞沉降率5mm/h。尿常规：蛋白(－)～(＋＋)，糖(－)，偶有少量红细胞、白细胞。大便常规正常，集卵法未找到寄生虫卵。午夜血查丝虫(－)，弓形虫、肺吸虫、豚囊虫胶乳凝集试验(－)，大便阿米巴(－)，痰夏科雷登结晶(－)。血钾、钠、氯大致正常。血尿素氮6.1～9.75mmol/L，二氧化碳结合力20.97mmol/L。C-反应蛋白(＋)，抗溶血性链球菌素"O"＜400，谷丙转氨酶正常，麝香草酚浊度试验＜5U。总胆红素27.36μmol/L，直接胆红素15.39μmol/L，白蛋白/球蛋白35.5/21.5g/L，免疫球蛋白IgG、IgA、IgM均在正常范围，抗心肌抗体1∶16，血总胆固醇2.33mmol/L。

【心电图】 不完全右束支传导阻滞。

【X线检查】 胸片示心脏二尖瓣普大型，心脏明显增大，以右心房室为主，左心房耳部亦见膨凸，肺动脉段较平直，主动脉结较凸，两肺血少，且有轻度淤血，心胸比为0.56。X线所见结合临床考虑心内膜心肌病变，尤其是Löffier嗜酸粒细胞性心内膜炎可能性大，以右心损害为著，可能合并房室瓣关闭不全，多次X线胸片检查肺部均未发现实变。

【放射性核素灌注扫描】 两肺显影形态完整，放射分布大致均匀，右下肺分布稍稀，可能受心脏压迫有关，两肺未见特殊改变。

【超声心动图】 右心房明显增大，右心室亦增大，室间隔与左心室后壁同向运动，肺动脉瓣提前开放，三尖瓣位置左移。关闭时间延迟，疑为先天Ebsteins畸形，并肺动脉瓣狭窄，不能排除伴有容量负荷左至右分流。

【心血管造影】 右心室腔明显变形，流入道、心尖部收缩消失，流出道扩张，未见到肌小梁结构，右心室大量造影剂反流至右心房，右心房高度扩张，三尖瓣环扩大。左心室造影心尖钝圆，肌小梁不粗，流入道膈面心肌壁不规则。心室腔容积舒缩改变较小，主动脉瓣关闭正常，主动脉升、弓部及头臂动脉、左右冠状动脉均未见异常，有轻度二尖瓣关闭不全。

【右心导管检查】 未通过异常途径，各部血氧含量无明显差异，压力曲线右心房 29.4/15.4(21.7)mmHg,曲线似“M”状,顶部较平,右心室 39.4/15.4(26)mmHg。曲线早期下垂,晚期升高,肺动脉压 37.8/8.1(28.4)mmHg. 肺毛细血管压 32.4/17.6(24.3)mmHg,此结果可排除左至右分流先天畸形,右心房、右心室压明显增高及压力曲线形态提示右心室充盈受限,并三尖瓣关闭不全,主肺动脉压仅轻度升高,而肺毛细血管压明显升高,说明左心亦受损。

【诊疗过程】 患者入院后主要症状为心慌、气短,不能平卧,干咳、食欲缺乏,间断发低热 37.3～38℃,全身乏力,肺部仅偶有少许啰音,刚入院予用强心、利尿,双硝酸异山梨酯降低前负荷,辅酶 A、三磷腺苷等制剂,症状时轻时重,低热时用过抗生素。患者并有出血倾向,鼻出血 2 次,每次 100ml,血小板低[(57.0～60.0)×10^9/L],出血时间正常,凝血时间轻度延长,凝血酶原时间明显延长至 23.7s,活动度 25.3%,痰中有血丝或血块,注射维生素 K 后好转。

关于患者诊断问题院内讨论多次,一致认为符合嗜酸粒细胞心内膜心肌炎,邀请院外血液病和热带病学专家会诊,认为可以排除嗜酸粒细胞白血病,无霍金森病及其他肿瘤表现,本例用热带嗜酸粒细胞增多症不能解释,曾吃过欠熟的野生动物,结合这些情况的检查均为阴性,有关寄生虫病检查无阳性发现。早年有反复荨麻疹史,患者心慌、气短、眼睑水肿始于爆破劳动后,住院期间有一次闻到沥青味也引起剧烈咳嗽,炸药爆破可能是过敏反应的诱因,导致嗜酸性粒细胞增多性心内膜心肌炎。

1978 年 4 月 19 日用泼尼松 30mg/d,最初几天患者自觉症状好转,头晕、食欲好转,水肿消退,心慌减轻,夜间可平卧,嗜酸粒细胞分类从 70%降至 30%,凝血酶原时间及活动度恢复。心电图 P-R 间期由 0.20s 降至 0.18s,试行下楼活动。但 4d 后又感疲乏、咳嗽,不能运动,泼尼松(30mg/d),持续 80d,血白细胞最高升至 48.4×10^9/L,嗜酸粒细胞 41%,直接计数 36 258/mm^2,面部水肿,因上胃肠道出血柏油样大便(隐血++++),将泼尼松逐渐减量至 5mg,bid。1978 年 6 月 14 日期间曾加用环磷酸酰胺,因恶心呕吐不良反应不能耐受,3d 即停用。1978 年 11 月,患者出现心房扑动,直流电同步转复成功,奎尼丁、胺碘酮均不能维持,成为持续性。

1979年7月19日试用卡巴胂(每次0.25g×10d)治疗,共两个疗程,治疗后白细胞从20.0×10^9/L降至9.50×10^9/L,嗜酸粒细胞分类由68%降至13%,其余未见改善,但停用1周,白细胞立即上升至18.30×10^9/L,嗜酸粒细胞升至70%。

1979年2月5日出现少到中量心包积液,至7月大量心包积液,心包液为漏出液,细菌培养阴性,并有腹水,考虑心内膜已纤维化,对治疗反应较差,因诊断明确,已发展为嗜酸粒细胞性心内膜心肌病,主要是对症治疗,因而患者1979年9月11日回长春治疗,经随诊信得知,回长春住院4个月后回家用利尿药及中药,1984年1月17日于当地急诊室死亡。患者自发病至死亡病程共6年多。

【讨论】 本例患者临床检查嗜酸粒细胞增多心内膜心肌病诊断已能确定。在多年后再详细看此病例,改为嗜酸粒细胞增多综合征,因考虑病变可能不仅限于心内膜心肌病,患者常大便次数多,腹泻,肝功能差,胆红素一直较高,凝血酶原时间明显延长,易出血,利尿药后,肝在右肋下可缩小,但剑突下不缩小,质硬。发病早期,患者尿素氮已升高,有尿蛋白,住院期间把这些情况均归之为充血性心力衰竭所致。嗜酸粒细胞增多综合征是以血和骨髓内嗜酸粒细胞增高,多脏器有成熟的嗜酸粒细胞浸润为特征,任何脏器都可罹患,但以心脏、皮肤、肌肉中枢神经系统和肺为多见,本例双心室均受累,以右心为主。根据临床表现肝、肾和肠道、骨髓也可能已受累,但可惜未能得到病理证实。

嗜酸粒细胞增多对心脏的影响,因过量产生细胞毒性嗜酸粒细胞浸润入心肌,嗜酸颗粒脱粒,组织主要被碱性阴性离子蛋白损伤。最初为坏死期,出现急性心包炎、心肌炎、心内膜炎;其次为血栓期,为紧贴损伤的内膜壁内血栓形成,终末为纤维变性期,局部或广泛纤维化,早期急性心肌炎用肾上腺皮质激素治疗可能有效果。如与细胞毒性药羟基尿素合用可能改善生存率。患者开始用激素治疗较晚,且当时没有羟基脲。纤维变性期在20世纪90年代国外曾有外科手术切开纤维化心内膜及替换三尖瓣和(或)二尖瓣的报道,术后可降低心室充盈压,但手术死亡率高,为15%~25%,而本例已是多脏器受累,亦非具有手术指征。

98. 特发性嗜酸粒细胞性心内膜心肌病

【病情简介】 女性，58 岁，工人。四川籍。患者于劳累后觉心前区不适，刺痛，憋气已 6 年。曾在外院诊为“冠心病，心肌劳损”，服用过异山梨酯、硝苯地平等药，效果欠佳。于 1985 年 10 月 5 日因上述症状加重来我院住院诊治。

【查体】 尚能平卧，两肺有少许湿啰音，心浊音界在左锁骨中线上，心律齐，心率 70/min，心尖区可闻第 4 心音，未闻器质性杂音，血压 100/70mmHg，肝刚可触及，脾未及，下肢足部轻度水肿。心电图检查，窦性心律，偶有室性早搏，非特异性 ST-T 改变。发现血液嗜酸粒细胞计数明显升高 11 880/mm^3。临床考虑为嗜酸粒细胞性心内膜炎心肌病。

【诊疗过程】 经抗感染，强心，利尿，烟酸，肝素等治疗，未见效，症状加重，血压降低，1985 年 12 月 23 日死亡。

【病理检查】 ①心脏略增大，各心房、心室腔有多个附壁血栓，以新血栓为主，尤以左心室血栓巨大 6.0cm×4.5cm×3.5cm，自二尖瓣至瓣下室间隔面左侧下 1/2 心室腔为血栓填满。两心室心内膜增厚，两心室和右心房心肌全层散在不同时期灶性坏死、肉芽及瘢痕组织。心内膜血栓下及心肌坏死灶内有嗜酸粒细胞和淋巴细胞浸润。心肌小血管纤维素血栓阻塞，二尖瓣有小血栓及纤维化。心外膜无明显改变。右冠状动脉内膜呈均匀纤维化增厚，其余无发现。心脏符合嗜酸粒细胞性心内膜心肌病。②两肺淤血、水肿。③急性脾梗死，大片脾组织缺血性坏死，有少量嗜酸粒细胞，未见畸形细胞。④肝细胞灶性坏死，有嗜酸粒细胞和淋巴细胞浸润。⑤肾内小动脉机化血栓。⑥肋骨骨髓腔内嗜酸粒细胞增多。

【死因分析】 因左心室大块血栓形成，心腔容积减小，心肌广泛坏死和心肌内膜纤维化，使心室舒张功能严重受损致循环衰竭，脾多发急性梗死也可能是死亡促进因素之一。任何原因的嗜酸粒细胞增多（≥1500/mm^3）持续 6 个月以上都可能导致心内膜心肌病。嗜酸粒细胞增多的原因有些是由于白血病的结果，或继发于寄生虫病，变态反应性肉芽肿病，过敏性或新生物。但大多数嗜酸粒细胞增多症的原因不明。本例病理检查认为属于特发性。文献有少数报道特发性嗜酸粒细胞心内膜心肌病除强心、利尿、减低后负荷和抗凝治疗外，可辅助干扰素治疗。晚期纤维化切除纤维化内膜可能改善症状。

99. 陈旧性心肌梗死，黏膜皮肤淋巴结综合征（川崎病）

【病情简介】 男性，31岁，教师。山东枣庄籍，2006年8月15日第一次入本院。患者于8个月前睡眠中突感剧烈胸痛，伴出汗、恶心，在当地医院诊为急性心肌梗死，给予溶栓治疗，未见效后转至济南市某院行经皮冠状动脉支架置入术，术中见右冠状动脉中远端近第二转折处有3处狭窄，狭窄间见瘤样扩张，第三狭窄处约99%的长病变。串联置入3.75mm×16mm和3.5mm×16mmTAXUS支架。左冠状动脉主干，前降支和左回旋支未见异常。术后一直服用阿司匹林0.1g/d和氯吡格雷75mg/d，无特殊不适，直到1个月前再次出现活动后胸部疼痛，向后背放射，又去济南医院。行冠状动脉造影，显示左冠状动脉主干，前降支正常，左回旋支近端有两处瘤样扩张，右冠状动脉中段长病变瘤样扩张并显示支架影，予以服药、输液，药名不详，仍在活动后胸痛。为进一步诊治入本院。发病以来精神、食欲、睡眠可，大小便无异常。

【既往史】 既往常患口腔溃疡，无高血压，糖尿病等，出生于原籍，无烟酒嗜好，喜吃肥腻食物，25岁结婚，爱人及一女健康，父健康，母死于“糖尿病”，一弟健康。无家族遗传病史。

【查体】 体温36℃，脉搏64/min，呼吸18/min，血压110/70mmHg，发育正常，营养良好，神志清，精神好，无病容，自动体位，双小脚趾见有对称性红斑，皮温稍高，口腔黏膜正常，浅表淋巴结未触及，头部无畸形，咽无红肿，扁桃体不大，甲状腺不大，气管居中，胸廓对称，两肺清晰，心浊音界不大，心律齐，心率64/min，未闻杂音，$A_2=P_2$，腹平软，肝脾未触及。双下肢无水肿，生理反射存在，未引出病理反射。

【实验室检查】 血、尿、便常规正常。红细胞沉降率21mm/h。高敏C反应蛋白11.9mg/L。C反应蛋白47.2mg/L，血胆固醇3.23mmol/L，HDL-C 0.69mmol/L，LDL-C 1.82mmol/L，甘油三酯0.68mmol/L。肝、肾、甲状腺功能均正常。

【心电图】 陈旧性下后壁心肌梗死。

【X线心脏相】 两肺纹理重，未见实变，主动脉弓部不宽，肺动脉段平直，左心室圆隆，心胸比为0.45。

【冠状动脉造影】 左冠状动脉主干、前降支近中段管腔光滑无狭窄及扩张性病变，于第三对角支以远长段管腔不规则，无有意义狭窄，左回旋支近端可见瘤样突出，边缘不规则，远端管腔尚光滑，右冠状动脉于第一锐缘支开口以远可见75%以上长段狭窄，狭窄以远段不规则瘤样扩张，该处隐约可见金属支架影，后降支开口可见75%狭窄，左心室后支开口完全闭塞，远端管腔内侧支逆行充盈。冠状动脉左回旋支，右冠状动脉扩张及狭窄性病变，结合临床考虑川崎病可能，需进一步检查，除外免疫系统及感染性疾病。

【超声心动图】 左、右心室增大，左右心房内径正常，左心室下后壁心肌变薄，运动减弱，室间隔运动亦减弱，余室壁运动幅度尚可，左心室舒张末期径67mm，射血分数0.48，符合陈旧性心肌梗死改变。节段性室壁运动功能异常，左心功能减退。

【外周血管超声检查】 双侧颈动脉内膜增厚并硬化斑块形成。双侧锁骨下动脉及上肢动脉未见明显异常。双侧下肢动脉未见明显异常。PPD皮试、针刺反应均阴性。

【诊疗过程】 血标本送北京协和医院做下述检查蛋白电泳：白蛋白50.5%偏低，球电白5.9%高于正常值，α_2球蛋白12.3%偏高。抗核抗体弱阳性，抗双联DNA抗体(IF)(Ellis法)均(—)，抗髓性过氧化物酶抗体，抗蛋白质酶3抗体、抗中性粒细胞质抗体均(—)。IgG,IgA,IgM均正常。抗心磷脂抗体(—)，抗Sm抗体(—)，抗RNP抗体(—)，抗rRNP抗体(—)，抗SSA抗体(—)，抗SSB抗体(—)，抗Scl-70抗体(—)，抗Jo-1抗体(—)。

住院期间，用阿司匹林、氯吡咯雷、长效5-单硝酸异山梨酯、比索洛尔、雷米普利、那曲肝素、阿托伐他汀等药治疗，无不适主诉。于2006年8月31日除那曲肝素外，带上述药物出院。

冠脉造影急性心肌梗死后7个月，在左回旋支近端出现瘤样扩张，在右冠状动脉支架周围管壁亦有瘤样扩张，像川崎病改变，虽此病见于幼儿，常有数周发热史，疑为成年型川崎病，有别于婴幼儿、儿童型临床表现，故出院诊断为陈旧性心肌梗死，冠状动脉病变类似川崎病。

患者出院后至北京协和医院治疗，患者述在该院予以免疫抑制剂与肾上腺皮质激素联合应用。环磷酰胺每周1mg静脉滴注，25mg后改为口服，静脉滴注加口服共用30mg后，换用硫唑嘌呤每周4次，每次50mg，后改为每周3次。与静脉滴注环磷酰胺同时用泼尼松，起始每日量30mg，以后逐渐减至每日10mg。

2007年3月21日再入本院复查冠状动脉造影，示右冠状动脉中、远端100%堵塞，由桥状侧支和左回旋支提供侧支循环，灌注堵塞远端，管腔充盈好，堵塞病变属支架内狭窄。左回旋支近端仅有局限性斑块，原有瘤样突出病变已消失。左心室造影：左心室膈面运动幅度明显减弱，后基底段轻度减弱，射血分数0.51。超声心动图：左心室内径增大，余各房室在正常范围，左心室下壁运动幅度减低，左心室舒张末径64mm，射血分数0.52。心电图与前无改变。经治疗后最显著的改变是冠状动脉瘤样扩张消失，右冠状动脉支架内完全闭塞，因有侧支循环形成。患者无不适症状。

患者以后未来本院复查。2014年8月15日与之电话联系，目前仍用硫唑嘌呤每周3次每次50mg，泼尼松7.5mg与10mg1/d口服交替，情况好。行走数里路无心绞痛发作，极偶尔觉胸部不适或有口腔溃疡，现做行政工作，红细胞沉降率及球蛋白均正常。

【讨论】 患者自2006年9月起始用免疫抑制药联合肾上腺皮质激素半年后两药均为小量维持7年多，效果较好，情况好转，未反复。冠状动脉常见是动脉粥样硬化病变，以狭窄最为常见。有时也可见到不规则扩张病变。由于管壁平滑，肌弹力纤维破坏，老年患者可表现为冠状血管扩张，少有瘤状扩张，扩张冠状动脉，非免疫抑制剂可治愈。外伤、脓毒栓子及先天性局部肌弹力层缺损等所致冠状动脉瘤，在本例患者可排除。患者当年红细胞沉降率快，C反应蛋白高，球蛋白增高，冠状动脉有炎症，不宜当时置入支架，虽为药物洗脱支架亦很快闭塞。

100. 急性心肌梗死，冠状动脉病变川崎病可能性大

【病情简介】 农民，女性，36 岁，河南水城籍。间断胸闷 5 年，阵发性胸痛 5d，于 2006 年 8 月 1 日入本院。患者于 5 年前做家务时突发胸闷、出汗，不觉疼痛、心悸，服“救心丸”10min 后渐缓解，未在意。以后上述症状间断出现，休息或活动时均有发生，持续数分钟至 20min 不等。遂至徐州医学院行冠状动脉造影，显示前降支近、中段成囊性扩张，按“冠心病”治疗，予用华法林、美托洛尔、阿司匹林口服，1 年后停药，后未再发作胸闷。直至入院前 5d，发作胸痛，多为每天晨起前后，与活动有关，持续 10～20min，程度较重，因而来本院就诊。病程未诉及有发热及皮疹，既往无高血压、糖尿病，无烟酒嗜好，饮食清淡，未服过避孕药，有一子、一女健康，流产 2 次，月经正常。父母健在，兄与弟健康，一姐患“乙型肝炎”，否认有家族遗传病。

【查体】 体温 36.4℃，发育正常，营养良好，无病容，体位自如，神志清楚。未触及表浅肿大淋巴结，皮肤无黄染、皮疹。咽不红，扁桃体不大。双肺清朗，心界叩诊不大，心律齐，心率 79/min，心尖有 2 级吹风样收缩期杂音，血压 85/60mmHg。腹平软，肝脾未及，双下肢无水肿。

血常规正常，红细胞沉降率不快，血肌钙蛋白Ⅰ、肌红蛋白、肌酸激酶-MB 同工酶均在正常范围，谷-丙转氨酶、乳酸脱氢酶稍增高。心电图示Ⅲ，aVF 呈 qR 型，TⅢ、aVF、V_4、V_5 倒置，住院过程中 T 波倒置变深，符合急性下壁侧壁心肌梗死衍变。入院心电图监测第 3 天夜间有频发室性早搏。X 线心脏像两肺轻度淤血。

【超声心动图检查】 左心室舒张末径 55cm，左心室射血分数 0.75，室间隔及左、右心室壁厚度正常，运动协调，收缩幅度正常，各瓣膜

形态结构、启动运动未见明显异常，二尖瓣少量反流。磁共振造影显示胸腹主动脉移行段及腹主动脉远端管腔轻度梭形扩张，各大分支未见狭窄或扩张性病变。左心房、左心室扩大，左心房前后径37mm，左心室舒张期横径58mm，左心室心尖圆钝，心尖、下壁、中远段前壁室壁变薄，收缩幅度明显降低，右心房、室不大。冠状动脉及左心室造影结果为右冠状动脉近端完全闭塞，经过左冠状动脉侧支循环远端管腔显示好。前降支近端、中段完全闭塞，经过右冠状动脉圆锥支提供的局部桥状侧支供远端管腔显影良好，桥状侧支串珠状扩张扭曲成葡萄串状。左心室腔增大，前基底段、前侧壁运动幅度正常，心尖部严重减弱，膈面、后基底段减弱。左心室射血分数0.445。

【诊疗过程】 经过上述检查，诊断考虑为冠状动脉性心脏病，下后侧壁心肌梗死。外科会诊有手术指征，于2006年8月24日行冠状动脉旁路移植术。搭两支桥：左内乳动脉-前降支闭塞远端（LIMA桥）；主动脉-大隐静脉-右冠状动脉后降支。手术顺利，术后恢复良好，术后1周出院。术后服用阿司匹林、双嘧达莫、阿替洛尔、5-单硝酸异山梨酯。约1年来门诊检查一次，最后门诊：2009年12月18日，无不适症状。CT检查：左心室射血分数0.56，两支桥均通畅，左旋支未见病变。血总胆固醇4.44mmol/L，低密度脂蛋白胆固醇2.66mmol/L，甘油三酯0.91mmol/L。

【讨论】 该患者冠状动脉病变性质很难确定。年轻女性，无高血压、糖尿病，未服用避孕药，饮食清淡，不吸烟，无动脉粥样硬化常见危险因素。冠状动脉病变很特殊，在冠状动脉近端囊性扩张、扭曲，血栓形成，桥状侧支串珠扩张、扭曲成葡萄串状，请教刘玉清院士认为这种改变像典型川崎病，因而不能排除川崎病之可能。但川崎病多见于婴幼儿，有持续发热、皮疹、黏膜、表浅淋巴结肿大，全身血管炎，常有冠状动脉受累。目前认为川崎病是一种免疫介导的血管炎。呈自限过程，适当治疗可以逐渐康复。日本104例川崎病的死因分析：死于心肌梗死占57%；冠状动脉瘤破裂5%；心律失常1%。

该患者无发热、皮疹、淋巴结肿大等病史，红细胞沉降率正常，仅冠状动脉病变类似川崎病，不知是否为一种成年型川崎病有别于婴幼儿、儿童型者。